当代中医皮科流派临床传承书系

闽山昙石皮科流派

肖定远◎主审

黄宁◎主编

中国健康传媒集团
中国医药科技出版社

内 容 提 要

闽山昙石皮科流派包括萧氏、台江陈氏、福州陈氏、翁氏和许氏皮科。这本书是闽山昙石中医皮科在临床诊疗皮肤病方面的经验总结。书中内容涵盖了流派概述、学术体系及特色、用药经验、经典方剂、特色技法以及优势病种诊治经验6个部分。书中以传承、创新和发展中医皮肤科学术流派为主线，基于本流派的学术思想和特色疗法，整理和挖掘了流派的学术特色和诊疗优势，尤其是在经典方剂和特色技法中，向读者介绍了效果优良的治疗方法，并在优势病种诊治经验部分，针对皮科临床常见病、多发病，给予行之有效的诊疗方法。本书可供临床医生、医学院校师生、医学科研工作者使用与阅读。

图书在版编目（CIP）数据

闽山昙石皮科流派 / 黄宁主编. -- 北京：中国医药科技出版社，2025.1. --（当代中医皮科流派临床传承书系）. -- ISBN 978-7-5214-4915-0

Ⅰ. R275

中国国家版本馆CIP数据核字第20247V7Q49号

美术编辑　　陈君杞
版式设计　　也　在

出版　**中国健康传媒集团** | 中国医药科技出版社
地址　北京市海淀区文慧园北路甲 22 号
邮编　100082
电话　发行：010-62227427　邮购：010-62236938
网址　www.cmstp.com
规格　710 × 1000 mm $^1/_{16}$
印张　18 $^1/_4$
字数　336 千字
版次　2025 年 1 月第 1 版
印次　2025 年 1 月第 1 次印刷
印刷　河北环京美印刷有限公司
经销　全国各地新华书店
书号　ISBN 978-7-5214-4915-0
定价　**58.00 元**

获取新书信息、投稿、为图书纠错，请扫码联系我们。

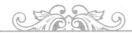

《当代中医皮科流派临床传承书系》
编委会

总 主 编 杨志波

执行总主编 周冬梅

副总主编 段逸群 刘 巧 李元文 李铁男

李 斌 曾宪玉

编 委（按姓氏笔画排序）

王一飞 艾 华 叶建州 刘红霞

闫小宁 杜锡贤 李 凯 李红毅

李咏梅 李领娥 李福伦 杨素清

邱桂荣 张 苍 张丰川 张晓杰

张理涛 欧阳晓勇 段行武 贾 敏

唐 挺 黄 宁 黄 港 龚丽萍

崔炳南 谭 城 魏跃钢

编写秘书 张 苍

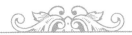

本书编委会

主　审　肖定远

主　编　黄　宁

副主编　翁丽丽　陈仲伟　蔡文墨　林宝珍

编　委（按姓氏笔画排序）

马　玲　叶佩真　刘慧敏　江　莉　江晓灵

许艺燕　许佩玲　杨丽娟　肖明晖　肖凯峰

吴育婷　吴静薇　张羽昕　陈艺玲　陈慧玲

林　斌　易东木　季炳武　周莹洁　郑伟红

官美玲　胡炜圣　钟长鸣　翁慧兰　郭　萧

韩舒敏

秘　书　郭　萧　吴育婷　刘慧敏

序

中医本无学术流派。上自伏羲一画，而分天地，阴阳肇始，要本一家。而后黄帝推演，问道于天师。神农尝百草，日遇七十二毒。乃有针药之分，其用针者，调神化气，以通神明，以虚无之术治有形之身。其用药者，浣涤脏腑，调剂水火，以有形之药而治无形之气。流派之分肇始于此。

《汉书·艺文志》载医学有房中、导引、经方、医经四家，其经方十一家。隋唐之际江南诸师秘仲景之书而不传，门户之见生，而医道遂晦。虽有真经在前，而用药之道著于时者自仲景、隐居、之才、元方、孙真人以降，十数人而已。

两宋南渡，文兴兵弱，禅、道并起，儒亦随之。乃有理学之盛，乃有鹅湖之辨，儒乃有门户之分，而格致之学为一时之选，时人共识。乃有巨富如东垣者、乃有名儒如丹溪者，由文学而入医学，以格致之学格天地而解病康，乃有思辨之学，乃有门户之分。故曰：儒之门户分于宋，医之门户分于金元，乃有四大家之说，易水、河间、东垣、丹溪。实一而四，四而一也。其理皆本于《内经》，其治皆本于仲景。流派也者，非各见道之一隅而已，须知一派之宗师，必得道之全貌而后乃可就其一端而阐扬。若未窥全豹而欲成一家之言语，开一派之先，未尝闻矣。

中医皮肤病内治源于外科消托补三法，复借鉴于内科脏腑经络之说，由学士儒生内观脏腑，思揣生克制化生旺休囚而有所见，实乃由学问而阅历者也。其外治法则，则传自民间匠人之手，出于临床实践，真由阅历而后成学问者也。

皮外科肇始神农。《本经》所言大半为外伤、疮疡、疥癣之用。后世刘涓子、陶隐居、巢元方、孙思邈，代有新出。而尤以元方《诸病》所论最详。然元方所论实乃一脉专精之术，而中医皮科流派，实则三派并存：元方其一也，外科东垣之术其二也，脏腑经络之术其三也。以此观之，今日流派，并无第四法门。

然皮外科之门开而未久：百年之前民病唯伤寒及疮疡求治于医，以其害人性命于朝夕，余则无论矣；食尚不足以果腹，衣不足以蔽体，疥癣皮毛非所得虑、所能治者。唯升平日久，民生富足，方有中医皮科产生，而燕京赵氏皮科流派为其发轫。1954 年，赵炳南先生在当时的"中央皮肤性病研究所"建中医研究室开始，计算至今，中医皮肤科已历 68 载，庶几近乎知规矩也。众多外科名医、内科名医因使命之感召走入中医皮科行业。复有众多西医开中西结合一派，张志礼、秦万章、边天羽皆一时之选。各个医家互相切磋，如琢如磨。学术交融，互相渗透，而因其所处之时空不同，所治之患者各异，所用之学术模型各别，延绵六十年，各成家法，而成不同流派。

今者，中华中医药学会皮肤科分会专门组织国内专家编写《当代中医皮科流派临床传承书系》，经系统梳理，反复论证，确有独特学术体系且传承三代以上者，定为待扶持的中医皮科学术流派，曰：燕京赵氏皮科流派、燕京金氏皮科流派、盛京皮科流派、龙江皮科流派、齐鲁杜氏皮科流派、北京广安皮科流派、长安皮科流派、海派夏氏皮科流派、黔贵皮科流派、岭南皮科流派、天山刘氏皮科流派、石门皮科流派、吴门孟河皮科流派、盱江皮科流派、湖湘皮科流派、闽山昙石皮科流派、汉上徐氏皮科流派、津门皮科流派、四川文氏皮科流派。

世界之大，以变化为不易之理。从没有流派走向流派产生，是中医皮科学术发展的必经阶段。所谓流派者，非见解互相诋忤，实为各得乎中道，而就所见之患者，自医道之海略取一瓢，以解一方患者之疾苦者也。非为各得一道，道道不同。当知万本一源，众流归海。海也者，神农黄帝之学也，仲景华佗之术也。

众多流派的推出将使学术进一步繁荣，并将促进更广大的医生群体的学术交流，互融互通，互相激发。经过一定时间的充分交流，若干流派，必将再次融汇，产生更高级别的中医皮科学术共识，并带领中医皮科在更高的层面上开创新的学术流派。

作为本书的总主编，在此谨祝丛书能够充分展示各家学术思想，促进中医皮科学术传播与交流，祝愿在不久的将来，我们能够在流派碰撞的基础上，推动中医皮科学术水平达到新的高度。

杨志波

2022 年 10 月

前　言

福建，简称"闽"，地处我国东南沿海，古为蛮荒之地，昙石山文化是其文明肇端之一。随着衣冠南渡，中原文化不断传入融合，逐渐演变为"海滨邹鲁"。文化教育的繁荣昌盛，也促进了医学的发展。闽医学派（即闽派中医药）在承袭和发展中原医学的同时，受到福建特有的自然地理与人文环境的影响，具有显著的地域特色，独树一帜，自成一派，是中医学的重要组成部分。

历史上闽医名家辈出，早在1800年前的三国时期，就有"建安三神医"美称的董奉，留下"杏林春暖""誉满杏林"的医德佳话；外科名家有宋朝李迅、元代四世疡医郭微言、明代周用文、清代林秋香等，近代有陈作梀、萧治安、林为霖、林扶东、林孝德、陈耕园等，他们深研岐黄，医术精湛，洞悉奥旨，参以已验，踵事增华，著书立说，浩如烟海，为中医药学的发展繁荣做出了卓越的贡献。

中华人民共和国成立以后，中医皮肤科逐渐从中医外科分出，在当地政府的扶持下，中医皮肤科临床得到了蓬勃发展，形成具有当地特色的名老中医学术经验，如福州萧治安学术经验、福州台江陈作梀学术经验、厦门翁炳南学术经验、晋江许柏轩学术经验等。

编者在本书撰写过程中，深入走访了多位流派传人，查阅了大量历史文献和家族传承资料，力求还原流派发展的真实面貌。同时，我们邀请了多位在中医皮肤科领域具有深厚造诣的专家和学者，共同参与书稿的编写和审稿工作，他们凭借丰富的学术经验和严谨的治学态度，对书稿进行了多轮次的修改和完善，确保了内容的准确性和权威性。因福建文明源于昙石山文化，故以闽山昙石皮科流派概括冠名，其本意为汇集福建省皮肤科名家临床精粹，传承、发扬名家学术思想，促进福建省中医皮肤科事业发展。

本书结构清晰，内容翔实，共分为6章，内容涵盖了流派概述、学术体系及学术特色、用药经验、经典方剂、特色技法以及优势病种诊治经验六方面。书中涉及穿山甲类药物处，为古方和当时诊疗所应用的处方，仅供读者参考，如今临床选药治病，须使用替代品。

本书的出版，得到了众多专家学者、领导的支持和帮助，在此表示衷心的感谢！希望本书能够成为广大中医工作者和爱好者了解闽山昙石中医皮科流派的重要窗口，同时，我们也希望本书能够为广大中医皮肤科从业者提供有益的参考和借鉴，为推动中医药事业的发展贡献微薄之力。因编者水平有限，不足之处，敬请斧正！

编者

2024 年 8 月

目 录

第一章 流派概述

第二章 流派学术体系及学术特色

第三章　流派用药经验

第四章　流派经典方剂

第五章　流派特色技法

第六章　流派优势病种诊治经验

第一章

流派概述

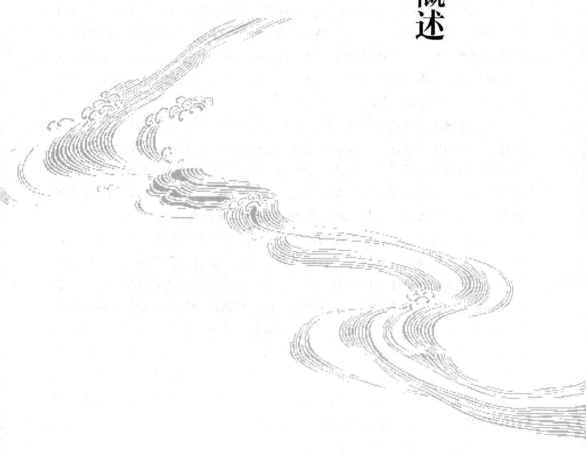

第一节　流派产生背景

　　闽山昙石皮科流派承载着深厚的历史文化底蕴和卓越的医学成就，源远流长，其起源可追溯至明清时期。它的产生与发展，并非偶然，而是深深植根于福州地区特定的历史背景与社会环境之中，经历了从明清至近现代数百年的沧桑历程，见证了中国社会的变迁与医学的演进。

一、明清时期

　　明清时期，中国正处于封建社会的晚期，同时也是半殖民半封建的动荡年代。福州，作为当时的一个重要城市，其社会状况与全国整体形势紧密相连。在这个时期，社会的不稳定因素增多，民众生活困苦，卫生条件恶劣，各种传染病和皮肤病频发。在这样的背景下，人们对医学的需求变得尤为迫切，寻求有效的治疗方法成为当务之急。

　　正是在这样的时代背景下，闽山昙石皮科流派应运而生。它起源于多个中医世家，如萧氏、翁氏、陈氏、许氏等。这些家族世代相传，以医为业，凭借对医学的热爱和执着，通过几代人的不懈努力，积累了丰富的临床经验和独特的诊疗方法。他们不仅治疗了大量的患者，还逐渐形成了各自独特的医学理论和治疗风格，为闽山昙石皮科流派的形成奠定了坚实的基础。

　　以萧氏为例，他们凭借深厚的医学底蕴和不断创新的精神，发展出了治疗各种皮科疑难重症的独到方法。特别是在应用草药治疗皮科疾病方面，萧氏对此有着深入的研究和丰富的实践经验。他们善于运用草药的自然属性，结合患者的具体病情，制定个性化的治疗方案，以达到最佳的治疗效果。这种独特的草药应用方法，不仅提高了治疗效果，也降低了治疗过程中的不良反应，深受患者的信赖和赞誉。而翁氏根据当地的气候特点和疾病谱系，形成了一套行之有效的治疗方法和用药方案。翁氏注重内外兼治，既重视局部病灶的处理，也注重整体身体的调理。他们的治疗方法既体现了中医的整体观念，又兼顾了局部病变的特点，具有鲜明的地域特色和实用性。

二、民国时期

　　进入民国时期，福州地区依然动荡不安，政治局势的频繁变化和社会经济的动荡不安给医学领域带来了前所未有的挑战。与此同时，西医的传入也对中医造成了巨大的冲击。面对这样的挑战，闽山昙石皮科流派的医家们并没有退缩，而是迎难而上，积极寻求生存和发展之道。他们通过在医刊杂志上发表文章、主办医学杂志等方式，积极宣传中医的独特魅力和优势，商讨谋生存、求发展的方法。这些努力不仅推动了流派在逆境中的成长，也促进了中医学术的交流与发展。同时，一批早期的中医学校的建立，如"三山医学讲习所""福建中医讲习所"等，为中医人才的培养提供了平台，也为流派的发展注入了新的活力。

这些中医学校不仅注重理论教学，更强调临床实践。学校聘请了一批经验丰富的中医师担任教师，他们将自己的临床经验和诊疗方法传授给学生，使学生们能够在实践中掌握中医的精髓。同时，学校还组织学生进行临床实习，让他们亲身体验中医的治疗过程，加深对中医的理解和认识。这些举措不仅提高了中医教育的质量，也为闽山昙石皮科流派的发展培养了大批优秀的人才。

三、中华人民共和国成立后

中华人民共和国成立以后，党和国家领导人高度重视中医药传统，提出了一系列支持中医药事业发展的方针政策。这些政策的实施，为闽山昙石皮科流派的发展提供了强有力的支持。流派成员在传承家族医术的基础上，积极吸收现代医学的先进成果，不断创新治疗方法，提高了治疗效果。他们通过举办学术交流会议、培养中医药专家继承人等方式，将流派的学术思想和诊疗经验传播到更广泛的领域。同时，随着现代医学技术的不断发展，闽山昙石皮科流派的医家们也在不断探索中西医结合的治疗方法，以期达到更好的治疗效果。

综上所述，闽山昙石皮科流派的产生与发展是特定历史时期与社会环境共同作用的必然结果。它根植于明清时期的动荡与不安之中，历经民国时期的挑战与洗礼后愈发坚韧不拔，最终在1949年后迎来了前所未有的发展机遇与广阔空间。这一流派的历史轨迹不仅是中国传统医学发展历程的一个缩影与见证，更是福州地区乃至全国医疗卫生事业进步的重要标志与里程碑。如今，闽山昙石皮科流派已经成为中国传统医学中的一颗璀璨明珠，其医术和学术思想仍然在现代医学中发挥着重要的作用。

第二节 流派学术渊源

闽山昙石中医皮科流派的学术渊源深厚且多元，其形成与发展融合了经典传承、师徒相授、家族延续以及学术交流等多方面的因素，这些因素共同构筑了这一流派独特的学术体系。

一、传承自《外科大成》，流派分支各有侧重创新

闽山昙石中医皮科流派的学术根基深植于《外科大成》的丰富理论与实践之中。此书作为中医外科学的重要典籍，汇聚了前人对于皮科疾病的深刻理解和有效治法。流派医家们虔诚研习《外科大成》，不仅掌握了其中关于皮肤病诊断与治疗的精髓，更将其视为指导临床实践的重要指南。在传承《外科大成》的基础上，闽山昙石皮科流派医家们注重将经典理论与临床实践相结合。他们深入挖掘《外科大成》中的治疗方法和思路，结合患者的具体病情，灵活运用，取得了显著的疗效，闽山昙石皮科流派各分支医家们并未止步于经典，而是勇于探索新的治疗方法和思路。他们结合现代医学的研究成果，对中医经典理论进行了深入的思考和拓展，形成了各自独特的创新理论。

萧氏中医皮科流派作为闽山昙石皮科流派的重要分支之一，其医家们在治疗皮肤病时深受《外科大成》启发，但并未拘泥于古训。他们结合临床实践，创新性地提出了"内外兼治、调和气血"的治疗原则。在治疗荨麻疹、湿疹等皮肤病时，萧氏医家们注重从整体观念出发，不仅关注皮肤表面的症状，更重视调理患者的脏腑功能和气血阴阳平衡，从而取得了更为显著的治疗效果。翁氏中医皮科流派针对岭南地区湿热气候导致的皮肤病高发问题，提出了以祛湿法为主的治疗原则，认为湿热之邪是许多皮肤病的主要病因，因此治疗时需重视祛湿解毒。

同时，翁氏医家们还强调健脾益气的重要性。他们认为脾胃为后天之本，脾胃功能强健则气血生化有源，有利于皮肤病的康复。因此，在治疗过程中，他们常选用健脾益气的中药组方，如参苓白术散加减等。翁氏中医皮科流派在外治法方面也有独到之处。他们根据患者的具体病情和皮肤损害特点，创新性地研制了多种外用制剂，如祛湿止痒膏、清热解毒散等。这些制剂使用方便、疗效显著，深受患者好评。除了萧氏和翁氏，闽山昙石中医皮科流派还包括陈氏和许氏等其他分支。陈氏中医皮科流派注重气血调和与经络疏通在治疗皮肤

病中的作用，常采用活血化瘀、行气止痛的中药组方，并擅长运用针灸、推拿、拔罐等中医外治法。许氏中医皮科流派则在治疗皮肤病时，特别重视解毒法与补肾法的运用。他们认为皮肤病的发生与体内毒素的积聚和肾气不足有关，因此通过清热解毒、利湿排毒和补肾益精的中药组方，调理机体内部环境。同时，他们也注重对皮肤病的病因病机进行深入研究，并提出了许多创新性的治疗理念和方法。

二、医学、儒学、武学结合，共铸学术之源

闽山昙石皮科流派在传承过程中，不仅注重医学技艺的传授，更将儒学、武学融入其中，形成了独特的学术源流。流派内的名医们，如肖定远教授，不仅医术高明，更深受儒学思想影响，强调"医者仁心"，在传授医术的同时，也传递了高尚的医德和儒家的人文关怀。

肖定远教授通过师徒相授的方式，将自己的医学知识和经验无私地传授给了黄宁、肖凯峰、肖明晖、易东木、林晶、翁慧兰、郭萧等弟子。这些弟子在继承师父医术的同时，也秉承了师父的医德和儒家思想，成为了流派中的重要医师。他们不仅在医学领域有所建树，更在儒家文化的熏陶下，形成了独特的人文关怀和医德风范。在闽台翁氏皮外科中，翁有超先生也将自己的医术与儒家思想相结合，传授给了两个儿子翁既明与翁国治。他们分别专攻内科和外科，不仅继承了父亲的医术，更在儒家思想的指引下，注重医德的培养和人文关怀的传递。这种家族内的师徒传承，不仅保证了医术的纯正和家族特色的延续，更使得儒家思想和医德在流派中得以传承和发扬。此外，台江陈氏中医皮科流派的陈作椒先生，也将自己从古月法师那里学到的医学知识和武学修养相结合，通过开设"作椒医局"传授给下一代。他的后代不仅继承了他的医术，更在武学修养的熏陶下，形成了独特的诊疗风格和医德风范。这种医学、儒学、武学的结合，不仅丰富了流派的学术内涵，更使得流派在中医皮科领域中独树一帜。晋江许氏中医外科流派的许百轩先生，师从何火仙先生，并与何火仙之女何惠珠结为伉俪，共同整理和传承了何火仙先生的临床经验，他们在传承过程中，也注重将儒学思想和武学修养融入其中，形成了许氏中医外科治疗皮肤病的独特风格和学术源流。

综上所述，闽山昙石皮科流派在传承过程中，注重医学、儒学、武学的结合，形成了独特的学术源流和医德风范。这种结合不仅丰富了流派的学术内涵和诊疗风格，更使得流派在中医皮科领域中不断发展和完善，为中医传统和医德的坚守贡献了宝贵的经验和智慧。

三、地域流派交融影响与同源汇聚

闽山昙石皮科流派还注重与其他流派的学术交流，通过观摩学习、研讨切磋，不断吸收新的医学理念和治疗方法。这种开放包容的学术氛围，促进了流派之间的融合与发展，使得闽山昙石皮科流派在保持自身特色的同时，也能够不断吸收新的营养，丰富和完善自身的学术体系。

例如，萧治安先生在1929年参与筹建并任教于"福建中医讲习所"（后更名为"福州中医学社"），这不仅为萧氏家族医术的传承提供了平台，也为不同流派之间的学术交流创造了机会。在这里，萧治安先生与来自不同背景的医家交流心得，相互学习，使得萧氏医术得到了进一步的丰富和发展。同样，闽台翁氏皮外科的翁氏家族，在行医过程中，也与其他医家进行了广泛的交流。他们的医术在潮湿闷热的闽南地区得到了特别的提升，同时也吸收了当地其他医家的治疗经验，使得翁氏皮外科在治疗方法和理念上更加多元和全面。福州陈氏中医外科流派在赵飞翰先生的影响下，也与当时的医学界保持密切的联系。他的三个女儿及众多弟子的学医经历，都是在与其他医家的交流中不断成长和进步的。陈氏流派的丸、丹、散、膏等外治之术，也在交流中得到了提升和推广。台江陈氏中医皮科流派的陈作椒，通过开设"作椒医局"，不仅传承了自己的医术，也为其他医家提供了一个交流和学习的场所。他的医学理念受到了福州当地文化、地域和历史的影响，同时也吸收了其他流派的优点，形成了独特的治疗体系。晋江许氏中医外科流派的许百轩，在师从何火仙先生的过程中，不仅继承了何家的医术，还与何惠珠共同整理和创新，将许氏中医外科的学术思想推广至更广泛的领域。这种学术交流与流派融合的过程，不仅使得闽山昙石皮科流派在学术上得到了极大的丰富，而且在实践中也提高了治疗的效果，为患者提供了更加全面和个性化的医疗服务。通过不断的交流与融合，闽山昙石皮科流派在中医皮科领域中的地位和影响力得到了进一步的巩固和提升。

第三节　流派传承核心人物

一、创派祖师

（一）闽医萧氏

萧治安（1884—1964），字玉成，福州东门外横屿乡人。他资质聪颖，读书过目不忘。幼随父边学医，边种植、采集草药，承传家训，勤习医学，认真探研祖传医疗验方，尽得所传，积累了丰富的医药知识。21岁在福州东门奥桥下开诊，以外科闻名，不但擅长汤药，精于丸精丹膏，对于外科疑难杂病从整体治疗着手，内服外敷，常奏奇效。其终集众家之长，成"一代名医"，医术精湛，医德高尚，医名盛传省内外及东南亚一带，每日登门求治者众多，有"生疗长疮，要找萧治安"的口碑。临床上他从不单凭疮疡表面症状来定治则，而是结合考虑患者的内在变化，以及年龄职业、饮食起居等多种因素，正确运用四诊八纲，观微发隐，抓住要害，细心观察，诊断时把辨病与辨证结合起来，从整体治疗着手，内服与外敷灵活运用，并在治疗过程中讲究饮食、护理，疗效显著，攻克了不少外科疑难痼疾，挽救了不少生命垂危的患者。他重视临床，理论联系实际，认为做医生，除心存济世，博采医学名家之长外，不通过临床实践，就不能很好理解和掌握好"证有常有变，必须通常达变的处理"，更谈不上进一步提高和总结经验，故重视立足临床实践，验证理论，研究疾病防治的规律性，提高疗效。萧治安立足临床辨证详确，在选方用药上，各得其宜，有成法可循，又有活法可寻，求古训而不泥，或师其法而异其方，或取其意而不拘一家门户之见，体现了其创新而不趋奇的诊疗特点。

萧治安医德高尚，在行医过程中，对患者不分贵贱，一视同仁，除收应得的诊金、药费外，从不妄取份外之款，甚至对特困的患者不但不收诊金，还赠送药品。萧治安十分重视培养医药人才，他对家里人说："我祖孙三代不倦此志。"萧治安投资支持创办"福建中医讲习所"（后更名"福州中医学社"），亲任理事长，传授有关医术，培养不少医药人才。他还编撰《民间草药单验方》《澳桥山馆医话》等，以传后世。中华人民共和国成立后，萧治安因其德高望重，先后两届被推选为福州市政协委员、常委，以及福州市科协主席成员。萧治安中医外科诊所与厦门、汕头制药厂配合，按临床常用中药处方，提练成水剂、注剂、片剂、软膏、散剂、酊剂等，使中医药提高到新的水平。福州市人民政府于1985年8月28日批准成立福州市"萧治安中医外科医院"，该医院至今仍坐落于福州东街，为群众解除病痛。

其医术可以归纳如下几点：①重视临床，理论联系实际；②治疗阴证，注重调理气血；③善治阴证，强调滋补肝肾；④外治用药、不离辨证运用；⑤清楚地阐明肿疡初起、肿疡成脓、久不愈合等病情外用药原则及注意点；⑥善用淋洗、灸法、拔火罐达到消解和营，散风活血，提毒外出等目的。萧治安治外科病，重视内外合治，认为痈疽疮疡，症虽现于外，病必发于内，主张以内科辨证论治外科病。他认为外科之证必根于内，必须内外合治。如仅采用外治，则根未除；如仅靠内治无外治，则"毒气无从出"。萧治安在内外结合治疗中，内治强调"诸证全赖脾土"，最终以调理脾胃为要；外治强调使毒外出为第一，常用腐蚀药品或刀针清除腐肉，排脓去毒，并重视外敷散药或膏药以消疮、提脓、生肌。在外科临床上，善用"加减七星剑汤"治疗疮，其认为疔疮症见红肿热痛、恶寒发痛、无汗身痛，属疔疮的初发阶段，为正气未衰的实证，运用加减七星剑汤可以透邪于外，清热解毒于内。

（二）闽台翁氏

闽台翁氏创派祖师为翁有超，生于嘉庆年间，自幼学习医术，在台湾当地多处行医，因其时代久远，关于其生平的史料记载较为稀缺。然而，根据老一辈先人的口耳相传，翁有超在医术上造诣深厚，擅长内外科，并精通经方、时方，能够将祖传验方与经典方剂相结合，灵活加减化裁，以适应不同的病患和病情。在治疗方法上，翁有超特别擅长外治，善于制作和使用丹药，如白降丹、黑药膏、生肌散等，这些药物在治疗皮外科疾病方面疗效显著。他在临床实践中，善于运用虫类、金石类药品，以及具有毒性的药材，采取"以毒攻毒"的策略，常常能够取得奇效。翁有超的医术在当时已经极为精湛，因此在台湾享有一定的声誉。

翁氏祖先翁有超从在台湾行医开始，就奠定了翁氏医术的基础。后来，翁氏后代翁炳南一脉迁移至厦门，继续传承和发展翁氏医术。在这一过程中，翁氏医术不仅保留了传统的治疗特色，还不断吸收当地的医疗经验，使得翁氏皮外科在治疗方法和理念上更加丰富和完善。闽台翁氏的学术观点强调临床实践与理论研究的结合，主张在继承传统医学的基础上，根据实际情况进行创新。他们注重药物的炮制和配伍，认为药物的性能和药效的发挥，关键在于医者对药物特性的深刻理解和灵活运用。此外，闽台翁氏还提倡医者应有广博的知识和仁爱之心，以患者为本，致力于提高医疗服务的质量和疗效。这些学术观点和医疗理念，为闽台翁氏皮外科流派的发展奠定了坚实的理论基础，并在实践中得到了广泛的验证和应用。

（三）台江陈氏

陈作椒（1880—1963年），字元华，幼年时爱好武术，后拜茶亭开化寺古月法师为师，学成后在茶亭街开"作椒医局"，专治瘰疬、外科疔疮肿痛、风伤等中医外科疾病。陈作椒用毕生的经验研制出了各种丸、散、丹、膏，各有其用。其中，"拔毒膏"治疗各种疔疮肿痛、皮肤病等；"化核膏"治疗颈部肿块、结核、淋巴炎等瘀结肿痛；"风伤膏"治疗各种风湿跌打损伤等。这些外治药价廉且有效，受到广大群众好评。陈作椒从医数十年，独创瘰疬、疮病的治疗方法。重视从痰论治，区别实、虚痰而施治；并根据瘰疬不同证型，或用外敷法，或用银针、火针扎刺排脓，或拔核抽瘘管；同时配合以内服药，治愈许多疑难杂病。如治疗一名左项淋巴结肿大的女子，咯痰稠黏，心烦不寝，食欲不振、四肢酸痛，月经闭止，脉象弦数。女子求医作椒后，服药 5 剂；脉息转缓、睡眠转好、病核缩小、经水自调；续服 10 剂，瘰疬消失，诸病均愈。

陈作椒秉承中华传统医学精粹，凝聚了世代医家的智慧与经验，代代相传，创立并发展了独具特色的治疗理念和手法，在福州地区声名远扬。陈作椒外科注重辨证施治，强调个体化治疗方案，擅长运用丸、丹、散、膏等剂型治疗疾病，以综合疗法取得卓越疗效。无论是外伤骨折、疼痛症状还是皮肤疾病，陈作椒均能为患者提供全面、个性化的治疗服务，深受患者信赖和推崇。其临床成果和学术贡献不仅在当地有着广泛的影响力，更为闽山昙石皮科流派的发展增添了璀璨的一笔。

（四）福州陈氏

赵飞翰（1865—1952 年），号凤洲，福州郊区盖山乡六凤村人。清光绪二十年（1894 年），赵飞翰乡试中优贡第一名（优元），第二年赴京于保元殿朝考，列一等第三名。不久赵飞翰任山东荣城县知县，之后还兼署商河知县职。清宣统三年（1911 年）辛亥革命爆发，赵飞翰南下归里，隐居在福州阳岐家乡，以行医为生。

清末民初时，福建地区，对人民生命威胁最大的疾病就是鼠疫、霍乱、天花，甚则有一户数十口人因此而全部死亡的情况发生。故有"上午扛别人，下午别人扛"的俗谚。他不忍见民众疾苦，在福州各处行医，医术高超，获得了民众好评。同时，在救死扶伤之余，他还编著有《伤寒金匮方歌快读》《温病条辨方歌》《血症论歌诀》《傅青主女科方歌》等。1931 年，高润生、林笔邻等在台江大庙山创办"私立福州中医专门学校"，赵飞翰先生年过花甲，亦襄共事。赵飞翰晚年还在家设课堂，教授弟子课徒达数十人。教授弟子中，三女婿陈庚元，家传外科，受赵公影响，外治法中更加注意内病，不泥于切割，颇具特色，在台江一带极有医名。外孙陈鳌石，自小受赵公教诲，究心医道，享誉福建。曾任全国首批老中医药专家学术继承工作指导老师的林朗晖先生（1926–2012），也是赵公弟子。

（五）晋江许氏

许百轩，1943 年 1 月出生，籍贯福建南安。14 岁时，从南安莲田到晋江拜师学医，拜当时闻名泉州、晋江、南安、惠安等闽南一带的著名中医外科皮科专家何火仙为师，学习医道。许老在学医过程中，面临着艰难困苦的学习环境。交通不便，山高路险，要经历漫长的跋涉才能到达晋江。他跨越八尺岭，忍受饥饿寒暑，毅然选择了前来学习。许老怀着学医的志向，将中医视作自己终身奋斗的目标。在晋江，许老拜何火仙为师，开始了医学之路。何火仙严格要求，医术精湛，理论基础深厚，勤于探讨古训。他言传身教，常带许老采集珍贵草药，制成丹药与药粉，并教授加工各类敷药的技艺。许老受恩师何火仙悉心指导，并持续努力学习，于晋江拜师学医几年之后，开始了医学生涯。他先在晋江青阳中医联合诊所担任学徒，后辗转于青阳卫生院，最终调职至晋江市中医院。在这个过程中，他进步飞快。他深入研究恩师临床实践的方法，善于审证求因、审因辨治，并在立法用药方面表现出独特的见解。经过连续的职业晋升，许老从医学学徒逐渐成为外科医生，然后晋升为医师，接着成为主治医师，并最终晋升为副主任医师。这一过程中，他的临床技能和医疗知识得到了不断提升，逐渐展现出专业权威的水平。

许老熟习医典，传承古方，形成了一套对中医外科、皮科临床中的常见病、多发病完整的诊疗方案。尤其是对中医外科痈、疽、疔、疖等疮疡疾病，皮炎、湿疹、麻疹、花淋、毒淋等皮肤性病，乳房疾病，肛肠疾病及周围血管疾病等都有一套诊治疗法，其熟练掌握各派辨证、立法、用药的精髓，并结合中医外科的辨病与辨证相结合，选用清热解毒、调理脾胃、扶阳等方法，运用于中医外科的论治。许老注重中医的整体调节，中气转枢，升降功能，倡导阳气是人体的根本，采用扶阳的药物治疗慢性疾病，取得较好的远期疗效。许老从晋江市中医院退休后，因仍有很多患者向他求医，他便在市区江滨路设立"晋江市江滨综合门诊部"继续以中医外科皮科临床专业服务于社会民众。许老心系社会、情连患者、崇尚医德、注重医术，其不仅为当地的中医事业发展做出了突出贡献，也将自己对医疗事业的无限忠诚、对中医医道的无私奉献、对患者的仁厚关爱化为中医人的精神榜样，永留于世，令人敬仰。

二、流派发展者

（一）闽医萧氏

（1）萧拯（1909—1968），萧治安公长子，就职于福州市立第一医院，任中医外科主任、副主任医师。福建省卫生厅审定的首届省名老中医。他是"福建中医讲习所"（后更名为"福州中医学社"）第一届毕业生，学府教育与父亲亲炙，使他对中医理论与临床实践学养深厚，尤其对中医外科有很深造诣，特别是对疮疡、乳房疾病、皮肤病治疗有独特之处。从事中医外科临床诊疗工作40多年。

1949年后，在党的中医政策颁布后，萧拯热心参与医学事业发展，先后加入福州中医学会，中国红十字学会，全国科普学会，中华医学会。曾代表福建中医学院（现福建中医药大学）参加教育部组织的高等院校中医学院中医外科教材第一辑编审定稿会及福建中医学院中医外科部分疾病讲学活动。萧拯为人敦厚周慎，讷讷寡言，虽负大才，不自矜夸，一生诊务繁忙，门诊日以百计。作为家族长子，萧拯老先生除繁忙的诊疗工作外，还借药工加工研细的药粉，进一步配制丸、散、丹、膏，为来诊的患者内服与外治服务。在党的中医政策感召下，他打破"萧家饭碗不可为外人传"的祖训家规，遵治安公"传男也传女"的传统，把家传方药进一步向国家卫生主管部门贡献出来，还带了外姓男女学徒，将其毕生临床经验传授给他（她）们。

萧拯医学见解与临床经验归纳为下面几个方面：①整体观念，外病内治，全身调理。根据《外科正宗》"内之证或不及于其外，外之证则必根于其内也"，《外科理例》"治外必本诸内、治内亦即治外"的思想，强调皮肤病"形势虽出于外，而受病之源实在内也"。②重视辨证与辨病相结合。应善于把皮肤病的辨证和辨病有机地结合起来，力求西医诊断明确，中医辨证抓住要害，由此遣方用药，有的放矢，达到治疗效果。③防治结合，重视调护。萧拯在治疗皮肤病的同时，根据不同疾病的发病原因与特点，叮嘱患者注意生活方式，如黄褐斑、日光性皮炎受阳光影响，患者应严格防晒，植物日光性皮炎患者同时还应避免食用光敏感性植物食品；痤疮、神经性皮炎等疾病的患者应注意调畅情志等。④以色治色，治病防复。中医的五色理论也为萧拯所用，黑豆、黑芝麻治疗白癜风；冬瓜仁、明玉竹治疗黑变病；茵陈、黄芪治疗黄褐斑；红花、赤芍行血；贯众炭、地榆炭止血；青蝎子、金头蜈蚣止痛等，都有巧思妙想。

（2）肖（萧）定远（1938—），萧拯公次子，福建中医药大学附属第二人民医院原常务副院长、主任医师，第二届全国名中医，第五批全国老中医药专家学术经验继承工作指导老师，福建省名中医，福建中医药大学首届师承班导师。曾受聘为中国民族医药学会皮科分会顾问委员会顾问、福建省中医外科专业委员会主任委员、福建省中医药学会皮科分会顾问等。

肖定远从小沐浴家庭中医文化熏陶。1954年6月初中毕业后就跟随祖父萧治安专心学习中医外科，1954年7月，经福州市卫生局备案，正式成为祖父的学徒。祖父倾力相授，自已勤学聪颖，对祖父的审证求因、审因辨治、立法用药耳闻目睹，深思揣想，进步很快。1956年出师考试时，已基本掌握中医外科、皮肤科等临床常见病、多发病的诊治方法，他学习历代医家之精华，尤其推崇《外科正宗》《外科证治全生集》《疡科心得集》，力推明清中医外科"三大派"的学术主张，结合日常临床实践，形成倡导整体和局部证相结合、审视阴阳、调和气血、内外兼治、重视脾胃与疾病关系等的学术思想，创"肝虚血燥"理论治疗带状疱疹后神经痛及独特的理方用药。在中医外科疾病如疔、疖、痈、疽、乳房疾病、男科疾病及皮科疾病如癣、疹、疱、疥、皮肤瘙痒等方面积累丰富的临床经验。治学上，坚持孔子"学而时习之"的教训，以"学如逆水行舟，不进则退；心似平原走马，易放难收"为自己的座右铭，读书学习、工作实践、总结提升没有一点松懈。

肖定远"大医精诚"，严道治学。从少年开始沐浴仁医家风，就如他所言"立志从医，矢志不渝"，60余年，兢兢业业，虚心好学，一专多能，临证经验极为丰富，临床疗效显著。肖定远情系中医，培养后学。他以"治学严谨，倾囊相授，孜孜不倦，德艺并重"为授徒的核心要求，指导下级医师及师承学员，人不问亲疏，学不问厚薄，竭尽全力培养，把诊治经验毫无保留地传授，桃李天下，五湖四海。

（3）黄宁（1971—）教授，博士、硕士研究生导师，主任医师，美容主诊医师，肖定远全国名中医学术继承人，萧氏中医皮科（外科）第八代传承人，闽山昙石中医皮科学术思想传承倡议者，福建省第二批基层老中医药专家师承带徒工作指导老师，福建中医药大学附属第二人民医院皮科学科带头人，福建省中西医结合皮肤病重点实验室（福建省高校重点实验室）负责人，闽医萧氏中医皮科流派传承工作室负责人，福建省中西医结合皮科联盟秘书长，原福建省皮肤病性病防治院中西医结合皮科主任、医务科科长。他师承肖定远教授，负责闽医萧氏中医皮科流派的科研、总结、推广工作；进修于北京中医医院赵炳南皮肤病研究中心，受教于张志礼教授、邓丙戌教授、陈凯教授、王萍教授等；主持省级科研课题6项，参与国家重点研发计划课题2项，参与国际合作课题2项，主编学术专著3部，参编本科教材5部，参编学术专著4部，获国家专利1项。受聘为中华中医药学会皮科分会副主任委员、中国整形美容协会中医美容分会副会长、中国民族医药学会中医皮科分会副会长、中国中药协会皮肤病药物研究专业委员会副主任委员、中国中医药研究会中西医结合皮肤病学会副会长、世中联中医皮科分会常务理事、福建省中医药学会皮科分会名誉主任委员、福建省中西医结合学会皮科分会副主任委员、教育部科技成果评审咨询专家、国家中医药管理局岐黄学者遴选咨询专家、人社部医疗保险药品目录咨询专家、《中国中西医结合皮肤性病学杂志》编委、闽江科学传播学者等。

黄教授专注于中医传统医疗技术与现代医疗的融合。擅长过敏性皮炎、瘙痒症、痤疮、癣病、疣等常见病的诊疗，荨麻疹、湿疹、白癜风、银屑病、黄褐斑、脱发、天疱疮、皮肤肿瘤等难治性皮肤病的中西医结合诊疗以及皮肤美容等。

在临床诊疗中黄教授灵活应用闽医萧氏中医皮科流派传学术思想，并与燕京赵氏皮科流派学术思想等国内流派学术思想相结合。认为中医临床辨证应注重"三因制宜""天人合一"，皮科应注重辨证与辨病相结合，诊病应从听到患者声音的那一刻即开始，四诊收集应详细，皮损辨病应清晰；强调病名诊断应明确，中西医病名融合贯通；重视疾病治疗中的阴阳平衡，结合福建省地理环境及人文生活习惯，认为急性皮肤病致病因素注重风、湿、热、暑、毒等，治疗上以祛风祛湿、清热解暑、凉血解毒为法，应注意中病即止，顾全脾胃功能，谨防暑热伤阴；慢性皮肤病致病因素注重湿、毒、郁、瘀、虚等，治疗上以除湿解毒、疏肝解郁、活血化瘀、补益亏虚为法，应注意扶正祛邪，调和气血津液，谨防脾肾亏虚；提倡慢性、难治性皮肤病应注重疾病的全病程管理，积极发挥中医"治未病"的优势，防、治并重；临床外治上注重衷中参西，西为中用，认为现代治疗仪器设备亦可是中医治疗的发展，如二氧化碳激光、射频点阵是火针技术的延展，红外热疗仪是热烘疗法的延展等；注重萧氏皮科流派经验的传承与创新，带领学术团队中标流派学术理论相关科研课题12项，对于养阴凉血解毒法、大成散膏、复方脂桂酊、复方姜柏酊、针刺疗法等流派特色疗法进行现代机制的研究及方剂改良，并进行推广应用；重视学科人才培养，至今培养中西医结合皮科临床硕士研究生17名；发表学术论文50余篇。

（二）闽台翁氏

翁炳南，闽台翁氏医道传人，自幼酷爱精深玄妙的医术，笃定不移。少时在师门勤勉学习，刻苦钻研中医经典，潜心修炼医术。他曾在清晨的山间小路上，遇见一名重病乞丐，翁炳南毫不犹豫地为其抑制病痛、救治了乞丐。从此之后，他的名声逐渐传扬，家乡有很多患者慕名而来，求医问诊。翁炳南深知医者仁心为本，常对弱小者给予无私的医治，把医道看作是一种发扬仁爱的手段。他常说："医者父母心，医治患者不仅仅是给他们药物，更是要用心灵去抚慰他们内心的伤痛。"这种医德医风，使他备受尊敬，也积累了许多学生和门徒。

（三）台江陈氏

（1）陈树榕，陈作椒之子，从小耳濡目染，后就学于福建省中医学社，1937年开始悬壶济世，后又被选派到北京中医学院师资班进修，之后任教于福建中医学院培养了许多中医外科的骨干力量。陈树榕学术上推崇陈实功、王洪绪学派，受其父作椒瘰疬专科的见解影响颇深，他从事外科专业，擅治疮疡、瘰疬。任福建中医学院附属人民医院主任医师、福建中医学院副教授。历任全国中医外科学会委员，现任顾问，福建省中医外科专业委员会主任委员，现任名誉主任委员，福建省中医学会常务理事。著有《瘰疬疗法》《常见皮肤病中医疗法》二书，曾获省卫生科技成果二等奖。作为福建中医外科带头人、福建省人民医院外科主任，我省知名老中医，擅长应用丸、散丹膏治疗各种疑难杂症，效果显著。他发明创制的"疤痕膏"，治好了一名来自美国的多方求医无法治愈的疤痕疙瘩症患者，一时声名远传，加拿大、东南亚一带国家及港澳地区的许多患者，也纷纷来到福州求医。

（2）陈肇武，陈树榕之子，深得其祖父、父亲之传，1959年开始在省人民医院工作，曾先后在福建中医学院及福建医科大学深造。除了家传皮肤科医术，还随同福州林氏骨伤名医林达年之孙林昆学习骨伤，传承林达年跌打损伤骨折脱臼等传统手法，并结合西医临床经验治愈过不少骨伤患者。此外，悉承家传医术和丸、丹、散祖传技艺，专治各类皮肤疾病、无名肿毒、脉管炎、颈部肿物以及跌打损伤、骨折、脱臼、老年性骨关节病、腰腿病骨伤后遗症等。行医68年，医术精湛，广受赞誉。

（四）福州陈氏

（1）陈庚元（1894—1964），字耕园，为福州陈氏中医外科传承者和开拓者，尽得家传中医外科医术。他早年随赵飞翰学医，为赵飞翰三女婿，其后受岳父影响，在治疗外科疾病的时候注重去除内因，使用内服方调治外科疾病，并使用丹药治疗外科疾病同时服用内服药改善预后、不泥于切割，颇具特色，在台江一带极有医名。

（2）陈鳌石，主任中医师，男，1933年出生，福建中医学院（现福建中医药大学）原中医外科教研室主任。自小随外祖父赵飞翰学习诗词、书法，背诵中医经典。1946年陈鳌石13岁，正式开始跟随外祖父赵飞翰学习中医，其间向其父亲学习中医外科诊疗技术和炼丹术等，从1952年陈鳌石19岁开始独立行医。1987年福建中医学院开办国医堂门诊部，陈鳌石设立中医外科门诊，至今已30年，每天求医者络绎不绝。为了方便丹药的推广使用，陈鳌石在福州屏山制药厂建立炼丹房进行炼丹，并将祖传炼丹方法加以改进，在临床上常使用丹药治疗中医外科的常见病、多发病。他将炼制和使用丹药的经验在中医药刊物发表，并于1987年将陈氏炼丹术的炼制方法和临床使用经验编著成《炼丹术》一书，该书曾获得福建省中医药优秀图书"三等奖"。

（五）晋江许氏

（1）许佩玲，女，1965年6月出生，晋江市中医院副主任医师。2002年毕业于湖南中医学院，是福建省第二批老中医药专家学术经验继承人，出版《许百轩中医外科治验集》《许百轩中医外科临证录》两书。参与编写《中医皮肤病临证心得》；注重中医经典的学习和中医外科、皮科研究，发表论文二十余篇。兼任中华中医药学会外科分会委员、中医美容分会委员、外科疮疡专业委员会常务委员，福建省中医药学会外科分会副主任委员；晋江市第十一、十二届、十三届政协委员，荣获优秀政协委员称号，任泉州市党外知识分子联谊会理事。

（2）蔡文墨，男，1964年1月出生，2002年毕业于湖南中医学院，晋江中医院副院长、主任医师。福建省第二批老中医药专家学术经验继承人，出版《许百轩中医外科治验集》《许百轩中医外科临证录》两书。参与编写《中医皮肤病临证心得》《常见皮肤病的中医特色治疗》；注重中医经典的学习和中医外科、皮科研究，发表论文三十余篇。兼任中国中西医结合学会诊断专业委员会委员、疮科专业委员会常务委员；中国中西医学会中医皮科分会委员；福建省中医药学会外科分会副主任委员、皮科分会副主任委员；泉州市中医药学会第七届理事会副理事长、常务理事，晋江市科协第七届常务委员。

三、传承过程中的著名医家

（一）闽医萧氏

（1）萧秋初（1914—1996），萧治安公次子，是福州中医学社第二届毕业生，福州中医外科名医。自幼受其父亲萧治安的熏陶，少年就立志继承其父亲中医外科医业。从小就跟随父亲身旁学习中医外科证、因、辨、治、方药应用等诊疗技术和临床经验，并遵父训深入学习中医理论学习，各家学说兼收并蓄。其中尤以《内经》《金匮要略》《伤寒论》《医宗金鉴·外科心法》《疡科大全》《外科正宗》等书为尊，不少名篇警句直至晚年仍能朗朗背诵，了然于胸。从学医之始也像其父亲一样对民间偏方、秘方和中草药颇感兴趣并多方收集。1935年6月在父亲萧治安、长兄萧拯等人大力支持下到福州台江区后洲地域开设萧治安中医外科诊所，自行发掘研制丹膏丸散，临床效验显著。50年代治疗疗、疮、疽和无名肿毒等病，改进了疗法，加强消毒，疗效提高，治疗中医外科疾病方面颇具盛名。他认为：痈疽疗肿虽属外科，但必先受于内，然后发之于外，内外息息相关；外科医生不习《内经》《脉经》，不辨经络，只靠丹膏治疗难以奏效。对危重患者的治疗，他从不单凭疮疡表面症状，而是结合考虑患者的内在变化以及年龄、职业、饮食、起居等多种因素，正确运用四诊八纲，观微发隐，抓住要害进行整体观念与局部辨证相结合的施治；对发于项后对口疮、背疽、颜面疗疮等险症的治疗有独特之技，除了外敷药物，内托汤药外，该手术处理的就立即施以手术，促进深层脓液外泄并塞以自制药条以腐蚀腐肉，排毒于外，化险为夷。讲究患者饮食、护理，挽救不少生命垂危者。几十年行医诊治，在台江享有声誉。萧秋初老中医在中医外科治疗方面创新颇多，但著述较少，在逍遥散加味治疗慢性荨麻疹、痈早期内治特点初探、缠腰火丹200例临床观察、中药治愈头发全秃一例、龙胆泻肝汤治愈急性非根性坐骨神经痛、谈羊毛疗病及其治法等论文中可见其医技。

（2）萧泽梁（1919—2013），萧治安公三子。少承家学，尽得其传，奉行"医本仁术，济世救人"祖训，行医七十余年，积累丰富临床经验，热心待人。他是福州市著名的中医外科医师、擅长于医治伤科、皮科、眼科疾病以及疗疮等各类炎症。

在应用虫类药物经验、小腿"木乱"中药可医、清燥救肺汤治疗慢性荨麻疹、辨证治疗手足口病20例报告、辨证施治疗疮150小结等论文中可见其诊疗风格。1985年福建省为纪念萧治安对中医外科学术所做的显著贡献，以便更好地传承和发扬萧治安的学术思想，振兴中医，省人民政府、福州市人民政府拨专款建立福州市萧治安中医外科医院，萧泽梁名老中医担任院长。

党的十一届三中全会后，萧泽梁被评上福建省卫生系先进工作者、福州市政协委员、中医学会副会长和红十字会理事。晚年，仍然坚持门诊，钻研医术，培养医药人才，为党的医疗卫生事业、为"萧治安医术和医德"的发扬光大，做出贡献。

（3）萧吟豪（1912—2008），萧治安次女，是福州中医学社第二届毕业生。在萧治安中医外科诊所任专职中医外科医师。1958年被安排在鼓楼区水部卫生院中医外科任中医外科医师，后移居美国纽约唐人街开设治安堂，任中医外科医师。

她治疗疔疮辨证细致，方法高明，可见其医术之一斑。她认为疮初起，红肿热痛，应用野菊花或紫花地丁捣烂加红糖、白蜜或甘油调敷患处，每日换两次药，初起可消散，脓成可减少扩散，同时内服五味消毒饮加味。根据症状随症加减，若舌苔黄腻，是湿胜热重，加黄连5g、黄芩10g；若舌苔绛边尖红者，是营分有热，加生地15g、丹皮10g；局部坚硬，加皂角刺15g、僵蚕10g、甲片10g；大便干结，用承气汤。如病情严重，亦可用三黄解毒汤、白虎汤、犀角地黄汤等随症选用。必要时加用抗生素。若脓成则沿指纹平面小切口，刺入深度以见脓为度，可减少组织损伤，愈后不留功能障碍。使用中药拔疗散掺入创内或用纸捻蘸拔疗散插入创腔内，能促使排脓通畅，消肿迅速。如创面肉芽不良有胬肉，可掺平安散使胬肉很快除去，直至收口愈合。

（4）肖（萧）东明（1932—2014），萧拯公长子。1954年6月~1956年6月萧治安亲自带他学习中医外科，1958年9月经高考被福建中医学院六年制本科中医系录取，1964年6月毕业后，分配到福州市人民医院中医外科任医师、主治医师、副主任医师。在五十多年的中医外科工作中积累了丰富经验，在中医外科临床诊疗中有独到之处，深得社会各方好评，是闽山县石萧氏皮外科流派重要传承人之一。

其学术见解如下。①强调辨证论治是中医特点，例如，治疗银屑病既要考虑"人的病"，更要考虑"病的人"，还要结合该病冬重夏轻、病患心理、斑重屑多、皮损无汗、皮疹多样、饮食习惯等特殊情况，在立法、处方、用药上讲求针对性，忌用千人一方、百人一药。治疗黄褐斑，辨证为气滞血瘀、肝肾失调、阳虚水泛等型，就分别用补阳还五汤、丹栀逍遥散、真武汤等作基础方，加入明玉竹30~45g进行治疗。②重视局部皮损症状，结合整体辨证。他认为局部病灶现于外，整体病因隐于内。比如，肿块色红，一个脓头的为疖，两个脓头以上的为疽（多头疽）；肿块囊软，肤上有个蓝色小点者为脂瘤；肿块色红呈索条状者，非红丝疗即青蛇毒；肿块硬如石，凹凸不平的则癌肿可能性最大；红斑境界明显，见有发热恶寒者，多为丹毒等。局部症状辨证十分细致。即便如此，依然不能忽视整体辨证，外科病有外因、内因，有外感邪毒而传及于内者，亦有"形势出于外，而受病之源实在内也"（《外科正宗》），因而举凡轻症浅症，无全身症状者，局部辨证，局部治疗，而重症难症伴有全身症状者，则应结合局部与整体辨证论治，否则难以奏效。③衷中参西辨证辨病，扬长避短，相得益彰。他认为，中医和西医各有所长，中医重气化、西医重形质；中医皮科的优势在治疗，西医皮科的优势在诊断。在治疗皮肤顽症方面常常应用辨证与辨病相结合的思想指导临床。④四诊合参，主张内外兼治，注意轻重有别。他常说，虽然前人有云"外科疗法，最重外治"，但外科疾病的特点是既有体表局部病灶，又有体内整体因素：既须重视局部症状辨病，也要重视整体病因辨证，因而其治疗方法亦须内外兼顾，相辅并用，其具体运用可视病症而定。

（5）肖（萧）公远（1943—），萧拯公三子。原福州华大卫生院院长。从少年起就跟中医外科皮肤病患者经常接触，深感患者各种痛苦和期望。看到祖父辈拯人病厄，受人爱戴，深有触发，爱上祖上医业，立志把学习中医悬、壶济世作为自已终身奋斗的目标。1962年高中毕业，就投入跟师学医行伍中，跟随父亲萧拯和三叔萧泽梁学习中医外科，入迷入痴，无怨无悔。几十年如一日不断探讨和发扬光大祖上的医风，医术不断进步，颇得患者赞赏。

在从医过程中既重医术精进，也重与患者配合，心理疏导，医嘱详尽。在医事实践中善于归纳总结，寻找规律。比如用赤黄散治疗重腮腺炎写了"赤黄散外敷治疗重症腮腺炎10例"，总结了因人辨证的特点。其"防风通圣散在皮肤病中的应用""乳痈证治的临床体会"在应用古方上做了一番认真思考。

（6）肖（萧）平远（1945—），萧拯公四子。福州市市立第一医院中医外科医师。从医50余年，擅长疥癣、疮疡、疖肿、乳腺炎、烧烫伤、慢性脓肿及风湿病的治疗。诊病辨证细致，治则明确，治法多样。关于疗疮，他认为辨证要求抓住三大要点，判断顺逆证再正确、及时迅速地进行治疗。疗疮辨证三大要点：①以颜色辨病情轻重。新鲜红活病情轻、灰紫暗不华病情重。②以部位推善恶：颜面疗疮（凶），鼻下、口角、唇三角区疗疮（更凶），手足肢末疗疮（善）。③疮形肿势大小定疗毒聚散：顶高肿突起，坚硬如铁，毒聚易治。漫肿无头软如棉则难治。

（7）萧贤忠（1953—），萧泽梁公次子，福建省首批老中医药学术经验继承人。自幼对中医外科就产生浓厚兴趣，1970年跟随其父亲萧泽梁学习中医外科，并于1985年和1990年进入福建中医学院和福建省立医院门诊外科深造、进修，系统地学习中医，在临床实践，努力挖据萧氏中医外科疗法和外用药的配制。

行医40余年来，始终坚持以家传传统疗法为基础，严格遵循望、闻、问、切的中医传统诊法，精通疮疡皮肤病的治疗，对于中医外科的各种疑难重症均能从整体着眼，灵活应用传统中草药辨证施治，通过内服外敷取得良好疗效，深受好评，为福州萧氏外科疗法的传播和弘扬做出了一定贡献。贤忠医师很重视培养后继人才，为此，他经常开设相关课程，向年轻医生传授临床经验，已培养一批包括其子萧学敏在内的优秀后继传人。此外，萧贤忠还积极参与"中医中药宣传义诊"及"全民健康生活方式行动日"义诊等公益性活动，大力宣传萧氏中医外科法。

（8）肖（萧）凯峰（1970—），肖（萧）定远长子，福建中医药大学附属第二人民医院皮科主治医师。自幼对中医外科就产生浓厚兴趣，得到其父肖定远传授与指导，又经过中医学院中医专业学习，对萧氏皮外科医术有深入理解和掌握。受聘为福建省中医学学会委员，福建省中医药学会外治法委员会委员、福建省中医药学会皮科分会委员，长期从事皮科诊疗工作，有较丰富的临床经验，善用中医辨证与西医辨病，中西医结合治疗皮肤常见病、多发病以及部分疑难病的综合诊治，擅长荨麻疹、痤疮、湿疹、带状疱疹，及疔疮、疖肿、痈疽、皮肤瘙痒、皮肤化脓性感染、疱疹、脱发等的中医中药治疗。对皮科疹、疮、疱、癣等病诊疗均能按中医外科辨证施治，又能灵活选用西药结合临床辅助治疗，颇得患者好评。在诊疗活动中，秉承萧氏医术风格，诊病细心询问，综合判断，认清病机，用药精准，力求药到病除。

（9）其他传承骨干

易东木，男，福建中医药大学附属第二人民医院皮科主任，副主任医师，名中医访问学者，中医美容主诊医师，福建卫生报健康大使，福建省第四批名老中医专家学术经验继承人，师从全国名中医肖定远主任及国医大师禤国维教授，进修于广东省中医院皮科。擅长痤疮、脱发、带状疱疹、单纯疱疹、湿疹、玫瑰糠疹、银屑病等皮肤病以及生殖器疱疹、梅毒、淋病等常见性病的中西药结合治疗。受聘为中华中医药学会皮科分会青年委员；中国整形美容协会中医美容分会理事、青年委员；福建省医师协会皮科分会委员；福建省医学会皮科分会委员；福建省中西医结合学会皮科分会委员；福建省中医药学会中医美容分会委员；福建省中西医结合学会全科医学分会委员。他在皮科治疗时秉持"整体观念，辨证施治"的核心理念，主张综合考虑患者内外因素，实现身心的和谐统一。他特别强调"因人制宜，精准治疗"，即根据患者的个体差异，精准施策，以期达到最佳的治疗效果。

叶志强，男，主任中医师、美容主诊中医师，师从名老中医肖定远教授，1995年毕业于福建中医学院中医系，受聘为中国民族医药学会皮肤分会常务理事、福建省中医药学会皮肤分会常务委员，福建省中西结合学会皮肤分会委员，三明市皮肤分会常务委员，熟练诊治中医外科、皮科疾病，带领科室开展了点阵激光、红蓝光、紫外线照射，臭氧水疗等新技术，及火针疗法、穴位注射、自血疗法等中医传统疗。

（二）闽台翁氏

（1）翁树林（1941—），男。1941年，翁树林出生在厦门中山路。做为翁家长男，年幼时起，家父翁炳南就开始教翁树林与兄弟姐妹们学习背诵汤头歌诀，翁树林认真刻苦，早在少年时期就熟记完整的汤头歌诀，倒背如流。

由于厦门地处亚热带季风区，天气又热又潮湿，海洋性气候，当地患皮肤病的人多为热性病，以痈、疔、疮、疽为主者非常之多，在翁氏治疗后都有很不错的效果。好学的翁树林，利用平时下班后的业余时间，跟随父亲学制各种丹、膏、丸、散，父亲更是倾囊相授，亲自带着他制作，一步一步教。在翁老的亲自指导学习下，翁树林在这几年学到了很多的知识。特别是对脓有无判断，即按之应指，全凭手感和经验，一定要准；如果伤口开得太早不行，如果开的太迟了，脓会扩散，还讲究刀口的位置，要放在准确的位置，排脓才会干净。开口也要特别注意，伤口如果开太大了，组织损伤比较大，如果开太小了会引流不畅，所以开口一定要恰如其分。翁树林在繁忙工作的同时还刻苦钻研。他的数篇论文，多次在全国、全省的学术会议宣读，与同仁们进行广泛交流，精进医术。其中"黛安膏治疗节状痤疮60例临床观察"荣获厦门市第三届优秀自然科学论文三等奖。

（2）翁丽丽（1952—），女，是我国著名的中医皮科和美容科专家。她现任南普陀中医院名誉院长、福建中医药大学教授，并被认定为第五批国家级名老中医。翁丽丽曾历任中华中医药学会美容分会主任委员，福建省中医药学会理事，以及福建省中医药学会美容专业委员会和外科专业委员会的重要职务，是中医美容学科的带头人。

翁丽丽的医学生涯始于1969年，当时她的父亲翁炳南去当乡村医生，于是年仅17岁的翁丽丽便随父亲学习医术，开始了她的医学之路。在乡村的五年间，她不仅跟随父亲诊病，还学习了丹、膏、丸、散的制作，并自行研读中医经典著作。1978年，翁丽丽从福建医科大学中医系毕业后，进入厦门中医院成为一名皮科医生。她在临床上不断钻研，创建了中医院的美容科，并致力于中医皮肤病和美容相关疾病的研究。

翁丽丽主任在中医皮科和美容领域有着自己独特的理论观点和实践经验。她主张中医治疗应当遵循经典理论，同时结合现代医学知识，不断创新。在她的临床实践中，她强调辨证论治，注重调理患者的整体体质，以达到治疗皮肤病的目的。翁丽丽主任还提出了"内外兼修"的治疗理念，即将内治与外治相结合，充分发挥中药的内服外用优势。她在学术上的贡献体现在多篇论文的发表和教材的编写上，如痤疮治验、自拟疏肝祛斑汤治疗肝郁血瘀型黄褐斑60例的临床研究等，这些论文和教材对中医美容学科的发展产生了深远影响。翁丽丽主任还非常重视年轻医生的培养，她不仅亲自指导，还鼓励他们外出学习，了解最新的美容专业进展，从而为中医美容领域培养了一批批优秀的人才。她的理论和实践成果，为无数患者解决了皮肤方面的疑难杂症，赢得了海峡两岸人民的广泛赞誉。

（三）台江陈氏

（1）胡中梁，福建省名老中医，专注于皮肤科常见病的研究与治疗，对皮肤疾病的调治有着独到的见解和方法。胡中梁先生温文尔雅，对待患者既温和又有礼，始终践行医者仁心的原则。他对患者的细心关怀和耐心聆听，无不透露出他的无私与慈悲。同时，他也是一位不断求精的学者，勤勉好学，始终追求医学知识的更新与深化。这种虚心求学的态度，使他成为了医学界的典范，激励了无数后辈医者。胡中梁擅长运用纯中药进行内部治疗，避免外部涂抹的局限性。他研制的专利药方"胡氏银屑丹"等，可以通过内服方式，有效调理患者体质，从根本上改善皮肤状况。这种疗法体现了中医"治本"的思想。胡中梁先生的代表著作和论文等详细记录了他多年来的医学研究和临床实践心得，其强调皮肤健康与内环境平衡的重要性，认为内环境的紊乱是导致多种皮肤疾病的根本原因。因此，他通过药物疗法、皮肤护理和生活习惯调整等多种综合手段，致力于调理患者的内环境，提高皮肤的自愈能力。这种内外兼顾的治疗方法，体现了中医的整体观念。

（2）李南安，五代中医世家之杰出传承者，不仅在经络、穴道疗法领域拥有深厚造诣，更以其精湛的针灸手法在医学界独树一帜。生于医学世家，他自幼便沐浴在传统中医的熏陶之下，积累了深厚的医学底蕴与扎实的临床功底。在继承家族医学精髓的基础上，李南安先生勇于创新，将个人实践经验与新颖思维相融合，开创了一系列独具特色的医学治疗方法。尤其在皮肤科疾病的治疗中，李南安先生巧妙地结合了针刺疗法，展现了其非凡的医术。他深知经络、穴道与皮肤之间的紧密联系，通过精准的针刺手法，刺激特定穴位，调节人体气血运行，从而达到治疗皮肤疾病的目的。无论是常见的皮肤瘙痒、湿疹，还是顽固的痤疮、黄褐斑，李南安先生都能凭借其深厚的医学知识和丰富的临床经验，制定出个性化的治疗方案。在治疗过程中，李南安先生始终秉持"以人为本，医者仁心"的理念，将患者的身心健康放在首位。他注重与患者的沟通，耐心倾听患者的诉求，用温暖的话语和专业的治疗，为患者带来身心的双重慰藉。他的治疗手法不仅局限于针刺，还巧妙地结合了草药疗法、经络调理等多种手段，力求为患者提供全面、系统的治疗。李南安先生将中医经络学与现代医学理论相结合，并进行深入的临床研究。他在传统医学的基础上不断创新，努力探索疾病的病因病机，提出并完善了一系列治疗方案。

（四）福州陈氏

（1）陈伯仪，男，1963 年出生，中医师，毕业于福建中医学院，之后在福建中医学院任教，至今在福建中医药大学国医堂门诊部中医外科出诊。自小跟随父亲陈鳌石学习中医及炼丹术等。参与编写了《悬壶传薪——陈鳌石中医外科临证精华》一书。陈伯仪发展了陈氏中医外科，使用外治法治疗中医外科疾病疗效显著。他在皮肤科治病中，融合家传中医外科精髓与现代医学理念，擅用中药外洗、外敷等外治法，尤其是对各类皮肤顽疾如湿疹、痤疮等，展现出独特的疗效。

（2）陈仲伟，男，1965 年出生，中医师，毕业于福建中医学院，现担任福建中医药大学国医堂副院长，并在福建中医药大学国医堂门诊部中医外科出诊。自小跟随父亲陈鳌石学习中医，膏药疗法及炼丹术等。组织编写了《悬壶传薪——陈鳌石中医外科临证精华》一书。发展了陈氏中医外科，使用内服汤药和外治法结合治疗中医外科相关疾病疗效显著。他秉承陈氏中医外科传统，擅长将内服汤药与外治方法巧妙结合，在皮肤疑难杂症如慢性皮炎、顽固性荨麻疹等的治疗中展现出卓越的疗效。他强调辨证论治，内外兼修，以恢复皮肤健康为根本目标。

（3）孙朗清，男，1952 年出生，主任中医师，1978 年 7 月毕业于福建医科大学中医系。之后进入福建中医药大学附属人民医院工作，自 1978 年跟随陈鳌石主任医师学习中医外科相关技术。曾担任中华中医药学会中医外科分会常务委员，福建省中医药学会外科分会主任委员。孙朗清继承并发展了陈氏中医外科的膏药疗法，使用如玉红膏（消炎生肌膏）、白油膏、拔毒膏、风寒止痛膏、消肿化结膏、化核膏、擒蛇油（膏）等多种草本膏药，对带状疱疹、疮疡、烧烫伤、湿疹、皮炎等多种皮肤疾病进行治疗。这种疗法能够弥补西药多用激素、抗生素等治疗的局限，为患者提供更多选择。

（4）林颖，女，1963 年出生，1988 年毕业于福建中医学院中医系，现在福建中医药大学附属第三人民医院皮科工作，从 2011 年开始跟随陈鳌石主任学习中医外科。目前担任中华中医药学会中医分会委员、福建省中医药学会中医美容分会副主任委员，擅治痤疮、黄褐斑、脱发等皮肤外科疾病，疗效显著。林颖认为，对于体弱的皮肤病患者，首先要用汤药调气血，再用凉药或其他外治法。这种治疗理念体现了中医整体观念和辨证施治的特点。

（5）吴童，男，1958年出生，教授，硕士生导师，1983年毕业于黑龙江中医药大学中医系，之后到福建中医药大学担任医史文献专业教授，自2005年跟随陈鳌石主任医师学习中医外科、中医肿瘤科医术，并组织编写了《悬壶传薪－陈鳌石中医外科临证精华》一书。目前担任中华中医药学会神志病分会常务理事、中国针灸学会临床分会常务理事。吴童认为皮肤疾病与湿毒有关，认为外来的湿毒应当首先辨别其性质是寒还是热，而内在的湿毒则主要与脾胃功能有关。

（6）林先强，男，1970年出生，主任中医师，1995年毕业于福建中医学院，现任三明市第一医院肛肠科主任，自2011年开始跟随陈鳌石主任学习中医外科，特别是肛肠相关疾病的诊疗。中华中医药学会肛肠分会第五届理事、中国医师协会肛肠医师分会会员，福建省中医药学会肛肠分会第五、六届委员，福建省中西医结合学会肛肠分会第一届委员、第二届常委。林先强非常重视皮肤科疾病的预防以及治疗后的调理，认为保持良好的生活习惯和合理的饮食结构对于防止皮肤科疾病复发非常重要。

（7）季炳武，男，1983年出生，医学硕士，中医专长医师，执业药师，毕业于福建中医药大学，陈鳌石主任医师传统师承弟子（2017年获得福建省卫生厅传统医学出师证）。自2006年7月跟随陈鳌石老师学习中医、膏药疗法及炼丹术等，并协助陈老师将20年前的炼丹技术进行复原再现。参与编写了《悬壶传薪－陈鳌石中医外科临证精华》一书。为福建省中医药学会传承分会委员。季炳武强调祛湿解毒的重要性，将其作为治疗皮肤病的基本方法之一。这种方法不仅注重祛除体内的湿气和毒素，还强调调整体内的阴阳平衡。

（8）廖水亨，男，1991年出生，医学硕士，2017年毕业于福建中医药大学，2015年开始跟随陈鳌石主任学习，收集、整理、总结陈鳌石教授治疗外科肿瘤疾病的经验，发表相关学术论文2篇，硕士论文1篇。曾任中国中医药研究促进工会经方分会理事，目前在福建中医药大学国医堂门诊部坐诊。廖水亨注重中西医结合，即在传统中医理论的基础上，吸收西医学的研究成果和技术手段，使治疗更加全面有效。

（五）晋江许氏

许艺燕，师从于福建省名中医许百轩的继承人蔡文墨主任医师。她是广东省针灸学会耳穴专业委员会青年委员、广东省佛山市治未病专委会青年委员，担任《耳穴诊疗入门》编委，还是《中华中医药学会标准中医治未病技术操作规范耳穴》起草人。

许艺燕擅长运用针药结合的方法治疗损美性皮肤病，如痤疮和黄褐斑。在皮肤养护方面，她擅长抗衰老和面部护理。此外，她在中医体质调理领域也有丰富经验，擅长处理慢性疲劳综合征、肥胖问题以及失眠等常见疾病。在中文核心期刊发表论文2篇；参与广东省临床用药研究基金立项课题1项，深圳市宝安区科技局立项课题1项。

作为一位医学界的新锐力量，许艺燕注重传承中医传统医学精髓，注重针对患者的整体调理治疗，倡导"以人为本"的医疗理念，将患者的需求和舒适度放在治疗工作的首位。在临床实践中，主张注重细节，耐心倾听患者的需求和病情描述，从根源上解决问题，力求为每一位患者提供个性化、全面的治疗方案。她致力于将中医药传统与现代医疗技术相结合，不断探索创新，在针灸美容领域中取得了令人瞩目的成就。

附 流派传承谱

（一）闽医萧氏

第一代：萧立乔。

第二代：萧昌义。

第三代：萧功岫。

第四代：萧隆荣。

第五代：萧治安。

第六代：黄鸿惠，翁义驷，萧吟豪，萧说英，萧泽梁，萧秋初，萧拯。

第七代：翁家光，翁家凤，陈公铎，陈公铖，肖贤忠，肖侃，肖坤宁，肖宏远，萧绥远，肖坤兵，肖皓，肖武远，肖维远，陈玉英，龚忠，潘日耿，肖平远，肖公远，肖东明，肖定远。

（二）闽台翁氏

第一代：翁有超。

第二代：翁既明。

第三代：翁正坤，翁昆山。

第四代：翁炳南，翁伟志。

第五代：翁树林，翁丽华，翁丽英，翁丽美，翁丽丽，翁丽玉。

第六代：李可超，林德建，麦銮堃，李铿扬，吴静薇，叶佩真，黄超，欧丽萍，陈猛，姚顺文，吴育婷，曾晓婷。

（三）台江陈氏

第一代：陈作椒。

第二代：陈树榕。

第三代：陈肇武。

第四代：李南安、黄以煌、杨琦、倪慕涵。

（四）福州陈氏

第一代：陈廷庸。

第二代：陈继起。

第三代：陈庚元。

第四代：陈鳌石。

第五代：孙朗清、林颖、陈仲伟、吴童、李炳武。

第六代：秦玉帅、徐毅、廖水亨、林昆明、郑锦绣、范天云、孙敬钊。

（五）晋江许氏

第一代：何江海。

第二代：何火仙。

第三代：许百轩、何惠珠。

第四代：蔡文墨、许佩玲。

第五代：林侨联、陈丽芬、许传芳、许艺燕。

第二章

流派学术体系及学术特色

第一节　学术体系

一、皮肤湿毒论

（一）皮肤湿毒论的渊源

1.湿毒的定义

《素问·五常政大论》曰："阳明在泉，湿毒不生。""湿毒"一词首见于《黄帝内经》，与寒毒、热毒、燥毒并称，原指湿气与毒邪相挟伤人。关于毒的概念，王冰注："夫毒者，皆五行标盛暴烈之气所为也。"提出毒为五气之极，作致病因素之解。尤在泾在《金匮要略心典》指出："毒，邪气蕴结不解之谓。"则将毒作病理产物之解。《寓意草》载："疮疡之起，莫不有因。外因者，天时不正之时毒也，起居传染之秽毒也。内因者，醇酒厚味之热毒也，郁怒横决之火毒也。"喻嘉言将毒邪分内外，丰富了毒的内涵，其认为毒或为外感疫疠之气，或因六淫过极演化，或是火热内蕴而成。近代医家创郁毒、痰毒、癌毒等病因概念，又将毒的应用范围进一步扩大。

中医之毒，外指疫毒、药毒、食毒、虫毒或六淫亢极成毒，内指水湿、痰饮、瘀血、火热等病理产物积洉成毒。而湿毒之义，有广狭之分，狭义上指湿邪积蕴不解而成毒，广义上则指湿邪能与他毒相加为害，包含了致病因素与病理产物两个层面的内容。

2.湿毒的论治

在隋代之前，湿毒极少作为某个疾病的病机被具体描述，直至巢元方，才在《诸病源候论》中明确提出狐惑、久恶疮、时气发黄、伤寒脓血利等病候皆因"湿毒气盛"而发，强调湿毒在疾病发生、发展过程中的重要性。而关乎湿毒的论治，更是鲜有记载。

明清以后，随着温病学的兴起及中医外科学的发展，湿毒论治方面的学术争鸣才逐渐拉开序幕。明代大家陈实功对外科疾病内外治并重，外治主张"使毒外出为第一"，内治则重视脾胃气血，提出"疮全赖脾土，调理必要端详"，反对一味地祛邪。其著作《外科正宗》指出："合谷疗……此手阳明、胃经湿毒攻注作痒，痒热烦疼，初起挑破，贴蟾酥饼膏盖，金黄散敷之。"又云："臁疮者，风热湿毒相聚而成……外臁多服四生丸，内臁多服肾气丸妙。"清代名医陈士铎认为，"湿毒害人，湿为元凶，热次之"，故治疗湿毒足疮之时将祛湿作为主法，方用除湿解毒汤，其《洞天奥旨》载："湿毒之疮……治之法，必须去湿为主，而少加杀虫之味，则愈病甚速，转不必解其热也，盖湿解而热自散。"叶天士创湿毒俱盛证的代表方剂甘露消毒丹，功用利湿化浊、清热解毒。吴鞠通治疗杨梅疮，以败毒为首要，《温病条辨》云："阳明温毒，杨梅疮者，以上法随其所偏而调之，重加败毒，兼与利湿。"湿毒致病广泛，下注肠腑可发为便血，着肝伤络可发为黄疸，郁于肌肤可发为疮痈。祛湿解毒法在近现代普遍被应用于对各系统疾病的治疗中，尤其是皮肤科领域。癣菌疹属中医"湿毒疡"范畴，赵炳南教授指出，此为体内湿热停滞兼感外邪所致，并善用清热除湿、凉血解毒法治之。汪受传教授认为，儿童期的特应性皮炎辨证以湿热毒蕴为多，治疗重在化湿。有人提出白塞氏病的病机以湿毒为中心，祛湿解毒法应贯穿始终。

毒可助湿为虐，湿有留毒之弊，二者互为因果，胶结为患，使疾病缠绵不愈，这是难治性皮肤病的关键病理因素之一。祛湿或解毒孰为先，扶正或祛邪孰为主，应在全面审察病机之后，权衡利弊，方能定夺。

（二）皮肤湿毒的来源

《杂症会心录》云："湿病有外因、内因之不同，湿热、寒湿之各别。外因之湿，有感天地之气者，则雨露水土；有中阴湿之气者，则卧地湿衣，多伤人皮肉筋脉者也。内因之湿，有由于饮食者，则酒酪炙爆；有由于停积者，则生冷瓜果，多伤人脏腑脾胃者也。"湿毒邪气，初起多因感受湿邪，久则邪剧化毒而成。湿邪之由来，无外乎外感及内生。

1. 禀赋与体质

《灵枢·天年》提到："人之始生，以母为基，以父为楯。"先天禀赋是指个体在出生之前，从父母那里遗传来的一切特征。这些特征不仅包括身体形态、脏腑功能，还包括对疾病的易感性等。先天禀赋的不同也会导致个体的体质差异。先天禀赋不足，更易受外界毒邪影响而发病。就如《诸病源候论》中提到"漆毒"则是因体质关系而成毒。胎毒是妊娠早期父母感受邪气、误用药物，或摄入不利胎儿食物，遗毒于胎，导致出生后逐渐发病的。

个体体质的不同，也与疾病的易感性、发病类型、疾病转归等有着密切的关系。叶天士在《临证指南医案》中提到，"治法总宜辨体质阴阳，斯可以知寒热虚实之治。若其人色苍赤而瘦，肌肉坚结者，其体属阳，此外感湿邪，必易于化热；若内生湿热，多因膏粱酒醴，必患湿热湿火之症"。也说明体质湿热之人发病更易化为湿毒。

2. 饮食与情志

湿为阴邪，易袭阴位，在脏属脾，因此《素问·五运行大论》言："中央生湿，湿生土，土生甘，甘生脾，脾生肉，肉生肺。其在天为湿，在地为土……在藏为脾。"内伤湿者，多因脾胃受损引起，嗜五味过极之品，膏粱损伤脾胃；或情志不畅，多思伤脾，脾气渐衰，以致中焦气滞不行；或终日抑郁难舒，肝气不达，脾气不升，脾不能正常运化，导致津液停滞而进一步酿生湿邪，郁久而化生湿毒之邪。

3. 环境与气候

福建地处东南沿海，其东临台湾海峡，北有武夷山，地区内丘陵众多，又因长年受东南暖湿气流影响，气候炎热多雨，空气湿度大。由于受到特殊的地理环境及气候因素的影响，每至夏秋之节，天暑下逼，地气上蒸，湿气在中，人于天地交互之间，常受湿邪外袭，正如《素问·五常政大论》所言："敦阜之纪……大雨时行，湿气乃用。"《素问·气交变大论》言："太阴之政奈何……民病寒湿。"

（三）皮肤湿毒的致病特点及治则治法

湿毒邪气兼具湿与毒的特性。湿性黏滞，则气机欠畅、病程绵长；湿性趋下，则病位多在阴部。湿邪致病，较为和缓；而毒性暴烈，常骤然而病，变证迅速，重则直攻脏腑，陷人于凶险之中。《医门微言》云："毒附湿则为灾。"二者相加，使病情复杂，预后不良。

湿毒致病，首分外感与内伤。外感多与所处地域、气候环境的变化或起居不慎相关；内伤则归咎于脏腑功能失调、气血津液输布障碍等。闽山昙石中医流派认为，疮疡的产生，多以感受外邪为先，但本质关乎气血虚弱。湿毒所致皮肤病，初起邪毒盛，正气足，二者势均力敌，法当祛邪为主；随着病程的进展，演变为邪盛正衰，则应以扶正为主法，攻补兼施。祛湿解毒法虽属祛邪法范畴，但并非仅强调祛邪，而是根据疾病不同阶段的特点灵活调整用药，通过匡扶正气以祛邪外出。

1. 外受湿毒，首辨寒热

人体皮肤与外界相通，在皮肤病的致病因素中，外感风、湿、热、虫、毒等独占一隅，且多相兼为害。外受湿毒常合并他邪致病，从而改变疾病的走向，如湿毒合并热邪可从火热化，使热毒炽盛不退；湿毒合并寒邪可从湿浊化，使阴毒结聚不散。《医宗金鉴》言："痈疽原是火毒生。"在影响外科疾病发生、发展的致病因素中，火毒、热毒最为常见，故湿毒外感多从火热化。八闽之地，依山傍海，气候潮湿闷热，易生湿、热邪气，若久居于此或起居不慎，湿热之邪侵袭而入，与气血相搏，壅盛不散，湿热郁滞肌肤，周身可泛发红斑、水疱、糜烂、渗液，甚者出现发热、便黏溲赤、舌红苔黄腻等症状。针对此湿热毒盛之证，肖定远教授因地制宜，结合福建地域特点，拟解毒渗湿汤、清解燥湿汤等经验方，一用即效。肖定远教授尤其重视清热解毒药物的应用，在热毒炽盛时，多用栀子、蒲公英、鱼腥草、板蓝根、马齿苋之类清热解毒，同时不忘燥湿祛邪，常投土茯苓、绵萆薢、薏苡仁、泽泻之类，使湿去而毒无所附。陈实功有言："药难执方，全在活法，大抵关节首尾，俱不可损伤元气、脾胃为要。"黄宁教授认为，清热祛湿解毒药物多为苦寒之品，易伤脾碍胃，宜中病即止。此外，临床上虽湿热证多见，但亦存在少数因淋雨涉水，或久处空调环境，致寒湿阴毒客于肌腠者，更不可盲目使用。综上，外受湿毒，当首辨寒热，用热远热，用寒远寒，切不可寒寒热热。

2. 内蕴湿毒，责之脾胃

《外科正宗》："气血壮而脾胃盛。"脾胃为仓廪之官，气血生化之源，气机升降之枢纽，人体精气血津液的正常输布，全赖脾胃功能的健运。脾主升清，胃主降浊，脾胃虚弱，无以运化水液，则清气不升，浊气不降，水湿停聚，蕴久不解，化热成毒。肖定远教授指出，人患疮疡，气血耗伤，脾胃不足，不能化生气血，使肿疡难以化脓，溃疡难以收口，正不敌邪，毒郁于内，使疾病久久不愈。疮疡初起，多呈一派湿热毒盛征象，世人便善投银翘散、五味消毒饮、黄连解毒汤等寒凉克伐之剂，若不注意中病即止，则易败伤脾胃气血，使邪毒深陷。黄宁教授临证之时，常根据病情的需要，在疮疡的初、中期酌加健脾益胃之品，如太子参、茯苓、白术、白扁豆等；对于疮疡后期或体质虚弱者，更是注重培补后天、复元益气，多用黄芪、党参之类，同时佐少许藿香、佩兰等芳香醒脾之品以助运化。肖定远教授则重视气血，善用气血调和药物，补血不忘活血，养血兼有补气，补益结合祛邪，视病情斟酌用量，以达气血双补，平衡协调。

（四）皮肤湿毒论的临床应用

1. 湿

肖定远治疗湿疹，主张按阶段论治。关于急性湿疹，《金匮要略广注》载："浸淫者，湿渍之状，脓水流处，即溃烂成疮，故名浸淫疮，是湿热蕴蓄而发者。"肖定远认为，本病多系先天禀赋不足或后天失于调摄，恣食辛辣炙煿之品，湿热内蕴，加之复感邪毒，客于肌肤所致。福建位于我国东南沿海，风、湿、热气盛，是诱发本病的主要外因，故治疗时以祛风清热、解毒利湿为法，根据三邪孰轻孰重调整用药：风重者，宜祛风除湿；湿重者，宜健脾除湿；热重者，宜清热凉血解毒。

对于顽固的慢性泛发性湿疹，虽核心病机多为血虚风燥，但不可忽视湿毒对病情的影响。章虚谷云："湿热之邪，始虽外受，终归脾胃也。"慢性湿疹患者，多因脾虚失于运化，湿浊内停，复感火热毒邪而发病。湿邪伤人，多在卫分与气分，而火热毒邪能挟湿入营血，燔灼津液，耗伤气血，正虚不得托毒外出，邪毒留恋，所以皮损肥厚难消，病势缠绵。黄宁教授每遇此病证，常在健脾、养血、祛风、润燥的基础上，酌加苦参、蒺藜、白鲜皮、地肤子、忍冬藤、秦艽、威灵仙等祛风除湿、清热解毒药物，使久瘀血分之湿毒得以清解。

2. 银屑病

肖定远认为，银屑病的产生，外因为风寒湿热燥毒之邪侵袭肌腠，内因为禀素血热、饮食不节、情志内伤。斑多出于血分，银屑病以红斑为基本皮损，中医认为其病位在血分，常投凉血、活血、养血之药，疗效甚佳，形成了从血论治的辨证体系。

《丹溪心法》云："血受湿热，久必凝浊。"银屑病以血热为病机要点，从津血同源的角度来看，血分病变可累及津液，血分蕴热，使津液运行紊乱，从而酿生湿邪，湿热蕴久成毒，使气血阻滞，脉络受损，渐而生瘀，湿、热、瘀、毒交阻于肌肤腠理，不得疏泄，表现为暗红斑块，鳞屑层叠，浸润肥厚，经久不退。肖定远提出，湿热瘀毒构成了顽固性银屑病的重要病理因素，治宜凉血活血、解毒化斑、健脾益气，故重用凉血活血药物，如丹参、赤芍、牡丹皮等，配以桃仁、红花、乳香、没药等活血化瘀，当归、鸡血藤、白芍等养血活血；久病入络者，酌加僵蚕、全蝎、乌梢蛇等搜风通络之品；鳞屑油腻者，用茵陈、黄柏、泽泻、白术、薏苡仁之类清热解毒、健脾除湿。

3. 天疱疮

针对天疱疮的治疗，肖定远主张分期论治。急性期以周身大疱、渗出结痂、热则痒重、舌质红、苔黄或黄腻、脉弦滑或洪滑等为主要表现，多属实、属热，治宜清热除湿、凉血解毒；慢性期则多为本虚标实之证，以脾虚为本，湿热、毒热为标。因素体虚弱，或病程日久，或前期过投寒凉药物，或长期使用糖皮质激素等原因，出现脾虚湿盛或气阴两伤之证时，治宜养阴益气，佐以清热解毒药除湿。肖定远认为，脾胃盛则毒自解，健脾益气应贯穿本病治疗始终。

4. 寻常痤疮

皮肤损害以丘疹、脓疱为主，周围潮红，炎症严重时肿痛明显，或见散在的结节、囊肿，油脂分泌旺盛，常与脂溢性皮炎并见，可伴有口干、口臭、便秘、溲赤、舌红、苔腻等全身表现。此乃湿、热、毒蕴结之征象，系素体血热旺盛，或过食肥甘刺激之品，损伤脾胃，湿热内生，擅入营血，蕴结肌肤，使局部气血凝滞而发病，热邪郁久不解形成火毒、热毒，与湿相合为灾，阻碍病情向愈。肖定远言此时病位在肺、胃，病性以实为主，宜清泄肺胃、解毒通络，故喜投仙方活命饮、黄连解毒汤、连翘赤小豆汤等方剂。

此外，当痤疮发展为痰湿瘀滞型，多提示难治，而痰、瘀的形成与湿、热、毒密切相关。笔者学习肖定远经验，提出湿、热、毒久驻，必伤及脾肾，脾虚生湿，肾不主水，湿聚成痰，痰浊凝聚，皮脂分泌增加，津液代谢障碍，影响气血运行，久则生瘀，湿、热、毒、痰、瘀堵塞脉络，使皮脂不得排出而发病。故临证时应健脾除湿以绝生痰之源，补肾生精以绝粉刺发病之因，用二至丸合参苓白术散、消瘰丸加减，达健脾补肾、化瘀散结之功。

5. 慢性荨麻疹

病程超过 6 周的荨麻疹称为慢性荨麻疹，属中医"瘾疹"范畴，常突然起作，发无定处，时隐时现，消退无痕，故中医认为它的产生与风邪有关。慢性荨麻疹之风邪难祛，关键不在风邪本身，而在于湿、虚。风性本为轻散，与湿相合，得湿之黏腻，故久缠于人，加之虚不胜邪，则风邪稽留愈久。风邪致病，先伤卫气，而湿郁成毒，具峻烈之力，可挟风渐入营血，风湿毒聚，阻滞经络，血脉瘀阻，使之更难消散，故后期宜活血通络，使得血行风自灭，兼以健脾祛湿解毒，使风无所依附。

二、发扬东垣"脾胃论"思想，重视顾护脾胃

（一）"脾胃论"溯源

历代医家均重视培补脾胃之气，如李东垣的《脾胃论》提出"百病皆由脾胃衰而生也"。并指出脾胃的盛衰直接决定着元气的盛衰，脾胃为元气之本。《灵枢》云："人受气于谷，谷入于胃，以传于肺，五脏六腑皆以受气。"饮食物中的水谷精微，被人体吸收布散到全身脏腑经脉，成为人体之气的主要来源，即脾胃为生气之源。若脾胃受纳腐熟及运化转输功能失常，则水谷之气来源匮乏，影响气的生成。《灵枢·五味》说："故谷不入，半日则气衰，一日则气少矣。"《医宗必读》曰："一有此身，必资谷气，谷入于胃，洒陈于六腑而气至，和调于五脏而血生，而人资之以为生者也，故曰后天之本在脾。"明代申斗垣也曾提出凡疮疡，均由五脏不和，六腑堕滞，则令经脉阻滞不通而产生。

脾胃为后天之本，气血生化之源，气机升降之枢纽，脾胃强健才能使气血

充足，脏腑调和，邪无所客之地，即所谓"正气内存，邪不可干"，可见脾胃功能与疾病的关系密切。陈实功指出，一切疮疡病的发生，全赖脾胃，"调理必须端详"，治疗时必须要重视脾胃。薛己对疮疡各期（即初期、成脓期、溃后期）的诊治，始终将"胃气"放在首位，强调保护胃气。"疮疡之作，由胃气不调；疮疡之溃，由胃气腐化；疮疡之敛，由胃气荣养"（《外科枢要·论疮疡用生肌之药》）。疮疡的发生、发展、转归预后与胃气强弱密切相关。《外科枢要》中提到胃强则"气血凝结者自散，脓瘀已成者自溃，肌肉欲死者自生，肌肉已死者自腐，死肉已溃者自敛"。在治疗上提出治疗疮疡，应当助胃壮气，"使根本坚固"，反复强调要以胃气为本。我们常说，有胃气则生，无胃气则死。人体一旦生病，胃气往往会受到影响，削弱了正气的力量，降低了机体的抗病能力。

（二）"脾胃"与皮肤的关系

1. 脾胃为后天之本，化生气血

《类经》有云："脾主运化，胃司受纳，通主水谷。"《太平圣惠方》曰："脾胃者，水谷之精，化为气血，气血充盛，营卫流通，滋养身形，荣以肌肉也。"脾胃的主要功能是受纳、运化、腐熟水谷，化生气血，从而维持机体生命活动各项功能的有序进行。饮食的正常受纳，水谷精微物质的吸收、输布，水湿的运化、排泄均有赖于脾胃功能的旺健，故有脾为后天之本、气血生化之源的说法。脾胃功能正常，才能化生气血，使全身脏腑组织得到充分的营养，肌肤健康润泽；若脾胃功能失常，则全身肌肤失去水谷精微的滋养，枯槁无泽，萎黄干燥，爪甲苍黄不荣，毛发枯萎、脱落。正如《妇人大全良方》所言"饮食不充，荣卫凝涩，肌肤黄燥，面不光泽"。临床上如异位性皮炎、神经性皮炎、皮肤瘙痒症、色素性皮肤病以及鱼鳞病等干燥、瘙痒性皮肤病则多与脾虚运化不力、肌肤失于水谷精微的荣养有关。

2. 脾主运化水湿

运化水湿又称运化水液，是指脾对水液吸收和转输，从而调节人体水液代谢的作用。脾主运化水湿是调节人体水液代谢的关键环节。因此，脾运化水湿的功能健旺，既能使体内各组织得到水液的充分濡润，又不致使水湿过多而潴留。反之，如果脾运化水湿的功能失常，必然导致水液在体内的停滞，而产生水湿、痰饮等病理产物，甚则形成水肿。正如《素问·至真要大论》所提到的："诸湿肿满，皆属于脾。"若水湿运化不力，停留体内，内困脾脏，外淫肌肤，则皮肤肿满、糜烂渗出。临床上如湿疹、天疱疮、带状疱疹等水疱性、糜烂渗出性皮肤病多与脾虚湿盛相关。

3. 脾主统血

《薛氏医案》曰："心主血，肝藏血，脾能统摄于血。"清代沈明宗所注的《金匮要略编著》亦提到："五脏六腑之血，全赖脾气统摄。"脾气能够统摄周身血液，使之正常运行而不致溢于血脉之外。脾统血的作用是通过气摄血作用来实现的。脾为气血生化之源，气为血帅，血随气行。脾的运化功能健旺，则气血充盈，气能摄血，气旺则固摄作用亦强，血液也不会逸出脉外而发生出血现象。反之，脾的运化功能减退，化源不足，则气血虚亏，气虚则统摄无权，血离脉道，从而导致出血，可见血不循经、游溢脉外的皮下紫癜。临床上如过敏性紫癜、毛细血管扩张性环状紫癜、紫癜性色素性苔藓样皮炎等常是脾不统血之故。

4. 脾升胃降，气机调畅

《素问·经脉别论》载："饮入于胃，游溢精气，上输于脾，脾气散精，上归于肺，通调水道，下输膀胱，水精四布，五经并行。"《灵枢·五味》曰："水谷皆入于胃……谷气津液已行，荣卫大通，乃化糟粕，以次传下。"从五脏六腑的生理特点上来说：脾主升清，脾气健运能将运化的水谷精微向上输至心肺头目，通过心肺化生气血而营养周身；胃主通降，能受纳水谷并腐熟，下传小肠，经过小肠的分清泌浊，将精微物质重吸收，糟粕下传大肠而排出体外。二者配合，升降相因，才能气机调畅，阴阳平和。如李东垣在《脾胃论》中所提到的："脾胃是元气之本，升降之枢。"脾胃是机体气机升降的枢纽，脾胃升降失序是导致机体疾病发生的重要原因。如脾胃受损，脾气不足，脾阳不升，则津液、气血输布受阻，津液聚而成湿浸淫肌肤，故可见糜烂、渗出、水疱等皮损，临床上常见急性湿疹、丘疹性荨麻疹、带状疱疹等皮肤疾病；如脾胃功能失常，胃气不降，糟粕不能传输体外，聚生湿热，循胃经上扰头面，则可见红斑、丘疹、脓疱、结节、皮脂溢出等皮损，临床上常见于痤疮、玫瑰痤疮、脂溢性皮炎等皮肤疾病。

（三）"顾护脾胃"应贯穿皮肤病诊疗全程

陈实功所著《外科正宗》有云："药难执方，全在治法，大抵关节首尾，俱不可损伤元气，脾胃为要。"指出治疗疮疡时应该要顾护脾胃，不可伤元气，要时刻以"脾胃为要"。选药组方上总以调护脾胃，保护元气为本，慎用寒凉之品。受李东垣及陈实功等各位医家"重视脾胃"思想的影响，闽山昙石皮科流派医家认为，在中医外科的疾病治疗过程中，要在"治病求本"的理论指导下，时时顾护脾胃，若必须用寒凉之药时，可配以适量辛温之品。

在中医外科疾病的临床诊疗中，要积极寻找发病的根本原因，即所谓"谨守病机，治病求本"，从临床表现中找出发病和脏腑之间特有的联系，从而辨证施治。《素问·阴阳应象大论》曰："治病必求于本……知标本者，万事万举，不知标本是为妄行。"本，就是疾病的本质。中医学的一个重要特点，就是整体观念，认为人体内环境是一个统一整体，而人与外界自然环境亦是个统一整体。故在疾病的治疗过程中，不可将症状孤立，而要正确认识人体整体和局部的关系，做到四诊合参，辨别疾病的阴阳、表里、寒热、虚实，拟定相应的治则。《素问·玉机真藏论》指出"五脏者，皆禀气于胃，胃者五脏之本也""脾胃者，气血之源也"，《灵枢·决气》说："中焦受气取汁，变化而赤是谓血。"《灵枢·邪客》亦有："营气者，泌其津液，注之于脉，化以为血，以荣四末，内注五脏六腑……"，《慎斋遗书》谓："人以血为主，胃乃生血之源。"由此可见，脾胃是人体的生存之本，作为人体的重要脏腑，参与了饮食谷物的受纳、腐熟、运化和传导，化生气血，布散津液。我们人体的生命活动，赖于气和血的供养和支持，故自古以来，中医各家皆肯定和重视脾胃的功能，谓之为"后天之本"。脾胃为后天之本，是脏腑功能活动的物质基础。脾胃功能正常运行，能够保证精、气、血、津液所需要的营养物质充足，则气血充沛，筋骨壮实；若脾胃之气虚损，脏腑功能减退，脾失运化，则精、气、血、津液化生不足，则病从中生。

名老中医肖定远强调诊疗时要在辨证施治基础上，或以调护脾胃之气为主，或兼用理脾健胃之法，强化后天之本，实现化源之根，疾病才能速愈。《内经》言"正气存内，邪不可干"，指出了正气虚衰，易被外邪侵袭。然而正气是否充盛，脏腑功能是否正常，与脾胃的强健与否关系密切，如李东垣《脾胃论》所云："内伤脾胃，百病由生。"外科病的发生多因脾胃受损，脾失健运而变生各种疾患，如疮疡、瘿瘤、乳房疾病、周围血管病等。历代医家在其治疗上均重视顾护脾胃，如《外科正宗》云"盖托里则血壮而脾胃盛，使脓秽自排，毒气自解，死肉自溃，新肉自生，饮食自尽，疮口自敛"。《外科正宗》自序中曰"内之症或不及其外，外之症则必根于其内也""脾为仓廪之官，胃为水谷之海……周身气血，遍体脉络，四肢百骸，五脏六腑，皆借此以生养""气血者，人之所原禀……人之命脉，全赖于此"。其认为外科疾病的发生发展及其转归，和人体气血关系甚切。脾胃强健者，"盖脾胃盛者，则多食而易饥，其人多肥，气血亦壮，多食者气血生化旺盛而外邪不能侵袭；脾胃虚弱者，少食而难化，其人多瘦，气血亦衰，少食则气血化生困难，致气血虚弱而无法抵抗外邪的入侵，致使疾病发展，产生坏病""气血胜毒则顺"，气血充足，正气强盛，既不易发疮疡病，疮后也易起发、破溃、收口，病程缩短。"毒胜气血则险"，正气虚弱者，难以御邪，且疮病难以起发、溃破，甚至收口困难。故陈实功提出"疮全赖脾土，调理必要端详"。

脾的一个重要功能是运化水液，是指脾能吸收、转输和布散吸入的水液。若脾气虚弱，则水液失运，易形成痰、湿、肿等变化，或阻塞于脏腑经络，或散于体表产生各种外科疾病，《素问·至真要大论》曰："诸湿肿满，皆属于脾。"湿邪侵袭人体，易导致脾胃运化无权，水湿不运，停聚于内，则产生内湿；湿邪停滞，可导致气机升降失常，且湿性黏滞重着，在疾病发生后病情易缠绵难愈。然湿邪为患，常与风、寒、热等邪气相伍，临床主要表现为局部有肿胀、瘙痒、红斑、包块、渗液、糜烂、水疱，且反复发作、缠绵难愈，常见于白疕、臁疮、湿疮、脓疱疮、天疱疮、脱疽等。此时，在治疗上须从脾胃出发，或健脾和胃，或调和肝脾，或化湿和胃，促进脾胃功能恢复，使水湿得以运转，才可祛除水气、湿气而使疾病痊愈。可选用除湿胃苓汤、四君子汤、四妙散、平胃散等。

"顾护脾胃"的原则，要贯穿于疾病治疗的始终，如纳食较差，或无饥饿感，或食之乏味者，可加入健脾开胃、消导之类药物；恶心欲呕者加旋覆花、砂仁、竹茹等降逆止呕；舌苔腻者加半夏、茯苓、陈皮、莱菔子、神曲、山楂等化痰健脾之品；口臭、食积者加莱菔子、鸡内金等消导类药物；腹胀者，选用大腹皮、槟榔、厚朴、佛手等理气散结；腹胀便溏者加山药、白术、茯苓、白扁豆、党参等益气健脾之药；便秘、腹胀加白术、火麻仁、郁李仁等健脾润肠；肝郁克胃者用柴胡、半夏、枳壳、白芍疏肝和胃。

在组方用药时还须根据病位的深浅、火热的虚实、热毒邪气的盛衰、病情的进退酌情加减，要避免过于寒凉，使气血凝滞。陈实功在《外科正宗》中曰："不论症之新久，本之虚实，又不悟因虚致病，因病致虚，一律妄行攻之，如盲人骑瞎马，半夜临深池，岂不致危哉。"有些医生一遇到外科病证，皆认为是热毒外袭，凡疮未破，毒攻脏腑，一毫热药不用，在未辨别表里、寒热、虚实的情况下，直接用清热泻火解毒等攻伐之品，致使邪毒内陷而变生他证。对此，闽山县石皮科流派医家认为脾胃喜暖而恶寒，过于寒凉则致"气血冰凝，脾胃伤败"，并强调"诸疮原因气血凝滞而成，切不可纯用凉药"。治用温暖散滞、行瘀、拔毒、活血之方为妥当，反对过分应用寒凉损伤脾胃，导致气血凝滞阻塞不通。例如在疮疡初期，热毒强盛，红肿热甚，用清热解毒之剂泻火毒时，要注意"中病即止"，忌苦寒内消攻伐损伤脾胃；在疮疡中期，内脏原无深毒，且毒发于表，便宜托里以泻其脓，凡初起时为顶高根脚收束者，用药时同样忌内消攻伐之品，避免损伤胃气，难以成脓，难以溃破；在疮疡后期，须配伍健脾养胃之类，既防过于寒凉败胃，又可顾胃提升正气，托毒外出。《外科正宗》中治疗肿疡的神授卫生汤、双解复生汤、保安万灵丹、内疏黄连汤等方剂，都有配伍辛温之麻黄、荆芥、防风、细辛、羌活等，以防太过寒凉，伤脾败胃。部分形体壮实的患者，热毒气盛，可选用清热解毒寒凉之剂，但要注意培补脾胃，避免损及脾胃功能。而久病之人耗伤气血，常伴有纳差、恶心、呕吐等不适，遵循"脾胃者，气血之源也"，在补益脾胃的同时，可适当予以黄芪、人参之类温养脾胃而生肌，脾胃运化水谷之功能恢复，脾胃运则气血充足，邪气乃去。在治疗疮疡病中后期时，也常用托法，溃后"五脏亏损，气血大虚，外形虽似有余，而内脏真实不足"，治用纯补或攻补兼施，盖托里则气血壮而脾胃盛，用参、芪之类配以适量健胃之药，而忌用当归、熟地黄等滋腻之品，通过调理后天气血生化之源，扶助正气，促使脓毒排出，疮口收敛，新肉渐长，即所谓"俱不可损伤元气、脾胃为要"。有些皮肤病反复发作，大部分是因为脾胃功能失常，气血不足引起，如老年皮肤瘙痒症、瘾疹病、慢性湿疮等，常伴有食少、腹胀、便溏、舌淡、脉弱等症状，常须以健脾胃为主，酌情选用四君子汤、益胃汤、理中丸、八珍汤等。《外科正宗》中有"凡病虽在于用药调理，而又要关于杂禁之法""节饮食，调寒暑，戒喜怒，省劳役，此则不损其脾胃也"。另外，内服的药物须通过脾胃之运化、布散才可到达病所发挥作用。因此，脾胃功能强盛，既可保证气血的生化，又可促进药物的吸收，影响疾病的预后。故在药物治疗的期间，要求患者做到"毋餐过饱，宜少、宜热、宜浓""方无停滞，又得易化"。主张食用清淡且容易消化的食物，忌食生冷、腥荤油腻之类，忌酒，以助脾胃运化。

另外，在疾病的标本缓急、新旧先后上，仍应以顾护脾胃为首要。"元气为本，病气为标"，凡是治病者，必"先治其本，后治其标"。如果"先治其标，后治其本，使邪气滋甚，其病益增"。新病和久病者，势有缓急，先以初病为本，后以传病为标，缓则治其本，急则治其标，例如陈实功书中所载一患者"先得疮疡，而后得泄泻、呕吐、食少等症，此又宜舍本从标之法治之"。此时须先调理脾胃，后泻止、呕定、食进，方再治疮。

三、注重皮肤与气血的联系，创新皮病气血辨证

（一）气血辨证渊源

《素问·调经论》曰："人之所有者，气与血耳。"认为气血是维持人体正常生命活动的物质基础，历代医家都十分重视对气血的研究，并提出了许多重要

的学术观点。如龚廷贤在《寿世保元》中说："人生之初，具此阴阳，则亦具此气血，所以得全生命者，气与血耳；血气者，乃人生之根本也。"在叶天士的《临证指南医案》中有数处提到："初病在经，久病在络；经主气，络主血；初病治气，久病治血。"王清任在《医林改错》中指出治病之要诀，在明白气血，无论外感、内伤。要知初病何人何物，不论伤脏腑，不论伤筋骨，不论伤皮肉，所伤者无非气血。

近现代以来，诸多医家更是视气血辨证与八纲辨证、脏腑辨证等同等重要。我国近代著名的中医临床家、北京四大名医之一施今墨在临床实践中总结认为，八纲辨证并不完善，气血是人体的物质基础，应当补充到八纲之中。在八纲辨证体系中加入气血辨证，特别是辨证杂病时能较为全面、具体、实用，且便于掌握。从人类疾病谱的变化来看，与之相适应的中医药学术必须更新、发展，气血辨证体系更应得到重视、发展和完善。中国近代著名中医学家秦伯未在《痛证的治疗》一书中提出痛证应首分寒热、虚实、气血等。书中专门设立《气血痰湿治法述要》一文，提出气虚则补、气滞则疏、气陷则升、气逆则降、血虚则补、血瘀则行、血出则止等治疗方法，然后根据寒热属性及所涉及的脏腑不同再确定具体治疗方法，如疏气法中又包括疏肝理气法及和胃理气法，分别治疗肝气横逆证和胃气壅滞不降之证。秦老提出八纲是对疾病病位深浅、病邪性质及盛衰、人体正气强弱等的综合分析，而气血津液则是在整个人体内进行运行和输布的，所以八纲辨证和气血津液辨证是从宏观上对疾病进行的初步认识。首届国医大师在临床学术上推崇气血学说，提倡诊治疑难病证以"气为百病之长""血为百病之胎"为纲，根据疑难病证的缠绵难愈、证候复杂等特点，倡立"久病必有瘀、怪病必有瘀"的理论，并提出"疏其血气，令其条达而致和平"是治疗疑难病证的主要治则。颜老认为中医辨证的核心是"八纲辨证"，八纲之中，虽无气血二字，但气血内容贯穿于八纲之中，八纲的辨证总纲为阴阳，而气血为人体阴阳的主要物质基础，气血失衡则是导致人体疾病的基本原因。气血的失调可以产生多种病变，气血失衡是机体病变和脏腑失调集中的病理反应。

闽山昙石皮科流派将历代中医医家理论与闽地医家经验、实践相结合，提出气血辨证体系在皮肤病的诊治中有着不可忽略的作用，并对气血辨证在皮肤疾病诊疗中的应用进行整理总结。

（二）气血辨证概念

"气"在古代是人们对于自然现象的一种很朴素的认识，原属于哲学的范畴。"气"肇始于道家之作，先秦时期的老子等哲学家提倡"精气学说"，认为气是构成整个世界的精微物质，万物皆由气而生，气是天地万物的本源，同时认为气是一种运动着的物质，宇宙间的一切事物，都是气运动变化的结果。中医学认为气是构成人体最基本的物质，也是维持人体生命活动的基本物质，气是物质与功能的统一，人体之气也是生命活动与生理功能的统一。《素问·至真要大论》中有"本乎天者，天之气也；本乎地者，地之气也。天地之气合，六节分而万物生化矣""人禀天地之气生"，人生活在自然界中，与其他万物一样，都是由气构成的，也是天地之气交感的产物，是自然界有规律的运动变化的结果。气化是生命活动的基本特征，没有气化就没有生命。《素问·六旨微大论》中有"升降出入，无器不有""上下之位，气交之中，人之居也""气交之分，人气从之万物由之，此之谓也""非出入，则无以生长壮老已；非升降，则无以生长化收藏""出入废则神机化灭，升降息则气立孤危"。升降出入就是气化运动的基本形式。《灵枢·决气》说："上焦开发，宣五谷味，熏肤，充身，泽毛，若雾露之溉，是谓气"。《素问·痹论》云："卫者，水谷之悍气也，其气慓疾滑利，不能入于脉也，故循皮肤之中，分肉之间，熏与肓膜，散于胸腹"。《难经》中归纳为"气主煦之"。气在中医学上按来源分为先天之精气、后天水谷之气，呼吸所吸入的新鲜空气；按功能来分有元气、卫气、营气、宗气等；按五脏来分有肝气、心气、脾气、肺气、肾气。

气在人体中的主要作用表现为推动、温煦、防御、固摄、气化五个方面。

推动作用：气具有激发和推动的作用，使一切营养物质输布于全身，以维持正常的生理活动。人体的生长发育，各脏腑组织器官的生理活动，血和津液的生成、运行、输布，都要依靠气的激发与推动。

温煦作用：气具有温煦、熏蒸的作用，即《难经》中的"气主煦之"。《灵枢·决气》说："上焦开发，宣五谷味，熏肤，充身，泽毛，若雾露之溉，是谓气。"人体能维持正常的体温，正是靠卫气的温煦作用；血与津液能正常地运行，也是靠气的温煦作用，所谓"血得温则行"。

防御作用：指气具有卫护肌肤，抵御外邪侵入的作用。《素问》中最早提出"正气存内，邪不可干""邪之所凑，其气必虚"，指的就是防御外邪入侵的作用。

固摄作用：气对体内液体的固护、统摄作用，具体表现为固摄血液，防止血溢脉外；固摄汗液、尿液、唾液等，防止体液丢失；固摄精液，控制精液排泄，以防妄泄。气的推动作用与固摄作用是相辅相成的，二者相互协调，控制和调节体内血液、水液的正常输布运行、分泌及排泄。

气化作用：通过气的运动而产生各种变化，气化运动是生命活动的最基本特征。一是指精、气、血、津液之间的相互转化，有"精血同源、血汗同源"等说法，二是指某些脏腑的气化功能。如《素问·灵兰秘典论》云："膀胱者，州都之官，津液藏焉，气化则能出矣。"这是指膀胱的排泄功能。肾的气化、三焦的气化都是指这些脏器的气化功能。

"血"也是构成和维持人体生命活动的基本物质之一，"脉为血之府"，血在脉中的正常循行要靠心气以及宗气助心来推动，才能内至脏腑，外达皮肉筋骨，如环无端，运行不行，营养和濡润周身。《素问·痹论》云："营者，水谷之精气也，和调于五脏，洒陈于六腑，乃能入于脉也。故循脉上下，贯五脏络六腑也。"《医学入门》说："人心动则血行诸经。"

对于血的生理功能，《素问·五脏生成论》中说："人卧血归于肝，肝受血而能视，足受血而能步，掌受血而能握，指受血而能摄。"《难经》高度归纳为"血主濡之"。血有营养与滋润五脏六腑及经络、官窍、形骸的作用，血的濡养作用可以通过面色、肌肉、皮毛等方面表现，血液充足则面色红润，肌肉丰满壮实，毛发光滑明亮，关节滑利等。血是人体精神活动的主要物质基础，血的盛衰对精神活动有巨大影响。《灵枢·营卫生会》云："血者，神气也。"《灵枢·平人绝谷》云："五脏安定，血脉和利，精神乃治。"

气和血是构成和维持人体生命活动的两大基本物质，《素问·营卫生会》曰："血之与气，异名同类。"从阴阳属性来看，气属阳，主动；血属阴，主静。从功能上说，气主煦之，血主濡之。气血之间相互依存，相互为用，亦相互制约，有"气为血之帅，血为气之母"之谓。唐容川《血证论》说："气为血之帅，血随之而运行；血为气之母，气得之而静谧。气结则血凝，气虚则血脱，气迫则血走，气不止则血欲止，不可得矣。"气血之间的关系主要表现为气血相依、气能生血、气能行血、气能摄血、血能载气五个方面。

气血相依：《难经·本义》云："气中有血，血中有气。气与血不可须臾相离，乃阴阳互根，自然之理也。"气血的生化均与脾胃所化生的水谷精微及肾中精气相关。《血证论》中云："夫载气者，血也；而运血者，气也。人之生也，全赖夫气。"

气能生血：指气与血有着生化关系。《灵枢·决气》云："何谓血？岐伯曰：中焦受气，取汁变化而赤，是谓血。"指出血是由营气与脉中津液所组成的，后世有"营气奉心化赤而为血"之说。气旺则血充，气衰则血少，临床上在治疗血虚病的时候有"有形之血不能速生，无形之气所当急固"之说。

气能行血：血属阴，主静，无气之推动则血不能自行。气可直接推动血的运行，气也可激发脏腑的功能以达到推动血之运行的目的。气行则血行，气止则血止，故而临床上治疗血瘀之证常配合行气之品。

气能摄血：气对血有固摄、统摄作用，可使血正常循行于脉内而不溢出脉外，环周不休。

血能载气：《血证论》云"载气者，血也""守气者，即是血"。气存于血中，依赖血的运载而达脏腑经络等。血是气的载体，如无血，气浮游不定而无所归，故说"血为气舍"。临床上常见血虚者多气虚，血脱者气随血脱，治疗上有养血益气、益气固脱等治法。

气血是构成人体的基本物质，也是人体生命活动的动力和源泉，气血是脏腑功能的产物，也是脏腑功能赖以正常发挥的物质基础。气血的盛衰可以反映脏腑的功能情况。正如王清任在《医林改错·气血合脉说》中所说："治病之要诀，在明白气血。无论外感内伤，要知初病伤人何物，不能伤脏腑，不能伤筋骨，不能伤皮肉，所伤者无非气血……若血瘀，有血瘀之证可查，后有五十种血瘀证，互相参考。唯血府之血，瘀而不活，最难分别。"各种致病因素不论外感或者内伤皆可作用于气血而致病，初病在经在气，久病入络入血。与传统八纲辨证相比，气血辨证能在一定程度上对疾病病情动态演变有更加确切的把握，对疾病预后判断也更为直观。

（三）气血辨证在皮科疾病中的运用

中医学认为，人体是一个有机的整体，整体中的各个脏器组织有着不同的功能和作用，它们在生理上相互联系、病理上相互影响。气血作为构成和维持人体生命活动的最基本的物质基础，对皮肤的健康和状态起着至关重要的作用。《难经》有云："气主煦之，血主濡之。"

气具有防御、固摄、气化、温煦、推动等作用，能使机体维持体温、抵御病邪等。血具有滋润、濡养等作用，能使筋骨强劲、关节滑利、皮肤润泽等。气血是维持机体包括皮肤正常生理功能的基础。皮肤被覆机体，通过自己的防御、卫外功能，保障内在脏腑、气血正常运转，而气血通畅、充沛则可维持皮肤正常形态及功能，是故气血变化、盛衰与皮肤病的发生关系密切。如血热则妄行，可发生血管扩张及红斑性皮损；气不摄血、血溢脉外，则形成瘀点、瘀斑；血虚则毛发失养，可发生脱发；气血亏虚则卫外不固，风邪易袭而出现风团、瘙痒等。根据以上气血相关理论，概括起来，气血辨证在皮科疾病中大致分为以下三大类。

1. 气病类

（1）气郁：六淫所致卫表之气郁遏，或情志不畅，气机郁结，经气不利，在皮科中多表现为局部或周身皮疹、瘙痒或皮肤抓痕，壅遏营气还可以见局部肿胀、疼痛。六淫所致者常以麻黄连翘赤小豆汤或麻桂各半汤为基础方，根据六淫不一而随症加减，情志不畅所致者多以越鞠丸或六郁汤加减。

（2）气滞：情志不畅而致气机瘀滞，多与肝气相关，在皮科上主要表现为疼痛、肿胀，尤其多见于乳房结节与疝气类疾病。多以四逆散或柴胡清肝汤加减治之。

（3）气逆：在皮科上气逆常伴随火热之邪上逆，表现为颜面部皮疹红而瘙痒或头屑、脱发等。多以三黄汤或黄连解毒汤加减治之。

（4）气虚：气虚则推动、温煦、固摄等功能减退，在皮科上多表现为疲乏无力，头晕目眩，肢体欠温，皮疹或瘙痒见风而作，疮口久溃不愈，脓水清稀，皮下出血或色素沉着，白斑，面色苍白，头发枯黄或干枯等。多以四君子汤为基础方随症加减治之。

2. 血病类

（1）血瘀：离经之血，或血行不畅，滞于经络，或脏腑的血液。瘀血致病即为血瘀病，在皮科上多表现为疼痛、刺痛，其他症状有局部肿胀，痰核，乳房结节，肌肤瘙痒或皮里膜外如蚁行样，抓之不及，肢体麻木，甚至失去知觉，爪甲青黑，颜面部皮肤色暗或肌肤色素沉着，肌肤甲错，头发干枯，肌肤或头皮脱屑等。多以桃红四物汤为基础方化裁治之。

（2）血寒：多因寒邪凝滞血脉，血行不畅，在皮科上多表现为肢体麻木、欠温，肌肤色白，手足清冷，甚至失去知觉，亦可表现为皮肤瘙痒。多以黄芪桂枝五物汤或当归四逆汤加减治疗。

（3）血热：包括血分郁热、血分虚热及邪入营血，三者在皮科中均与火热之邪关系密切，多表现为皮肤焮红，或出血，或斑点隐隐，局部隆起疼痛或化脓成痈，或疔疮疖肿，皮肤瘙痒，遇热加剧等，可伴随口干、烦躁等。多以犀角地黄汤或清营汤加减治之。

（4）血虚：血虚则血滋养、濡润脏腑组织及肌肤皮毛的作用减退，在皮科中多表现为面色不华或萎黄，肌肤干燥脱屑，肢体或肌肤麻木不仁，活动不利，头发干枯或黄暗，易折断、易脱落，或局部秃头，爪甲薄软等。多以四物汤或滋燥养营汤加减治之。

3. 气血同病类

（1）气滞血瘀：可因气滞致血瘀，亦可因血瘀致气滞，出现气滞血瘀并存，在皮科上多表现为皮下硬结，颜面暗疮，乳房或颈项部结节，痰核，流注，疱疹后遗神经痛，肌肤甲错等。多以血府逐瘀汤加减治之。

（2）气血两燔：多因温热邪气侵袭，气分邪热未解进一步发展，波及营分血分，而成气血两燔之证。多见于各类急性皮肤病，表现为肌肤斑疹或出血，瘙痒，痛疮脓肿，伴发热、口干、大便秘结、舌红绛、苔黄等，多用清瘟败毒散加减以清热凉血解毒。

（3）气虚血瘀：多因气虚无力行血而成瘀血，亦可因瘀血日久，耗伤正气而成气虚血瘀，多见于慢性疾病，在皮科上主要表现为乏力、头晕、疮疡久不收口、常流清脓、肢体欠温、疼痛时作时止、缠绵不休、皮疹反复发作、皮肤脱屑等。遵益气祛瘀之法，多以补阳还五汤加减治之。

（4）气血两虚：多见于慢性皮肤病或高龄患者，在皮科中多表现为皮疹反复发作，疹色多淡，瘙痒脱屑，鬓发斑白或秃头，面色暗黄或苍白，神倦乏力，爪甲干枯，疼痛以隐痛或空痛多见，时作时止，疮口不愈、局部硬结不痛等。多以八珍汤为基础方进行气血双补。

第二节　学术特色

一、止痒七法

皮肤瘙痒既是很多皮肤病的自觉症状，也是一个独立的疾病。中医认为瘙痒与六淫、虫、毒、血瘀、血虚、肝肾不足、禀赋不耐等因素密切相关。因"风为百病之长，善行而数变""热微则痒、热盛则痛"，临床常认为瘙痒与风邪、热邪关系密切，以祛风清热止痒者甚多，然有效有不效。"有诸内必形诸外"，古籍论述"痒"虽见于皮肤，而与人体脏腑、经络、气血在病邪影响下发生病理变化有关。瘙痒症状在皮肤科涉及范围之广，极其顽固难治，病情极易反复，可见于多种多样的皮肤科疾病中。肖定远教授积多年临床经验，思古揣今，引经据典，在中医辨治瘙痒性皮肤病中颇有心得，药到病所，每每奏效。肖老认为瘙痒并非均为风邪、热邪作祟，大致有以下七种瘙痒之分。

（一）祛风止痒

《诸病源候论·风瘙痒候》云："凡瘙痒者，是风与气血相搏，而俱往来于皮肤之间。"说明风邪与瘙痒关系密切。《素问·太阴阳明论》有云："伤于风者，上先受之。"该类瘙痒四季均可见，多出现在颜面部，重者可波及周身，或伴恶风、发热、局部灼热等症，脏腑症状多不显著，多为风邪上犯或外袭，治当宣散。风痒则走窜不定，遍体作痒，搔抓无度，无渗液，但有偏热偏寒之分。治疗的代表药对为荆芥配防风，僵蚕配蝉蜕。偏热者常瘙痒显著，皮肤搔破，血痕点点或成线状，遇热加剧，舌质红，苔薄白，脉弦数或浮数，宜用桑叶、菊花、薄荷、蝉蜕、牛蒡子、连翘、金银花等辛凉清轻之品散风清热止痒；偏寒者多有夏轻冬重、捂被可稍解，当以麻黄、桂枝、细辛、羌活、独活、苍术、荆芥、防风等辛温之品。若夏季舌质淡红，苔薄白，脉浮紧，则以香薷代麻黄温散，寒去而痒失。

（二）祛湿止痒

《素问·太阴阳明论》云：“伤于湿者，下先受之。”湿为阴邪，因同类相引的缘故，湿痒多见于下肢、腹股沟。因脾喜燥恶湿，主四肢、肌肉，故四肢末梢之指（趾）缝处亦是好发部位。湿邪致病多与他邪相杂，浸淫肌肤，外受风邪，内外合而致痒。该类瘙痒多见于梅雨季节及福州湿热之地，皮疹以丘疹、水疱渗出或糜烂为主，治宜祛湿止痒，“凡病湿者，当发汗利小便”。湿邪浸淫四窜，遍身淋漓，有寒热之分。寒湿相合者多易治，多用苍术、羌活、独活、白芷、萆薢、蛇床子、路路通及海桐皮等燥湿；一旦湿热相合，如油入面，治疗时当分湿热之轻重，或清热，或淡渗利湿，常用茵陈、滑石、白鲜皮、地肤子、车前草、金钱草、萹蓄等湿热同治。对于渗出性瘙痒，予炉甘石、煅石膏或枯矾等外用，能起到收湿止痒之功。

（三）清热止痒

热痒多无定处，自觉灼热刺痒，或如芒刺，或如针扎，甚有酿热成脓或疖肿者，可伴口干、心烦、便秘、溲赤、苔黄脉数，当分气分、血分，治以清解之法。气分热用生石膏、知母、黄芩、玄参等；气分热盛，有化脓者重用板蓝根、野菊花、金银花、紫花地丁、蒲公英之属；营血分热用水牛角、金银花、连翘、生地黄、牡丹皮、赤芍、紫草等。若热痒见于夏暑之际，多与暑湿之气相杂，在参考湿痒用药时可加藿香、佩兰、扁豆花等清解暑气。

（四）润燥止痒

燥痒多见于皮肤疾病后期阴血亏虚，或老年人阴液渐亏，无以滋养肌肤。皮损多见皮肤干燥、脱屑、肥厚、角化、毛发枯槁脱落等，或有糠秕样脱屑，脉多细，治当润燥止痒，选用何首乌、天冬、麦冬、山药、枸杞子、乌梅、沙苑蒺藜、生地、胡麻仁、白芍、当归、阿胶之属。

（五）化瘀止痒

临床上可见一些顽痒之疾，瘙痒无度，患者痛苦难忍。肖老认为，久病顽痒须从瘀论治。该类瘙痒多须挠破皮肤，血溢方解。皮损以结节、丘疹、斑丘疹、瘀点或瘀斑、斑片为主，色呈暗红或褐色，可伴见肌肤甲错、皮肤粗糙、增厚或凹凸不一，舌质暗红、苔厚、脉弦或涩，治宜活血化瘀以助血行、滋肌肤。肖老根据中医"久病必瘀"理论，提出化瘀止痒之法，瘙痒多可平息。临床上兼热选生地、藕片、叶下珠、牡丹皮、紫草、丹参及地榆，夹湿则宜路路通、花蕊石、益母草、川牛膝，偏寒则用三七、血竭、泽兰、仙鹤草、鸡血藤等。

（六）解酒（毒）止痒

临床诸多皮肤疾病均可因饮酒诱发。该类瘙痒多有明确饮酒诱因，治疗上当解酒利湿止痒，多选葛花、枳椇子、砂仁、泽泻、猪苓、淡竹叶及茅根；另有因漆毒、药毒或疮毒未尽所致之痒，此类瘙痒多麻木，奇痒无比，治疗时以解毒为上。漆毒或药毒宜人中白、胡黄连、蒲公英及大剂量甘草，另可予银花露或三黄粉调水外用止痒；疮毒未尽之痒则投以清热解毒之金银花、重楼、紫花地丁、大黄或熊胆粉等。

（七）补虚止痒

此类瘙痒亦多见于慢性皮肤病，有气血阴阳之分，以补虚为治则。气虚瘙痒者，多疲倦乏力，或动后汗出明显，汗后瘙痒更甚，且气候寒热不调时多发作，宜以黄芪、党参等品配之，曾以补中益气汤加减治疗慢性瘙痒而取效；血虚作痒者，昼轻夜甚，或面色㿠白、少华，伴有面唇甲舌色淡，女性易出现经量少，经色淡，重用补血力强之生地、熟地、阿胶、桑椹、女贞子、墨旱莲；阳虚作痒多发于阳气相对不足之秋冬季或早晨阳气初生之时，宜选用炮附子、干姜、淫羊藿或巴戟天等温阳；阴虚作痒基本同前之燥痒。

临床上除上述七种瘙痒外，尚有因虫致痒、因食致痒等，更有甚者因瘙痒剧烈影响夜寐，"诸痛痒疮者，皆属于心"，重用重镇安神之品取效。肖老认为瘙痒性皮肤病的产生往往是多种因素共同作用的结果，因此止痒方法也不仅仅局限于一种，往往是多种止痒法的共同运用。从中医整体出发，四诊合参，方能细辨病因，对症下药，取得捷效，切勿寄望数味祛风、清热、利湿止痒之药而能止所有之痒。用之不当，还有伤津动血之弊。戒之戒之！

二、止痛十法

疼痛是一种自觉症状，为许多病证所共有。《素问·举痛论》对疼痛的病因及产生的机制做了详尽的探讨，后世对此又有发展和提高。肖定远教授从事临床研究 60 余载，擅长运用中药干预改善疼痛症状。现将肖老治疗疼痛的经验介绍如下，以飨读者。

（一）祛风止痛

风有外，内之别。系风邪循经侵犯肌肉、关节、筋脉而产生疼痛，肝风内动或风痰流窜而致头目及肢体疼痛，特点是游走不定，痛无定处，多见于风湿性关节炎、类风湿关节炎、高血压、中风、惊痫等疾患。治外风常用的药物有羌活、独活、桂枝、防风、威灵仙、秦艽、白芷等。羌活、独活是治疗风湿相搏、肢体疼痛的要药，前者适用于上半身痛证，后者适用于下半身的痛证。桂枝为风药中和剂，有宣通经络上达肩臂的作用。防风乃风药中之润剂，治风通用。威灵仙性善游走，可治顽痹窜痛及内脏痛，唯性极快利，体弱者当与补益药相伍。秦艽为散药中之补剂，诸痛通用，尤善于通络止痛。白芷对风寒客于阳明经的头痛、齿痛、眉棱骨痛有良效。

对于肝风内动或风痰流窜所致的疼痛，可用平肝息风和化痰解痉药。常用的有天麻、钩藤、石决明、僵蚕、全蝎、蜈蚣、地龙等。天麻、钩藤均有息风止痛作用，但天麻又能化痰，故多用于风动痰扰的头痛。石决明对于肝阳上亢的头晕、头痛最为适宜。僵蚕擅治风痰或风热上扰之头痛、肢痛。全蝎则能引各种风药直达病所。蜈蚣多用于风寒湿痹的肌肉疼痛。地龙性善走窜，长于通络治痹，为白虎历节风必用之品，又能解除高血压所致的头涨痛。

（二）温经止痛

寒邪凝滞经脉，或阳虚内寒，气因寒收，产生疼痛，特点是痛有定处，拘急剧痛。多见于风湿性关节炎、类风湿关节炎，或内脏阳虚疾患。治疗用祛外寒的药物如川乌、草乌、麻黄、细辛等，或祛里寒的药物如附子、肉桂、干姜、吴茱萸、荜茇、高良姜、小茴香等。川乌、草乌多用于风寒湿痹作痛或寒疝痛。麻黄既可用于暴寒犯表的身痛，又有入骨搜寒止痛之功。细辛适用于寒邪所致各足少阴经之头痛、齿痛、腰背冰冷疼痛等症。附子为温里散寒止痛的主药。肉桂对少腹冷痛、寒痹腰痛、虚寒闭经有效。干姜擅于温中，适用于中寒胃痛。吴茱萸善除胃寒肝滞的胃脘痛、疝痛等。荜茇的特长是治疗风寒内积引起的腹痛吐泻及鼻渊头痛。高良姜为脘腹冷痛的常用药。小茴香主治寒疝腹痛、睾丸偏坠等痛证。

（三）祛湿止痛

湿性黏腻滞着，所以表现为沉重困痛，如布帛所裹，每遇阴雨天气加重。湿性肢痛多见于关节炎及浮肿等症，湿性头痛多见于鼻炎、鼻旁窦炎及感冒等。常用药有苍术、防己、五加皮、木瓜、薏苡仁、木通、金钱草等。苍术辛烈温燥，以治湿痹痿证见长。防己性专走下，多用于下肢关节肿痛、湿脚气等。五加皮辛苦温，是治疗风湿痹痛的名品。木瓜酸温，舒筋是其特长，为治疗腓肠肌痉挛（转筋）及寒湿所致的肌肉疼痛要药，还可用于肝区隐痛。薏苡仁甘淡寒，也具有利湿舒筋作用，但偏于治疗湿热所致的筋脉拘挛。木通苦寒性滑利，善利关节，不仅可以治疗湿热下注的关节肿痛，还可以用于淋痛。金钱草为通淋止痛剂，可用于毒蛇咬伤及跌打损伤所致的肿痛。

（四）解热止痛

常用药物有金银花、连翘、蒲公英、紫花地丁、山豆根、败酱草、草河车、夏枯草、板蓝根、苦参等。金银花外治一切痈疮，内解诸般热毒，为解热止痛要药，其藤为忍冬藤，对风湿郁而化热侵犯关节引起的红肿热痛疗效甚好。连翘、蒲公英、紫花地丁善治各种疮毒痈疖。山豆根为治咽喉肿痛要药。败酱草多用于肺痈、肠痈引起的胸腹疼痛。夏枯草有清肝散郁的特长，故凡肝经郁热所致的头痛、耳痛、瘰疬结痛均可选用。板蓝根是清热凉血解毒的佳品，适用于瘟毒上攻头目的疼痛。苦参用于热痢痛。

（五）理气止痛

常用药有木香、香附、乌药、柴胡、青皮、陈皮、降香、沉香、荔枝核、橘核、金铃子等。木香理气宽中，偏于行肠胃气滞，为治脘腹胀痛的主药。香附擅治诸郁，善于疏肝行气定痛，是治疗胃痛、胁痛、痛经的妙品。乌药行气止痛，擅治小腹诸痛与食积痛。柴胡是治肝郁胁痛的主药。青皮疏肝理气，陈皮健脾理气，分别用于中下和中上二焦的气滞疼痛。沉香对中气失和的心腹痛有良效。降香对气滞血瘀的心痛、胁痛和创伤性胸胁痛有良效。荔枝核与橘核功效相似，前者多用于睾丸坠痛，后者善治乳核结痛。金铃子用治肝气、肝火内郁引起之少腹胀痛、疝痛及胁痛之自觉痛者。

（六）活血止痛

常用药物有当归、川芎、赤芍、延胡索、丹参、益母草、三七、乳香、没药、五灵脂、桃仁、红花、三棱、莪术等。当归常用于调经止痛及跌打损伤的瘀血肿痛。川芎用于风郁气滞血闭之痛。丹参、赤芍化瘀止痛。桃仁用于局部或偏于下部的瘀血疼痛。红花则治全身各处散在性瘀血疼痛。乳香活血舒筋力强、没药破瘀消积力胜，多用于痈疽肿痛、跌打肿痛、闭经腹痛等，二味合用对心前区压榨样或刀割样痛尤为适宜。三棱破血，长于软坚散结，消除久积坚块。莪术破气，善于行气破血，散瘀消积。延胡索活血行气，可理一身上下各种疼痛。益母草为经产良药，无论胎前产后，凡瘀血所致的疼痛皆可选用。五灵脂通利血脉，可治心腹胁肋诸痛及关节肿痛。三七活血止痛，对心绞痛有良好疗效。

（七）驱虫止痛

常用药有使君子、槟榔、榧子、雷丸等。使君子善驱蛔虫。槟榔能驱杀各种肠道寄生虫，尤以治绦虫、姜片虫疗效较好。榧子善杀蛔虫、钩虫。雷丸能在肠道内破坏虫体，用治绦虫较好。

（八）消食止痛

常用药有山楂、麦芽、莱菔子、鸡内金等。山楂长于消油腻肉积，还可用于产后瘀血腹痛。麦芽以消米面食积为长，还能治疗乳汁郁积的乳房胀痛。莱菔子善消食下气，是治疗食积腹胀痛的良药。鸡内金消积作用较强，是治疗疳积的佳品。

（九）蠲饮止痛

常用药有白附子、白芥子、葶苈子等。白附子以治风痰客于阳明经的头面部疼痛较好。白芥子治悬饮胁痛及流注阴疽。葶苈子治水气上迫壅塞于肺而致的胸胁痛。

（十）补虚止痛

脏腑功能减退，气血亏损产生的疼痛，特点为绵绵不绝。此种疼痛有气血阴阳之分，阳虚者伴畏寒肢冷，阴虚者伴五心烦热，气虚者伴体倦懒言，血虚者伴心悸怔忡等，多见于慢性虚损病。阳虚宜温阳止痛，常用药有淫羊藿、巴戟天、杜仲、狗脊、川断、骨碎补等。淫羊藿对寒湿痹痛、四肢麻木或筋骨拘挛等症有效。巴戟天适用于阳虚下肢寒湿痹痛。杜仲是治肾虚腰痛之要药。狗脊补肝肾、强腰膝，与杜仲相似，而祛风湿是其特长。川断、骨碎补强肾，善治腰伤痛。阴虚者宜育阴止痛，常用药有鳖甲、桑寄生、女贞子等。鳖甲有软坚散结止痛作用，常用治肝脾肿痛。桑寄生适用于肝肾不足之风湿腰痛。女贞子对阴虚阳旺的头晕痛有效。气虚宜补气止痛，常用药有黄芪、党参、白术、甘草等。黄芪能治肌肉疼痛、肩臂麻木，并可治慢性溃疡如痛疽。党参是治肠胃气虚，腹部隐痛的主药。白术为补脾第一妙品，脾虚失运的腹痛、湿渍肌肉的身痛，均属常用。甘草能缓急定痛。血虚宜补血止痛，常用药有鸡血藤、牛膝、白芍等。鸡血藤常用于血虚瘀滞的痛经、风湿痹痛及麻木不仁等。牛膝治腰膝痿痹、血淋、月经痛。白芍对肝阴失养的胁痛、肝阳上亢的头痛、湿热痢疾的腹痛、手足拘急的挛痛均有明显的疗效。

　　临床上疼痛并非都是单独出现的，因此也不可拘于一法。例如风、寒、湿、热之邪往往相兼侵犯人体，气郁胀痛与血瘀刺痛也常常相互夹杂出现。慢性病的疼痛多是在阴阳气血虚损情况下产生的，所以在辨证时，务须分清主次，才能为治疗用药提供依据。

三、治疡三部

　　疮疡是指各种致病因素侵袭人体后引起的体表疾患。疮疡广义上是指一切体表外科疾患的总称；狭义是指发于体表的化脓性疾病，包括疖、疔、痈、疽、发、丹毒等多种疾病，是中医外科范围中最普遍、最常见的疾病。《外科启玄》言："夫疮疡者，乃疮之总名也。疮者伤也，肌肉腐坏痛苦伤烂而成，故名曰疮也。疮之一字，所包者广矣。虽有痈、疽、疔、疖、瘰疬、疥、癣、疳、毒、痘、疹等分，其名亦止大概而言也。"疮疡病的发病，可分为初期、中期、后期，各期又有不同的临床表现，应辨别寒热、虚实、阴阳等不同证候，运用适宜的药物和方法进行治疗。古代医家多将疮疡分为三期。疮疡初期，正气尚足，正能胜邪，多采用消法，则疮疡限于局部无法蔓延，或疮疡渐渐消散。若正邪相搏，则肿势渐盛，气血瘀滞，日久化热，肉腐成脓，为成脓期，此时应消肿排脓，或切开引流，兼使用提脓祛腐药。疮疡迁延至后期，形成溃疡，若正气尚可，则腐脱新生，疮口愈合；若正气衰微无力托毒外达，邪毒内攻脏腑，疮疡日久不愈，引起功能障碍，甚至演变为全身消耗性疾病，此时，正虚为本，邪胜为标，治法为扶正，兼以活血化瘀、祛邪托毒、生肌敛口。许氏中医的外治特色能突显中医药的简、便、验、廉、效，深受患者欢迎和喜爱，在临证中内外兼治，使得临床疗效显著并独树一帜。"消、托、补"治法是由明代医家陈实功在其所著的《外科正宗》中提出的治疗外科疾病的方法，主要用于治疗疮疡初期、中期和后期的3个不同阶段。许氏医学对疮疡治疗有着丰富的临床经验，他总结历代医家经验，根据疮疡的病因病机，形成了完备的辨证论治体系，提出了独具特色的治疗方法。许氏治疡分期论治，辨证性地选用清热解毒、提脓去腐、生肌敛口等法，有的放矢地治疗疮疡，临床取得良好疗效。

（一）初期用天仙消肿膏

（1）药物组成：天仙子 50g、藤黄 10g、赤芍 15g、乳香 3g、没药 3g、浙贝母 10g、重楼 10g、冰片 3g。

（2）调制方法：前 7 味药共研末，加入研细冰片调匀封装备用。用时取药粉加蛋清或蜂蜜，或蒸馏水调成糊状，摊于纱布上贴敷患处。

（3）功效：清热解毒，消肿止痛，软坚散结，排脓生肌。

（4）适应证：用于痈、疽、疔、疖的初期，能消散于无形。

（5）方解："天仙消肿膏"主药为天仙子，具有解毒消肿、化瘀止痛、排脓消肿的功用；藤黄具有解毒、止血、消肿、化毒等功效；冰片泻火通窍；赤芍、乳香、没药化瘀行气止痛；浙贝母、重楼退肿排脓收口。上药合而用之，既能有效清除毒邪，消除痈肿，又能促排脓止痛，进而使毒邪消散，肿消痛减，有效解决疮疡初期热毒瘀滞肌肤所致的红肿热痛等症状。诸药同用，目的在于尽早消散痈肿，是"消法"的具体表现。

（6）临床体会：①"天仙消肿膏"具有清热解毒、消肿止痛、软坚散结、排脓生肌的功效。临床应用未见皮肤过敏和不良反应，且具有药源丰富、价格低廉、使用简便等特点。②皮肤对油膏吸收渗透缓慢，油膏适合于慢性肿块。"天仙消肿膏"不用油料调制，而是用蒸馏水调制，旨在患处容易渗透，药到病除，从而达到消炎止痛的效果。③"天仙消肿膏"箍围敷药易于干燥，临床上应用四黄汤制成浓缩液外敷，一方面可保持患处湿润，另一方面加强天仙消肿膏的药效，相得益彰。此乃许氏外科敷料用药之特色。④"天仙消肿膏"对疖肿初起，或疖肿体积不大未成脓溃者效果最佳，一般 3~4 天痊愈；对于疖肿体积较大未成脓者，一般 5~6 天可治愈。

（二）中期用清凉膏

（1）药物组成：大黄 30g、蛤粉 100g、黄连 10g、冰片 2g、桐油适量。

（2）调制方法：将上药共研极细末，用生桐油调成膏状，外敷患处。

（3）功效：清热解毒，透脓拔毒。

（4）适应证：用于痈疽疔疖中期脓溃及拔脓生肌。

（5）方解：大黄具有凉血解毒、清热泻火、活血化瘀之功效。蛤粉清热化瘀、软坚散结。现代药理学研究表明，蛤粉主含碳酸钙、壳角质等，对多种球菌和病毒均有抑制作用，并有燥湿的作用。黄连泻火解毒。冰片清热止痛、消肿生肌。《日华子本草》记载桐油可用于疮疡肿毒，利用桐油的清热解毒、收湿杀虫、润肤生肌的功效提高诸药功效。诸药合用，共奏清热解毒、活血散结、透脓拔毒之功效。许氏中医认为，疮疡中期病机多为脓腐瘀毒阻滞，气滞血瘀，筋肉失养所致，治疗当以提脓去腐为先，采用祛腐的方法和药物，使疮疡内蓄之脓毒得以早日排出，则腐肉迅速脱落。本药膏配合得宜，临床历试，每获捷效，合方配伍可拔脓祛腐，燥湿解毒，消肿止痛，收敛生肌，处处周到，诚为疮家良便之方也。

（三）后期用许氏生肌散

（1）药物组成：黄连10g、白及5g、浙贝母10g、重楼20g。

（2）调制方法：上药共研极细末，装瓶备用。同时先将疮口清洗干净，然后将药粉撒于疮面上，外盖许氏天仙消肿膏。

（3）功效：生肌收口。

（4）适应证：用于痈疽溃后，脓水将尽者。

（5）方解：方中黄连解毒生肌，现代研究表明黄连具有抗微生物和抗原虫作用。白及具有止血消肿、生肌敛疮之功效，能促进溃疡组织的愈合。同时也具有预防伤口感染、杀菌等多种功效。浙贝母敛疮生肌。重楼可有解毒清热之功效。现代研究提示，该生肌散中药物则具有活血定痛、解毒敛疮之功效，可改善创面微循环，缓解创面疼痛，为创面新生肉芽组织提供了很好的生长环境。总之，许氏生肌散吸收水分和防止渗出作用较强，适用于慢性溃疡而引起疮口久不收口、面积大的疮面疮瘘等，有促进干痂形成和生长的作用，能防毒邪浸入扩散，使肌易愈。

天仙消肿膏应用于痈、疽、疔、疖的早期能使之消散于无形；清凉膏应用于痈、疽、疔、疖的中期能提腐祛脓；许氏生肌散对痈、疽、疔、疖的后期有促进溃疡早日愈合作用。许氏治疡三部法，对疮疡的外治理论进行了不断地深化，使中医外治疗法在继承中创新，以更好地发挥中医药在维护人民健康中的重要作用。

四、闽南鲜草药应用

鲜药是指在采收药用部位后，经净制即进行使用的"原生中药"，主要包括新鲜植物类中草药及鲜活的动物类药材。鲜药的运用历史源远流长，《五十二病方》中署苙汁治疗牝痔是关于鲜药的最早记载。《伤寒论》中桂枝汤、小柴胡汤、生姜泻心汤均有生姜入药。《肘后备急方》载"青蒿一握，以水二升，绞取汁，尽服之"，为后世青蒿素的提取奠定了基础。现代药理学研究显示，中药的有效成分在鲜品中保存得更加完整、充分，而干品在晾晒、干燥、炮制等过程中会失去或改变部分药性。鲜药含有大量的汁液、丰富的天然活性物质成分、挥发性芳香物质，对于防治某些疾病，具有干药力不能及的独到作用。研究表明，部分鲜药的效果优于干品，如鲜龙葵果、鲜石斛等。鲜药是中医药的重要组成部分，也是中医外治的特色之一。闽南地区为亚热带地区，地理环境、环境独特，植被覆盖率高，药用植物的种类丰富，为鲜草药的自然生长提供了良好的条件，具有地方特色的鲜草药资源丰富。许氏中医用药灵活，重视临床鲜药的应用，善用鲜药。鲜药入药是许氏中医外科用药的一大特色。

1. 鲜药用法多样，用药方式丰富

（1）捣汁外敷：乳痈初起，以鲜野菊花、鲜蒲公英、鲜葱白，上药加红糖捣烂，外敷患处，以清热解毒、消肿散结。许氏中医常用鲜蒲公英捣汁入药，用于治疗妇科、脓肿疮毒等外科病。相关的古籍本草文献记载马齿苋常以鲜药入药。许氏中医汲取历代古籍经验，将鲜马齿苋捣烂绞汁外敷，用于治疗下肢溃疡。带状疱疹可用紫花地丁、叶下珠、白花蛇舌草捣汁涂患处。

（2）研末外敷：吴茱萸、雄黄、薏苡仁，药研细末，调食醋成糊状，外涂带状疱疹皮损处。

（3）煎水熏洗：许氏中医以雄黄、枯矾、蛇床子水煎后熏洗患处，效果良好。

2. 鲜药运用范围

（1）小儿阴茎包皮水肿

处方1：鲜紫苏叶、米饭各适量。紫苏叶和米饭捣烂和匀，外敷阴茎，日1次。并服五苓散（白术8g、茯苓9g、桂枝5g、猪苓8g、泽泻9g），日1剂，水煎，分2次服。

处方2：鲜栀子40g，白酒60g。栀子捣碎，浸泡白酒30分钟。用消毒棉球药液涂水肿处，日多次。

处方3：雄黄5g，枯矾5g，蛇床子10g。上药加水适量，煎煮20分钟，装瓷罐内，熏洗水肿处，日2~3次。

（2）乳痈

处方1：鲜木芙蓉叶15片，雄黄3g，乌枣（去核）10枚。三味药捣烂，和匀，外敷。适用于乳痈初起。

处方2：蒲公英60g，连翘60g，乳香15g，没药15g，米醋120g。前4味药研极细末，调食醋加热，敷贴患处，日2次，1剂可用2次。

处方3：鲜野菊花30g，鲜蒲公英90g，鲜葱白8根。上药加红糖捣烂，敷

患处，日1换。鲜用野菊花或取其升发透达之性，以散表热，或在清热解表之时，引久蕴之邪热外出。

处方4：芒硝100g，鲜马齿苋200g。马齿苋洗净捣汁去渣，鲜汁调芒硝，涂抹在纱布上外敷患处，每4~6小时更换1次。若冬季无鲜马齿苋，可用鸡蛋清6个、芒硝100g，按上法外敷换药时，可用手掌顺乳腺循行方向按摩10分钟，效果更佳。

（3）带状疱疹

处方1：未成熟青柿数粒。将青柿捣烂绞汁，外涂皮损区，日3次，直至痊愈。

处方2：雄黄2g，蛇蜕1条。蛇蜕焙酥研末，和雄黄加醋调匀，涂皮损区，日3次。

处方3：紫花地丁、叶下珠、白花蛇舌草各等量。三药捣汁涂患处，日3次。紫花地丁，属堇菜科，淡紫色花，味微苦，善于清热解毒，鲜用效更佳。

处方4：吴茱萸、雄黄、薏苡仁各等量。上药研细末，调食醋成糊状，涂皮损处，日3次。

处方5：雄黄、明矾各等量。上药研末，调浓绿茶，涂患处，日3~4次。

（4）下肢溃疡

处方1：鲜马齿苋适量，冰片少许。马齿苋捣烂，加冰片调匀，外敷，日1换。

处方2：鲜马鞭草300~500g，丝瓜叶10~20g，薄荷冰少许。共捣成糊状，外敷，日1换。

处方3：白茅根花适量，生桐油适量。二药捣成膏状，外敷，2日1换。

（5）背疽

处方：臭梧桐叶。臭梧桐叶刺10多孔，放米汤内烫软，敷于疽面，日1换。一般3~4日肿消痛止。

（6）疔疮

处方1：生仙茅根15g。生仙茅根加盐少许，捣烂，敷患处，日1换。1剂痛止，3剂消肿。用于手足疔。

处方2：苧麻幼叶90g，桐油适量。苧麻叶捣烂，调桐油，敷贴患处，日1换。外敷3次疮面愈合。用于一般疔疮。

3. 运用特点分析

（1）治病范围广泛，药物来源广泛：许氏运用鲜药治疗疾病的范围不局限于中医外科疾病，在儿科、妇科都有广泛应用，如小儿阴茎水肿、乳痈等。鲜药药物来源广泛，植物类鲜药可分为紫苏叶、栀子、木芙蓉叶、野菊花、蒲公英、仙茅根、马齿苋、紫花地丁等。动物类鲜药有蝉蜕、僵蚕、斑蝥等。植物类鲜药清热之性优于干者，多为清轻之类，其上行宣通之力强，如野菊花、马齿苋等。

（2）药食同源，简便廉效：许氏对鲜草药的选择不拘一格，日常食用之物也在其选用范围内，如葱白。鲜药用法简便，其多取汁后内服或直接捣敷外用。

（3）清热为主，常以鲜草药善其后：鲜药性味多寒凉，张景岳认为"寒凉者属阴，主敛降，主静而守，能清能定"。因此鲜药对有热象或因热而加重的疾病具有良好的效果。许氏对于热病的治疗，多采用鲜药外敷的方式治疗。

（4）组方精简，善用单方：许氏重视单味药物的药性功效，组方虽小，但配伍合理，善治大病。

五、倡导"治未病"，辨证施膳

人体的免疫力是防御外来邪气侵袭的一道城墙，正如《黄帝内经》云："正气内存，邪不可干。"意指人体内正气充足旺盛，外来邪气难以入侵人体。正气主要是以气、血、精、津、液等物质为基础。气血旺盛，津液充足，精微物质充盈，则脏腑、经络功能运行正常，人体就有较强的抵御病邪或快速康复的能力。"治未病"是中医预防医学的重要指导思想，通过合理膳食、适度运动、良好作息、调整心态等手段，达到预防疾病的目的。其中合理的膳食在"治未病"中具有重要地位。科学利用食物调理能提高免疫力，改善人体的功能，达到食物养生、食物防病、食物治疗的目的。

翁丽丽教授指出，饮食治未病的初衷，就是在中医理论指导下，按照食物特有的性味，注意饮食宜忌，辨证选择食材，合理搭配膳食，科学地烹调，注意饮食宜忌，改善饮食习惯，从而利用食物来影响机体各方面的功能，调整机体阴阳气血，达到防病治病、强健体魄、延年益寿的一种调治方法。这就是辨证施膳，亦称之为饮食养生。饮食既指饮料和食物，又包含与吃喝相关的文化和行为，如烹饪、饮食艺术等。饮食治未病，是一个长久不衰的话题，也是可以付诸实践的话题。正如《素问·脏气法时论》曰："五谷为养，五果为助，五畜为益，五菜为充，气味合而服之，以补精益气。"俗语有云"民以食为天"。人体通过饮食补给机体赖以生存的营养物质，维持人体正常生长、发育，完成各项生理功能，才能保证正常的生命活动。《素问》指出"人以水谷为本，故人绝水谷则死""有胃气则生，无胃气则死""胃以喜为补"。饮食跟人的健康息息相关。通过合理的膳食调治身体最能为广大人群所接受，不仅在防治疾病和病后康复方面起到重要作用，并且对儿童的生长发育、妇女的美容养颜、老人的抗病延年有着很好的促进作用。

辨证施膳依据中医辨证理论指导饮食，达到食疗和药疗协同一致的目的。辨证施膳遵循中医学整体观的基本理论，用于协调人体内部、人体与自然环境间的相互关系，并保持人体内外环境的稳定和统一。疾病发展是体内阴阳失调，邪正斗争的过程，所以治疗疾病本身就是扶正祛邪，调整阴阳。如阳热亢盛，易耗伤阴液，施膳可采用清热保津法，选食芥菜炒香菇、甘蔗粥等，以泻阳和阴。如阳虚不能制阴，阴寒偏盛的病证，施膳采用温经散寒法，选用当归生姜羊肉汤，核桃仁炒韭菜等，以补阳制阴。气血两虚的病证，施膳采用双补气血法，选用枸杞、桃仁、鸡丁等。

许多人对食物的偏性认识不足，尤其对于各种具有所谓"养身""补益"效果的药更是抱着多多益善的态度，"有病治病、无病强身"，盲目使用。殊不知食物与药物一样都有偏性，若不对症反而有不良反应。在闽地，临床中常有痤疮患者原本经药物治疗后丘疹、脓疱症状已控制，逐渐在好转，突然一夜间又暴发了，寻根究底原来患者前一天晚上吃了牛羊肉火锅，因此指导患者吃对食材就极为关键。指导患者选用适宜食物或忌口应遵循辨证原则，如患者证候属寒证，则忌鸭、莲藕、冬瓜、西瓜、苦瓜、梨、绿豆、百合等寒凉、生冷食物，及冰淇淋等冷饮；如患者证候属热证，则忌牛羊肉、辣椒、韭菜、荔枝、桂圆、芥末、花椒等温热性食物及烟酒嗜好；患者为痰湿的实证，则忌饴糖、糯米、肥肉、动物油脂、海鲜贝壳、油炸等甘肥油腻类食物及烟酒。

药膳来源于我国传统的饮食和中医食疗文化，是在中医学、烹饪学和营养学理论指导下，严格按药膳配方，将中药与某些具有药用价值的食物相配，采用我国独特的饮食烹调技术和现代科学方法制作而成的具有一定色、香、味、形的美味食品。自古以来，人们就重视饮食对人体的作用。《黄帝内经》中强调"人以水谷为本"，指出"营者，水谷之精气也，和调于五脏，洒陈于六腑……卫者，水谷之悍气也""夫含气之类，未有不资食以存生"。唐代名医孙思邈指出："安生之本，必资于食……不知食宜者，不足以生存也……故食能排邪而安脏腑。"可见历代医家对饮食的作用已有较为清楚的认识。药膳是中国传统的医学知识与烹调经验相结合的产物。是中医药学和烹饪学的结晶。它"寓医于食"，既将药物作为食物，又将食物赋以药用，药借食力，食助药威，二者相辅相成，相得益彰，既具有较高的营养价值，又可防病治病、保健强身、延年益寿。药膳疗法具有滋阴补阳、疏通全身筋脉、延缓皮肤衰老的作用，并能改善皮肤色泽，使皮肤保持鲜亮柔嫩、光滑富有弹性，可预防各种皮肤疾患。皮肤病患者通过药膳调理，能达到祛除病邪、调和阴阳的作用，有益健康。

六、外科炼丹术

炼丹术乃是中医学中一门独特科学，我国炼丹术的发明较世界任何国家都更早，而医用丹药，在中医外科领域中也占有极其重要的地位。炼丹术指以炉鼎等工具烧炼矿物类药物，以制取丹药的一种实验术法。炼丹术是化学的前驱。丹药通常指由金石矿物炼制形成的一种粉末制剂，是中医外科治疗疾病的一大法宝。如今应用在中医临床上的炼制品，称为丹剂。如小金丹、大活络丹、红升丹、白降丹等。谚云："外科法宝只有三，膏药、升丹、白降丹是也。"对于疮疡面积大、病情重的患者，许多赖之以丹药而好转痊愈。我国的炼丹术有着源远流长的历史，对人类医药保健事业有着宝贵的贡献。

我国的炼丹术早在两千年前《周礼·天宫冢宰篇》疡医论中就有记载："疡医掌肿疡、溃疡、金疡、折疡之祝（祝由）药（外用敷药）刮（刮去恶肉，除去脓血之称）杀（是以腐蚀剂杀去恶肉，即已坏死的组织）之剂，凡疗疡以五毒攻之……凡有疡者，受其毒焉。"汉代郑康成注曰："止病曰疗，攻治也，'五毒'五药之有毒者，今医方有五毒之药，作之黄螯、石髓、丹砂、雄黄、誉石、磁石其中烧之，三日三夜，其烟上著，用鸡羽扫之以注创，恶肉败骨尽出。"其中，黄螯指烧炼丹药的丹罐，石髓指的是石胆（硫酸铜），丹砂指的是硫化汞，誉石是指砒黄铁矿，磁石是四氧化三铁，雄黄是硫化砷。这个具有腐蚀作用的丹药，类似当今的白降丹，故能使"恶肉败骨剔尽出"。这种化学药剂早在两千多年前的中国就应用于治疗疮疡外科疾病，比欧洲在十三世纪所载氧化汞的制炼法早了一千多年。之后，魏伯阳在公元 142 年写成《周易参同契》，这是第一部炼丹的专著。汉代刘向《列仙传》中载："赤斧者，巴戎人也，为碧鸡祠主簿，能作出水濒（汞）炼丹与消石服之。"是内服丹药的开山鼻祖。

在我国最有名、最有成就的炼丹家，首推晋朝的葛洪，他承袭了早期的炼丹理论，写下了完整的著作《抱朴子》。对于会炼丹且有着深厚造诣的医家葛洪来说，长期从事炼丹实验，积累了不少的经验，特别是在认识物质的某些特征及其化学反应上有着一定的贡献。比如他在《抱朴子内篇》中的《金丹》和《黄白》篇中，就系统地总结了晋以前的炼丹成就，具体地介绍了一些炼丹方法，记载了大量的古代丹经和丹法，勾画了中国古代炼丹的历史梗概，也为我们提供了原始实验化学的珍贵资料，对隋唐炼丹术的发展具有重大影响。可以说他是炼丹史上一位承前启后的著名炼丹大师。葛洪在炼丹过程中，还进一步将炼丹术应用于外用药物的制作，如改进外用丹药的制法，这对开创后世中医丹药的炼制，具有重要意义。例如，他发现将朱砂加热后，可以分解出水银，使用炼制后的水银作为主料配成的方药可以治疗疥癣、恶疮，比西方意大利十二世纪时用水银软膏来治疗这些疾病要早800余年。

唐代孙思邈精炼丹药，以医传世，有《备急千金要方》《千金翼方》等著作。宋代除了有从炉火中炼出的丹药外，还开始有了合成的丹药，且在《圣济总录》《太平惠民和剂局方》均有记载，如紫雪丹、至宝丹等。元代朱丹溪鉴于丹药（砒、汞类）的内服弊多利少，写了《局方发挥》的书评，唤醒世人少用有毒之品。清代医家在前人基础上，对丹药有了进一步的认识与评价。如清代祁广生《外科大成》云："腐不尽，不可以言生肌。"清代《医宗金鉴》云："腐者坏肉也，诸书云，腐肉不去，则新肉不生，盖以腐能浸淫好肉也，当速去之，如遇气实之人，则用刀割之取效，若遇气虚之人，则惟恃药力以化之，盖祛腐之药，乃疡科之要药也。"又指出："此丹（红升丹）治一切疮疡溃后，拔毒、祛腐、生肌，长肉……"还说："疡医若无红白二丹，决难立刻取效。"清代顾世澄《疡医大全》云："三仙丹小升力薄，只能施于疮疖，若痈疽大症，非大升不能应手，红升丹不独提脓，且能生肌，如疮疡淌水者用之，次日即能稠脓，此丹功效，用之一面提脓，一面长肉，肌肉长平，仍以此丹敷之，即可结疤收口，首尾并用，所以为神也。"但由于各家的传授不同，对于临床应用的诀窍未尽公开，致使制炼方法更为守秘。

陈鳌石老先生，家族世代从事中医外科工作至今已70余载，有高超的专业理论和技术水平。对外科的常见病、多发病有简、易、便、廉的外治法。陈鳌石老先生尤其精于炼丹、用丹之术，所编著《炼丹术》一书，曾获得福建省中医药优秀图书三等奖。陈老幼年耳濡目染，继从事医药工作，经常使用丹药，也爱好炼丹，经过长期的理论探讨及临床实践，证明丹药确是实用有效。陈老擅长应用丹药治疗外科疾病，如白降丹、红升丹等治疗外科疮痈肿毒，促进生肌长肉，如瘘管、溃疡、脱疽、痔漏等，每每收获奇效。

陈鳌石老先生认为丹药治疗疾病有其独特优势。一是具有效良且速的优点。陈鳌石老先生认为矿物性丹药的疗效，较比其他非矿物性的药物大而且速，在临证中运用升丹来提脓、祛腐、脱管、生肌，确比他药为良；降丹可腐蚀、平胬、祛除恶肉死肌，也有立竿见影之效。二是法简、价廉。一般用极少量的丹药，撒布疮面，或黏附药线上纳入疮中，外盖膏药，不需复杂的换药手续，每次用量甚微，其费自少。三是减轻痛苦。丹药在祛腐方面，痛苦轻微，而且不易出血。四是便于贮存。丹药从各种矿物质原料中制炼而成，故不易变质，可长期贮存。陈鳌石老先生说，虽然丹药内服、外用在临床上疗效显著，但应严格掌握用量和用法。因其具有刺激性，尚不能直接撒敷于脏器上，按医学用药经验，红升丹、白降丹一般为0.06g，小升丹可用到0.3g，外用可据部位病灶大小，适量即可。

七、疮疡内治十法

在中医学文献中，根据每个医家的经验不同，导致皮肤病的命名不同，并且名称诸多，单《杨科心得集》《医宗金鉴》《外科全生集》三书所载，就有五十一种之多。在古医籍中，以疮、疡二字命名中医外科，称"疮疡科"，认为"疮者皮外也，疡者皮内也"，发生在皮肤上的病变，多用"疮"来命名。《医宗金鉴》有云："疽由筋骨阴分发，肉脉阳分发曰汁痛，疡起皮里肉之外，疮发皮肤疖通名。"也就是说，"疮"是发在皮肤上的疾病，例如杨梅疮（梅毒）、浸淫疮（湿疹）、火赤疮（天疱疮）、猫眼疮（多形红斑）、漆疮（漆性皮炎）、胎敛疮（婴儿湿疹）、鹅口疮（口腔黏膜念珠菌病）、摄领疮（神经性皮炎）等。

福建省知名的老中医陈树榕主任，作为福建中医外科带头人、福建省人民医院外科主任，培养了众多的中医外科人才，著有《瘰疬疗法》《常见皮肤病中医疗法》《项部疾患治疗》和《乳房疾患治疗》等医书。其父陈作椒，在福州开设"作椒医局"，专治瘰疬、外科疔疮肿痛、风伤等中医外科疾病，闻名遐迩。陈树榕主任从小耳濡目染，后随其父于福州悬壶济世，他认为："外科之法，最重外治。"陈氏外科的丸、丹、散、膏等外治之术，可配合内治以提高疗效，而且某些外科轻浅之症常可用外治而收功。其家传升降二丹至今仍为中医外科临床所用。陈树榕主任根据多年的临床经验，形成了治疗外科疮疡的一套理论体系，归纳总结出疮疡内治十法。

（1）疮疡初起，局部红、肿、热、痛，每多寒热交作，是属外感之邪，蕴积化热，郁而成为肿疡。治以清热解毒，为阳实之证的大法。盖热除则病势衰，毒解则肿疡得消。由于本证来势骤急易于成脓，求其内消，尤其应掌握好用药时机。对症状较轻，体温在38℃以下，无化脓现象的，以五味消毒饮加减。其症状较重，热邪炽甚的，以败毒汤加减。疮疡具有风热、风寒交杂之表证的，以仙方活命饮加减。以上三方，为内服基本方。

（2）疮疡已成，全身症见发热，大便秘结，小便短赤，烦躁作呕，口渴引饮，苔黄腻或黄糙，脉数有力者，为邪毒在里。治宜清热解毒，通里泄热，以内疏黄连汤加减为内服基本方。

（3）疮疡如处于脓成未成之际，局部虽见高肿突起、焮红、灼热、疼痛，但外不恶寒，内无便秘，可用和解法。以清热消风散加减为内服基本方。

（4）疮疡如处于阴阳交错，虚实夹杂，寒热往复，一时难以分辨，病名难定者，可宣热祛风，活血行瘀，解毒消肿，疏通脏腑。以神授卫生汤加减（防风、羌活、当归尾、赤芍、红花、穿山甲、皂角刺、没药、金银花、大黄、连翘）为内服基本方。

（5）疮疡初期未能消散，中期不能成脓，后期溃破内脓不能外出者，可清热解毒，益气活血，散瘀托里，以回妙汤加味（生黄芪、当归、金银花、甘草）加减治疗。初期加赤芍、白芷；中期加皂角刺、炮山甲；后期加党参、白术。以上为内服基本方。

（6）阳证疮疡经内消无效，而又应期不能成脓，或阴证疮疡久不成脓，都是气血不足的证候，可双补气血，促腐化脓。以托里消毒散加减（党参、生黄芪、白术、茯苓、川芎、当归、赤芍、金银花、甘草、穿山甲、皂角刺）为内服基本方。

（7）疮疡不脓不腐，全身亦不畏寒发热，脉见细弱，是阳气虚者，可温补托里以助气血，以神功内托散加减（党参、生黄芪、白术、茯苓、川芎、当归、赤芍、附子、木香、甘草、穿山甲）为内服基本方。

（8）疮疡若见疮顶凹陷，肿势蔓延，根盘红晕扩散，或红丝走串，憎寒壮热，心烦口渴，气喘痰鸣，神昏谵语者，此为毒热扩散，走黄过心之变（败血症），是毒入营血所致。治宜解毒透邪，护心护膜，甚则益阴扶阳之法也可应用。首以《医宗金鉴》琥珀蜡矾丸以制止其病势发展，再用犀角地黄汤合黄连解毒汤加减（犀角、生地黄、赤芍、牡丹皮、黄连、栀子、金银花、连翘、竹叶心、玄参、麦冬、甘草），配合安宫牛黄丸或紫雪丹、至宝丹，以救其危，必要时，应佐以益阴扶阳之剂，以加味桂附地黄丸（熟地、山茱萸、怀山药、泽泻、茯苓、金银花、牡丹皮、党参、甘草、肉桂、附子、干姜）为内服基本方。

（9）脓液清稀，久不敛疮，疮面不红活，肉芽不新生，是气血不足，治宜大补气血，以八珍汤加减（党参、白术、茯苓、甘草、当归、赤芍、熟地黄、金银花）为内服基本方。

（10）溃疡，脉大无力而涩者，此为气血虚衰之征兆，治宜峻补气血，扶正除邪，以十全大补汤加减（八珍汤去川芎，加黄芪、肉桂、金银花）为内服基本方。

第三章

流派用药经验

第一节　解表药

桑叶

【一般认识】本品甘寒善于疏散风热而泄肺热，又清肺润燥，可用于外感风热，头晕头痛，目赤昏花，肺热燥咳等。桑叶能平抑肝阳，清肝明目，可用于治疗肝经风热、肝火上炎的目赤肿痛、涩痛、流泪、头痛眩晕等实证。本品甘寒，尚有凉血、止血之功效，用于血热妄行之吐血、衄血等症。现代研究桑叶有降血糖、降血脂、降胆固醇、抗血栓形成和抗动脉粥样硬化作用。现代研究认为其对多种致病菌有抑制作用。此外，桑叶还可用治水肿、下肢象皮肿、脑萎缩、喉源性咳嗽、螫伤、化脓性中耳炎等病。

【皮科应用】桑叶有抗菌消炎、清热解毒、润肠通便、改善便秘之功效可用于痤疮、脂溢性皮炎、脂溢性脱发。本品既能疏散风热泄肺热，又苦寒入肝能清泄肝热，所以皮科常用于肺风粉刺、脂溢性皮炎、脱发。经研究证明，桑叶还有良好的皮肤美容作用，特别是对脸部的痤疮、褐色斑有比较好的疗效。

外用洗头可治脂溢性脱发。治火烧及汤泡疮时用经霜桑叶，焙干，烧存性，为细末，香油调敷或干敷。

配荷叶治白屑风。

【剂量要点】煎服，6~9g，或入丸散，外用煎水洗。桑叶蜜制能增强润肺止咳的作用，故肺燥咳嗽多用蜜制桑叶。

【各家论述】《唐本草》：水煎取浓汁，除脚气、水肿，利大小肠。

《本草求原》：止吐血、金疮出血。

《本草经疏》：桑叶，甘所以益血，寒所以凉血……其性兼燥，故又能除脚气水肿……发者血之余也，益血故又能长发，凉血故又止吐血。合痈口，罨穿掌，疗汤火，皆清凉补血之功也。

《本草纲目》：治劳热咳嗽，明目，长发。

《得配本草》：甘，寒。入手足阳明经。清西方之燥，泻东方之实。去风热，利关节，疏肝，止汗。得生地、麦冬，治劳热。配生地治嗽血。肝燥者禁用。

【常用方剂】清燥救肺汤、枇杷清肺饮。

木贼草

【一般认识】本品疏散风热，明目退翳，主要用于风热上攻于目，目赤肿痛,多泪,目生翳障。本品兼有止血作用,但药力薄弱,常与其他止血药配伍治疗出血证。

【皮科应用】本品疏散风热,入肝经有清肝消积块作用,皮科常配合清热解毒药用于疣目、扁瘊。

外用可治疗跖疣、扁平疣及扁平丘疹。与黄柏、益母草、五倍子等研末,外用治疗外伤出血。

配板蓝根、马齿苋用治扁瘊;配伍香附、夏枯草、地肤子等煎汤浸泡患处治扁平疣、跖疣及扁平丘疹。

【剂量要点】煎服 3~9g,外用 10~30g。

【各家论述】《本草纲目》:解肌,止泪,止血,祛风湿,疝痛,大肠肛脱。

《玉楸药解》:平疮疡肿硬,吐风狂痰涎。治痈疽瘰疬,疔毒,疝肿,汗斑,粉渣,崩中诸证。

【常用方剂】祛疣软坚汤,祛风通经活络汤。

苍耳子

【一般认识】本品辛、苦,温,有小毒,具有发散风寒,通鼻窍,祛风湿,止痛之功,用于治疗风寒感冒、风湿痹痛,因其温和疏达,味辛散风,苦燥湿浊,善通鼻窍以除鼻塞、止前额及鼻内胀痛,用治鼻渊头痛、不闻香臭、时流浊涕者,一药数效,标本兼治,可内服亦宜外用,为治鼻渊之良药。

【皮科应用】本品与地肤子、白鲜皮、白蒺藜等药同用,治风疹瘙痒。又本品研末,用大风子油为丸,可治疥癣麻风,皆取其散风除湿的作用。本品辛、温、有小毒,有消脚开痹,泄风去湿之功,与地肤子、夏枯草、木贼草等煎汤熏洗患处可治掌跖疣。

【剂量要点】煎服,3~9g,或入丸散,外用可适量加量至 15~30g。

【各家论述】《神农本草经》:主风头寒痛,风湿周痹,四肢拘挛痛,恶肉死肌。

《本草备要》:善发汗,散风湿,上通脑顶,下行足膝,外达皮肤。治头痛,目暗,齿痛,鼻渊,去刺。

《玉楸药解》:消脚开痹,泄风去湿。治疥疬风瘙瘾疹。

《日华子本草》:治一切风气,填髓,暖腰脚。治瘰疬、疥癣及瘙痒。

《经验广集》:治疗疮恶毒:苍耳子五钱。微炒为末,黄酒冲服;并用鸡子清涂患处,疔根拔出。

【常用方剂】苍耳子散。

升麻

【一般认识】本品辛、微寒，具有解表透疹，清热解毒，升举阳气之功。升麻本品发表力弱，一般表证较少应用，若配伍解表药用于外感表证，无论风热感冒、风寒感冒均可。本品入脾胃经，善引脾胃清阳之气上升，其升提之力较柴胡为强，故常用治中气不足，气虚下陷所致的脘腹重坠作胀、食少倦怠、久泻脱肛、子宫下垂、肾下垂等脏器脱垂，以及崩漏下血。本品清热解毒，尤善清解阳明热毒，又能引药上行，故善治胃火炽盛成毒的牙龈肿痛、口舌生疮、咽肿喉痛、大头瘟、麻疹不透。

【皮科应用】本品既解表透疹又清热解毒，尤善清解阳明热毒，皮科常用治皮肤疮疡、痈肿疮毒、温毒发斑。

配生石膏、大青叶、紫草等同用于治疗皮肤疮毒、温毒发斑。

【剂量要点】煎服，用于升阳，3~6g，宜蜜炙、酒炒；用于清热解毒，可用至15g，宜生用。

【各家论述】《神农本草经》：主解百毒，辟温疾、瘴邪。

《名医别录》：主中恶腹痛，时气毒疠，头痛寒热，风肿诸毒，喉痛口疮。

《滇南本草》：主小儿痘疹，解疮毒，咽喉（肿），喘咳音哑，肺热，止齿痛，乳蛾，疖腮。

【常用方剂】宣毒发表汤、清胃散、普济消毒饮、补中益气汤、升麻黄连汤。

防风

【一般认识】味辛、甘，性微温，归膀胱、脾、肝经。解表祛风，胜湿止痛，止痉。常用于治疗外感表证，风湿痹痛，风疹瘙痒，破伤风，脾虚湿盛。

【皮科应用】本品既可内服，亦可外用。祛风止痒为其所长，用于风邪侵袭所致的瘙痒性皮肤疾患，如皮肤过敏、面部瘙痒，又能祛风除湿，对于雀斑、粉刺等疾患也有治疗作用。

现代药理研究认为本品具有抗炎、抗过敏作用。对皮肤真菌有一定的抑制作用，能促进皮肤血行，使伤损皮肤或疮疡病变组织好转并收口，对祛除皮肤瘢痕有辅助作用。

本品味辛，以祛风见长，并能除湿止痒，可治多种瘙痒性皮肤病，尤以风邪所致之瘾疹瘙痒较为常用。若属风寒者，常配麻黄、白芷、苍耳子等发散风寒药同用，方如《太平惠民和剂局方》（简称《和剂局方》）消风散；属风热者，常配薄荷、蝉蜕、僵蚕等疏散风热药同用；属湿热者，可配土茯苓、白鲜皮、赤小豆等清热祛湿药同用；属血虚风燥者，常配当归、地黄等养血滋阴药同用，如《外科正宗》消风散。治头面部的湿疹，常配羌活、白芷祛风除湿药同用；治疥癣，常配蝉蜕、天麻等祛风止痒药同用，如《圣济总录》防风丸。治疗荨麻疹，可与苦参同用，等份为末贴脐。本品能祛风除湿，祛斑治粉刺。治雀斑，可与藁本、零陵香、天花粉、绿豆粉、白及、白附子、甘松、山奈、茅香等共为末，和蜜外涂，如《简明医彀》美容膏；可配伍黄芪、赤芍、天麻、地黄等，治疗面斑，如《永乐大典》悦颜色方；治粉刺，常与川芎、白芷等同用，如《备急千金要方》玉屑面脂膏。

【剂量要点】煎服，3~10g，或入丸、散。外用适量，研末涂敷。

【各家论述】《神农本草经》：主大风头眩痛，恶风，风邪，目盲无所见，风行周身，骨节疼痹，烦满。久服轻身。

《本草汇言》：痘疹将出，根点未透，用防风辛温轻散，润泽不燥，发邪从毛窍出，故外科痈疮肿毒，疮痍风癞诸证，亦必须也。

《各医别录》：胁痛，胁风头面去来，四肢挛急，字乳金疮内痓。

《日华子本草》：治三十六般风，男子一切劳劣，补中益神，风赤眼，止泪及瘫缓，通利五脏关脉，五劳七伤，羸损盗汗，心烦体重，能安神定志，匀气脉。

【常用方剂】消风散、防风丸。

白芷

【一般认识】辛，温，入肺、脾、胃经。散风除湿，通窍止痛，消肿排脓。常用于治头痛、眉棱骨痛、鼻塞、鼻渊、牙痛、白带、疮疡肿痛。现代药理研究显示本品具有抗炎、镇痛、改善微循环、光敏作用及抗微生物作用。

【皮科应用】《医宗金鉴》谓本品能通经理气而疏其滞，发挥活血散结，消肿止痛之功，以治疗疮痈肿毒。白芷辛香温燥，能祛风燥湿止痒，治疗瘙痒、湿疹、疥癣、色斑、痤疮、白癜风、瘢痕等损容性疾病，此外还可用于牙齿黑黄、口臭、腋臭、头发不泽、须发黄白、脱发等。

本品功能祛风燥湿止痒，治瘾疹瘙痒、湿疹、疥癣，时作痒痛，常配绿豆、菊花、白附子同用，如《医宗金鉴》消风玉容散。

本品辛散温通，对于疮疡初起，红肿热痛者，可收散结消肿止痛之功，每与金银花、当归等药配伍，如《妇人大全良方》仙方活命饮；若脓成难溃者，常与人参、黄芪、当归等益气补血药同用，共奏托毒排脓之功，如《外科正宗》

托里消毒散、《医宗金鉴》托里透脓散。

本品善祛风止痒、祛斑养颜，可用治面部黑斑，可单用研末涂面。治面部色斑，多配防风、川芎、杏仁、桃仁等同用，如《肘后备急方》令面白如玉色方，或《普济方》桃花白芷酒；治雀斑，如《景岳全书》中的雀斑方，可配菊花、白果、大枣、珍珠粉等研末涂面；治粉刺，配荆芥、黄芩、生首乌、土茯苓等同用，如愈痤汤，或可配防风、菊花、丹参等制成洗剂洗面。

治白癜风可用单品 30~50g，水煎服，并外涂白芷粉的乙醇提取液。

本品和紫草、白蜡、忍冬藤、冰片及香油（麻油）配制成白芷油，可治烧伤。

【剂量要点】内服：煎汤，4~10g，或入丸、散。外用：研末撒或调敷。

【各家论述】《本草汇言》：白芷，上行头目，下抵肠胃，中达肢体，遍通肌肤以至毛窍，而利泄邪气。如头风头痛，目眩目昏；如四肢麻痛，脚弱痿痹；如疮溃糜烂，排脓长肉；如两目作障，痛痒赤涩；如女人血闭，阴肿漏带；如小儿痘疮，行浆作痒，白芷皆能治之。

《神农本草经》：所谓长肌肤，润泽。可做面脂。

《日华子本草》：竟以治乳痈、发背、瘰疬、痔瘘、疮痍、疥癣，谓为破宿血，生新血，排脓止痛云云。亦谓治头面皮肤风痹燥痒。

《日华子本草》：治目赤胬肉，及补胎漏滑落，破宿血，补新血，乳痈、发背、瘰疬、肠风、痔瘘、排脓、疮痍、疥癣，止痛生肌，去面皯疵瘢。

【常用方剂】消风玉容散、仙方活命饮、托里消毒散、托里透脓散。

柴胡

【一般认识】性微寒，味苦，归肝经、胆经、肺经。和解表里，疏肝，升阳。常用于感冒发热，寒热往来，胸胁胀痛，月经不调，子宫脱垂，脱肛。现代药理研究显示本品具有抗炎、解热镇痛、抗病毒、抗肿瘤及增强机体免疫的作用。

【皮科应用】本品在皮肤科方面，多用于因肝郁气滞血瘀所致的色斑性疾病，如黄褐斑，治疗时多与行气、活血之品同用。其疏散退热功效可用于风热蕴结皮肤所致之疾患，如扁平疣。

治疗肝郁气滞血瘀所致的黄褐斑，常与赤芍、红花、薄荷等活血行气药通用；与薏苡仁、蝉蜕、木贼草等同用治疗扁平疣。

【剂量要点】用量 3~9g，水煎服，或入丸、散。外用适量，水煎外洗，或研末调敷。

【各家论述】《医学启源》：柴胡，少阳、厥阴引经药也。妇人产前产后必用之药也。善除本经头痛，非此药不能止。治心下痞、胸膈中痛……引胃气上升，以发散表热。

《本草正》：柴胡，用此者用其凉散，平肝之热。其性凉，故解寒热往来，肌表潮热，肝胆火炎，胸胁痛结，兼治疮疡，血室受热；其性散，故主伤寒邪热未解，温病热盛，少阳头痛，肝经郁证。

《神农本草经》：推陈致新，久服轻身，明目，益精。

《本草正义》：柴胡味苦，而专主邪热。

【常用方剂】小柴胡汤、柴胡散、正柴胡饮、柴胡疏肝饮、柴胡清肝饮、逍遥散。

蝉蜕

【一般认识】性寒，味甘。散风除热，利咽，透疹，退翳，解痉。常用于治疗风热感冒，咽痛，音哑，麻疹不透，风疹瘙痒，目赤翳障，惊风抽搐，破伤风。现代药理研究显示本品均有抗惊厥、镇静、解热镇痛、抗过敏、抗肿瘤、免疫抑制等作用。

【皮科应用】本品具有散风除热，止痒透疹、解痉止痛功效，皮肤科临床中多用于治疗发热表证、风疹、湿疹、皮肤过敏瘙痒、带状疱疹等疾患。

治风疹、皮肤瘙痒等症，常配伍防风、白鲜皮等。

治麻疹透发不畅，常与葛根、牛蒡子、薄荷同用，但如热盛疹出不畅，又可配紫草、连翘等应用。

【剂量要点】内服：煎汤，5~10g，或入丸、散。外用：煎水洗或研末调敷。

【各家论述】《本草纲目》：治头风眩晕，皮肤风热，痘疹作痒，破伤风及疔肿毒疮，大人失音，小儿噤风天吊，惊哭夜啼，阴肿。

《本草衍义》：治目昏翳。又水煎壳汁，治小儿出疮疹不快。

【常用方剂】消风散、快透散、蝉花散、蝉壳散、追风散、五退散、蝉蜕散。

第二节　清热药

野菊花

【一般认识】本品辛散苦降，其有清热泻火、解毒利咽之功，可用治咽喉肿痛。其味苦入肝，有清泻肝火之功，可用治肝火上炎之头痛眩晕。其味辛、性寒，兼散风热，可治疗风火上攻之目赤肿痛。

【皮科应用】本品清热泻火、解毒消肿止痛力尤胜，为治外科疔痈之良药，用治热毒蕴结、疔疖丹毒、痈疽疮疡、粉刺病等。本品内服并煎汤外洗常用治湿疹、风疹痒痛等。野菊花对夏季蚊虫叮咬后的红肿脓包具有杀菌消肿的作用。

用野菊花连茎捣烂，酒煎，趁热服，让汗发出，另以药渣敷患处可治无名肿毒。用野菊花根、枣木，共煎汤洗患处治天疱疮、湿疮。

配蒲公英、紫花地丁、金银花治痈疽疔疖。

【剂量要点】煎服，10~15g。外用宜10~30g。

【各家论述】《本草汇言》：破血疏肝，解疔散毒。主妇人腹内宿血，解天行火毒丹疔。洗疮疥，又能去风杀虫。

《本草纲目》：治痈肿疔毒，瘰疬眼。

《本草求真》：凡痈毒疔肿，瘰疬，眼目热痛，妇人瘀血等证，无不得此则治。

【常用方剂】五味消毒饮。

夏枯草

【一般认识】本品入肝经，善清肝火以明目，用治肝火上炎，目赤肿痛。

【皮科应用】本品既清泻肝火，又能散结消肿，可治乳痈肿痛、热毒疮疡。本品辛能散结，苦寒能泄热，用以治肝郁化火、痰火凝聚之瘰疬、瘿瘤、粉刺病等。本品煎剂在体外对多种致病菌均有一定的抑制作用。闽西北民间有用鲜夏枯草炖猪肝内服来治寻常疣。夏枯草、白及共研细末，用猪油调膏敷患处，可治手足皲裂。

配金银花，可治热毒疮疡；配蒲公英治乳痈肿痛；配昆布、玄参等治肝郁化火、痰火凝聚之瘰疬、瘿瘤。

【剂量要点】煎服，9~15g。大剂量可用至30g；外用10~30g，煎水洗或捣敷。

【各家论述】《神农本草经》：主寒热、瘰疬、鼠瘘、头疮、破症，散瘿结气，脚肿湿痹。

《重庆堂随笔》：夏枯草，微辛而甘，故散结之中，兼有和阳养阴之功，失血后不寐者服之即寐，其性可见矣。陈久者尤甘，入药为胜。

《生草药性备要》：去痰消脓，治瘰疬，清上补下，去眼膜，止痛。

《本草从新》：治瘰疬、鼠瘘、瘿瘤、癥坚、乳痈、乳岩。

《科学的民间药草》：有利尿杀菌作用。煎剂可洗创口，治化脓性外症，洗涤阴道，治阴户及子宫黏膜炎。

【常用方剂】夏枯草汤、化毒丹。

大黄

【一般认识】大黄是一味攻下药，又名将军，其泻下攻积、清热泻火力量宏大，又有凉血解毒、逐瘀通经之功。临床常用于治疗积滞便秘，能荡涤肠胃，推陈出新，为治疗积滞便秘之要药。又治血热吐衄、瘀血、湿热痢疾、黄疸、淋证。大黄有抗感染作用，对多种革兰阳性和阴性细菌均有抑制作用。大黄分为生大黄、酒大黄、熟大黄。生大黄泻下作用强；酒制大黄泻下力较弱，活血作用较好，宜用于瘀血证；熟大黄泻下作用减缓，解毒作用、抗氧化作用增强。大黄炭则多用于出血证。

【皮科应用】内服能清热解毒，并借其泻下通便作用，使热毒下泄，用治热毒痈肿疔疮、肠痈腹痛。本品外用能泻火解毒、凉血消肿，治热毒痈肿疔疮，如用治乳痈，可与粉草共研末，酒熬成膏，制成金黄散；亦可与枯矾等份为末，擦治口疮糜烂；与黄柏、黄芩、苦参各等份研末外用，有清热、止痒、收涩作用，治一切急性皮肤病及疮病有红肿出水者，亦可生药煎汤湿敷。配金银花、蒲公英、连翘治热毒痈肿疔疮。

【剂量要点】小剂量（3g以下）引药入胃，有健胃助消化作用；中等剂量（1~2g大黄粉冲服或6~12g煎服）有泄热泻浊、逐瘀作用；大剂量（15~30g）急下通腑，其通泻攻逐之力颇强。

【各家论述】《药性论》：主寒热，消食，炼五脏，通女子经候，利水肿，破痰实，冷热积聚宿食，利大小肠，贴热毒肿，主小儿寒热时疾，烦热，蚀脓，破留血。

《本草纲目》：下痢赤白，里急腹痛，小便淋沥，实热燥结，潮热谵语，黄疸，诸火疮。

【常用方剂】三黄洗剂、止痛如神汤、活血散瘀汤、大黄牡丹汤、泻心汤、新加黄龙汤、凉膈散、金黄散。

土茯苓

【一般认识】味甘、淡，性平，是一味清热解毒药，具有清热解毒、除湿泄浊、通利关节作用。可用于治疗梅毒、淋浊、泄泻、筋骨挛痛、脚气、痈肿、疮癣、瘰疬、瘿瘤及汞中毒等。

【皮科应用】本品甘淡，解毒利湿，通利关节，又兼解汞毒，故对梅毒或因梅毒服汞剂中毒而致肢体拘急、筋骨疼痛者疗效尤佳，为治梅毒的要药。本品甘淡渗利，解毒利湿，故可用于湿热引起的湿疹瘙痒、阴痒、带下、热淋。本品清热解毒，兼可消肿散结，用于治疗痈疮红肿溃烂。

治风湿骨痛，疮疡肿毒，用土茯苓一斤，去皮，和猪肉炖烂，分数次连滓服。（《浙江民间常用草药》）

治风气痛及风毒疮癣，用土茯苓（不犯铁器）八两。石臼内捣为细末，糯米一斗，蒸熟，白酒药造成醇酒用，酒与糟俱可食。（《万氏家抄方》土茯苓酒）

治大毒疮红肿，未成即溃，用土茯苓，研为细末，好醋调敷。（《滇南本草》）

治瘰疬溃烂，用冷饭团，切片或为末，水煎服，或入粥内食之，须多食为妙。忌铁器、发物。（《积德堂经验方》）

治皮炎用土茯苓二至三两。水煎，当茶饮。（《江西草药》）

治寻常疣可与生地黄、苦参、紫草、黄芩、甘草等同用。

除此之外，土茯苓配金银花、白鲜皮、威灵仙、甘草治疗梅毒；配薏苡仁、防风、木瓜治因汞中毒而致肢体拘挛者；配生地、赤芍、地肤子、白鲜皮、茵陈治湿热引起的湿疹瘙痒；配木通、萹蓄、蒲公英、车前子同用，治疗热淋；配苍术、黄柏、苦参治瘰疬溃烂，亦治湿疹瘙痒。

【剂量要点】煎服，15~60g，外用适量。

【各家论述】《本草正义》：土茯苓，利湿去热，能入络，搜剔湿热之蕴毒。其解水银、轻粉毒者，彼以升提收毒上行，而此以渗利下导为务，故专治杨梅毒疮，深入百络，关节疼痛，甚至腐烂，又毒火上行，咽喉痛溃，一切恶症。

《本草图经》：敷疮毒。

《滇南本草》：治五淋白浊，兼治杨梅疮毒、丹毒。

《本草纲目》：健脾胃，强筋骨，去风湿，利关节，止泄泻。治拘挛骨痛，恶疮痈肿。解汞粉、银朱毒。

《本草正》：疗痈肿、喉痹，除周身寒湿、恶疮。

《生草药性备要》：消毒疮、疔疮，炙汁涂敷之，煲酒亦可。

《本草纲目》：健脾胃，强筋骨，去风湿，利关节，止泄泻，治恶疮痈肿，解汞粉、银朱毒。

《本草备要》：治杨梅疮毒，瘰疬疮肿。

【常用方剂】搜风解毒汤、清解燥湿汤、清利凉血解毒汤、清热祛湿搜风汤、土茯苓合剂。

白鲜皮

【一般认识】本品善清热燥湿，又能祛风通痹，可治湿热蕴蒸之黄疸、关节红肿热痛的风湿热痹。现代药理研究对多种致病性真菌和细菌均有不同程度的抑制作用，并有解热作用。

【皮科应用】本品性味苦寒，有清热燥湿、泻火解毒、祛风止痒之功。煎汤内服常用治湿热疮毒、湿疹、风疹、疥癣。本品煎汤熏洗或湿敷有清热燥湿、解毒止痒之功，可用于肌肤溃烂，黄水淋漓之湿热疮毒、湿疹、风疹、疥癣。

配苍术、苦参、连翘治湿热疮毒；配苦参、黄柏、地肤子外用治湿疹，风疹；配苍术、黄柏、薏苡仁治风湿热痹；配茵陈治黄疸。

【剂量要点】煎服，5~10g。外用量宜加大，可用至15~30g。

【各家论述】《药性论》：治一切热毒风，恶风，风疮，疥癣赤烂，眉发脱脆，皮肌急，壮热恶寒；主解热黄、酒黄、急黄、谷黄、劳黄等。

《神农本草经》：主头风，黄疸，咳逆，淋沥，女子阴中肿痛，湿痹死肌。

《本草原始》：治一切疥癞、恶风、疥癣、杨梅诸疮热毒。

【常用方剂】除湿解毒汤、搜风解毒汤、土槐饮、痤愈汤、清解燥湿汤等。

蒲公英

【一般认识】性寒，味苦甘，归肝经、胃经。清热解毒，消肿散结，利尿通淋。用于治疗疔疮肿毒、乳痈、瘰疬、目赤、咽痛、肺痈、肠痈、湿热黄疸、热淋涩痛。现代药理研究显示其具有抗病原微生物作用，抗肿瘤作用。

【皮科应用】本品具有清热解毒、消痈散结功效。在皮肤科中本品多用于治疗疮疖、乳痈等症。凡治疮毒、疔毒，以新鲜的蒲公英捣烂，外敷患处，或单独煎水内服，皆有良效。

治乳腺炎、阑尾炎、疮疖疔肿，可与金银花、紫花地丁、野菊花同用，如五味消毒饮，或单用其鲜品捣烂局部外敷。治急性化脓性感染，可与乳香、没药、甘草同用。

【剂量要点】9~30g。外用鲜品适量捣敷或煎汤熏洗患处。用量过大可致缓泻。

【各家论述】《本草经疏》：蒲公英味甘平，其性无毒。当是入肝入胃，解热凉血之要药。乳痈属肝经，妇人经行后，肝经主事，故主妇人乳痈肿乳毒，并宜生暖之良。

《本草求真》：蒲公英，能入阳明胃、厥阴肝，凉血解热，故乳痈、乳岩为首重焉。缘乳头属肝，乳房属胃，乳痈、乳岩，多因热盛血滞，用此直入二经，外敷散肿臻效，内消须同夏枯、贝母、连翘、白芷等药同治。

《本草正义》：蒲公英，其性清凉，治一切疗疮、痈疡、红肿热毒诸证，可服可敷，颇有应验，而治乳痈乳疖，红肿坚块，尤为捷效。鲜者捣汁温服，干者煎服，一味亦可治之，而煎药方中必不可缺此。

《本草备要》：专治痈肿、疗毒，亦为通淋妙品。

【常用方剂】五味消毒饮、银翘公英汤、银翘解毒汤、蒲公英汤。

山油麻根

【一般认识】味苦，微甘辛，性寒，无毒。入肺经。内服清热解表、消肿解毒、散风解暑、消痰散结，外用止痒。主治感冒发热、扁桃体炎、咽喉炎、腮腺炎、风热咳嗽、中暑腹痛、皮肤湿疹、麻疹、痢疾、胃肠炎、外感痧气、阳黄、热疟、颈淋巴结结核、痈肿、疮毒、痔疮、关节炎、瘰疬痰结、伤风伤水脚酸、外伤出血、乳腺炎、牙根脓肿等。现代药理研究显示本品对金黄色葡萄球菌有杀菌作用，对铜绿假单胞菌有抑制作用。

【皮科应用】本品具有清热解毒、散结止痒作用，皮肤科临床多用于治疗皮肤湿疹、痈肿疗疮、瘰疬、乳腺炎等。单品煎水外洗可治疗皮肤湿毒作痒，单品外敷可治疗皮肤外伤出血、痈肿疗疮。根可药用，叶捣烂敷患处可治疮疖。

【剂量要点】用量 15~30g，鲜品 30~60g，煎服；外用适量，以鲜品捣敷或干品研末调敷。

黄芩

【一般认识】苦，寒。归肺经、胆经、脾经、大肠经、小肠经。可清热燥湿，泻火解毒，止血，安胎。用于治疗湿温、暑温胸闷呕恶。湿热痞满，泻痢，黄疸，肺热咳嗽，高热烦渴，血热吐衄，痈肿疮毒，胎动不安等。现代药理研究显示，本品具有抗病毒、抗真菌、抗炎等作用。

【皮科应用】皮肤科临床多用于火毒炽盛之痈肿疮毒，及热毒壅滞之痔疮热痛。

【剂量要点】内服：煎服，3~10g。清热多生用，安胎多炒用，清上焦热可酒炙用，止血可炒炭用。

【各家论述】《神农本草经》：主诸热黄疸，肠澼泄痢，逐水，下血闭，恶疮疽蚀火疡。

《滇南本草》：上行泻肺火，下行泻膀胱火，男子五淋，女子暴崩，调经清热，胎有火热不安，清胎热，除六经实火实热。

《本草正》：枯者清上焦之火，消痰利气，定喘咳，止失血，退往来寒热，风热湿热，头痛，解瘟疫，清咽，疗肺痿、乳痈发背，尤祛肌表之热，故治斑疹、鼠瘘、疮疡、赤眼；实者凉下焦之热，能除赤痢，热蓄膀胱，五淋涩痛，大肠秘结，便血，漏血。

【常用方剂】黄连解毒汤、清金丸、半夏泻心汤、凉膈散、葛根黄芩黄连汤。

黄连

【一般认识】苦，寒。归心、脾、胃、肝、胆、大肠经。清热燥湿，泻火解毒。用于治疗湿热痞满、呕吐吞酸、泻痢、黄疸、高热神昏、心火亢盛、心烦不寐、血热吐衄、目赤、牙痛、消渴、痈肿疔疮。外治湿疹、湿疮、耳道流脓。酒黄连善清上焦火热，用于治疗目赤、口疮。姜黄连清胃和胃止呕，用于治疗寒热互结、湿热中阻之痞满呕吐。萸黄连疏肝和胃止呕，用于治疗肝胃不和之呕吐吞酸。现代药理研究显示本品具有抗炎、抗病毒、治腹泻等作用。

【皮科应用】皮肤科临床常用于痈肿疔疮。对热毒疮疡，可配伍赤芍、丹皮等药同用。涂口，可治口舌生疮。

【剂量要点】内服：煎服，2~5g。外用：适量。

【各家论述】《本草正义》：黄连大苦大寒，苦燥湿，寒胜热，能泄降一切有余之湿火，而心、脾、肝、肾之热，胆、胃、大小肠之火，无不治之。上以清风火之目病，中以平肝胃之呕吐，下以通腹痛之滞下，皆燥湿清热之效也。又苦先入心，清涤血热，故血家诸病，如吐衄溲血，便血淋浊，痔漏崩带等症，及痈疡斑疹丹毒，并皆仰给于此。

《本草备要》：治痈疽疮疥，酒毒，胎毒，除疳，杀蛔。

【常用方剂】黄连安神丸、黄连阿胶汤、泻心汤、大黄黄连泻心汤、小陷胸汤、黄连解毒汤、左金丸、清胃散。

苦参

【一般认识】本品清热燥湿，杀虫，利尿。用于治疗热痢、便血、黄疸尿闭、赤白带下、阴肿、阴痒、湿疹、湿疮、皮肤瘙痒、疥癣麻风。外治滴虫性阴道炎。现代药理研究显示本品具有抗炎、抗过敏、抗肿瘤等作用。

【皮科应用】本品具有清热燥湿功效，皮肤科常用于治疗湿疹、湿疮、皮肤瘙痒、疥癣、手足癣、体癣等属于湿热内蕴者。

本品能祛风止痒，杀虫。治皮肤瘙痒、脓疱疮、疥癣、麻风既可煎服，又可外用。如兼汤洗浴治皮肤瘙痒、脓疱疮，配枯矾、硫黄制成软膏。治热淋、小便不利可单用或与蒲公英、石韦等清热解毒、利尿道淋药同用。若配伍当归、贝母，即当归贝母苦参丸，可用于妊娠小便不利之证。

【剂量要点】5~9g。外用适量，煎汤洗患处。

【各家论述】《神农本草经》：主心腹气结，癥瘕积聚，黄疸，溺有余沥，逐水，除痈肿。

《本草正义》：苦参，大苦大寒，退热泄降，荡涤湿火，其功效与黄芩、黄连、龙胆皆相近，而苦参之苦愈甚，其燥尤烈，故能杀湿热所生之虫，较之黄芩、黄连力量益烈。近人乃不敢以入煎剂，盖不特畏其苦味难服，亦嫌其峻厉而避之也。然毒风恶癞，非此不除，今人但以为洗疮之用，恐未免因噎而废食耳。

【常用方剂】消风散、苦参地黄丸、苦参汤、苦参散。

第三节　消肿排脓类

皂角刺

【一般认识】本品辛温，具有活血消肿、下胞衣之功，以皂角刺烧为末，每日以黄酒送服3g，可治胎衣不下。现代研究以皂角刺水煎服可治疗急性扁桃体炎。

【皮科应用】本品有活血消肿、托毒排脓之功。主要用于痈疽疮毒初起或脓成不溃。比如在疮疡科中常用仙方活命饮，取皂角刺辛温之性，归肝胃经，能托毒消肿排脓，使脓成即溃，疼痛速减，主治一切疔、痈、疖、溃疡、痤疮、结节性红斑、结节性脂膜炎、变应性血管炎、肛周脓肿、睾丸炎。本品能泄血中风热风毒、祛风杀虫，又用于皮癣湿疹、疥癣麻风。若以米醋熬嫩刺针作浓煎外敷可治疮癣。配苦参治疠风癞疾、风癣风疮、瘙痒风屑；配蚌粉可治乳痈。

【剂量要点】水煎服，3~10g。外用适量，可用醋蒸取汁涂患处。

【各家论述】《医学入门》：皂刺，凡痈疽未破者，能开窍；已破者能引药达疮所，乃诸恶疮癣及疠风要药也。

《本草纲目》：皂荚刺治风杀虫，功与荚同，但其锐利直达病所为异耳。

《本草汇言》：皂荚刺，拔毒祛风。凡痈疽未成者，能引之以消散，将破者，能引之以出头，已溃者能引之以行脓。于痈毒药中为第一要剂。又泄血中风热风毒，故疠风药中亦推此药为开导前锋也。

《本草图经》：搜风，拔毒，消肿，排脓。治痈肿，疮毒，疠风，癣疮，胎衣不下。

《四川中药志》：治风热疮疹，并能通乳。

【常用方剂】仙方活命饮、托里消毒饮、止痛如神汤、祛风通经活络汤。

桔梗

【一般认识】桔梗是一味化痰药，具有辛散苦泄、开宣肺气、祛痰利气、排脓之功，用于治疗咳嗽痰多，胸闷不畅，肺痈吐脓，无论寒热皆可应用，又能宣肺泄邪以利咽开音，用于咽喉肿痛、失音。此外，本品又可宣开肺气而通二便，用治癃闭、便秘。

【皮科应用】用于疮疡脓成不溃。

【剂量要点】水煎服，3~10g。

【各家论述】《神农本草经》：主胸胁痛如刀刺，腹满肠鸣幽幽，惊恐悸气。

《珍珠囊药性赋》：其用有四，止咽痛，兼除鼻塞；利膈气，仍治肺痈；一为诸药之舟楫；一为肺部之引经。

《日华子本草》：下一切气，止霍乱转筋，心腹胀痛，补五劳，养气，除邪辟温，补虚消痰，祛癥瘕，养血排脓，补内漏及喉痹。

【常用方剂】托里消毒饮、香贝养荣汤、银翘散、桑菊饮、内疏黄连汤。

第四节　活血化瘀类

益母草

【一般认识】本品辛、苦微寒，主入血分，善活血调经，祛瘀通经，为妇产科要药，故名益母，常用于血滞经闭、痛经、经行不畅、产后恶露不尽、瘀滞腹痛，又能利水消肿，尤宜治水瘀互阻的水肿、小便不利及血热瘀滞之血淋尿血。本品有祛瘀通经之功，故又治跌打损伤瘀痛。

【皮科应用】本品能清热解毒、活血消肿，用于治疗疮痈肿毒，皮肤瘾疹。治疮痈疔肿用益母草茎叶，捣烂敷疮上，再绞取汁五合服之，即内消。可单用内服、外洗治皮肤瘾疹。配黄柏、蒲公英、苦参治疮痈肿毒、皮肤瘾疹。

【剂量要点】10~30g，水煎服；或熬膏，入丸剂。外用适量，捣敷或煎汤外洗。

【各家论述】《本草拾遗》：主浮肿下水，兼恶毒肿。

《本草纲目》：活血、破血、调经、解毒。治胎漏难产，胎衣不下，血晕，血风，血痛，崩中漏下，尿血，泻血，疳、痢、痔疾，打扑内损瘀血，大便、小便不通。

《神农本草经》：主瘾疹痒。

《唐本草》：敷疔肿，服汁使疔肿毒内消；又下子死腹中，主产后胀闷；诸杂毒肿，丹游等肿；取汁如豆滴耳中，主聤耳；中虺蛇毒，敷之。

《本草拾遗》：捣苗，敷乳痈恶肿痛者；又捣苗绞汁服，主浮肿下水，兼恶毒肿。

【常用方剂】养血祛风止痒汤。

丹参

【一般认识】丹参功善活血调经，能祛瘀生新而不伤正，为妇科调经常用药，用于月经不调、经闭痛经、癥瘕积聚、胸腹刺痛、热痹疼痛、心烦不眠、肝脾肿大、心绞痛。本品既可清热凉血，又可除烦安神，用于热病邪入心营之烦躁不寐，甚或神昏。

【皮科应用】丹参能凉血活血。又能清热消痈，可用于热毒瘀阻所致疮痈肿毒。丹参配苦参、蛇床子煎汤乘热外洗治风热、皮肤生暗斑、苦痒成疥。配金银花、连翘治疮痈肿毒。

【剂量要点】水煎服，5~15g，活血化瘀宜酒炙用，且量大，宜30g~45g。

【各家论述】《日华子本草》：养神定志，通利关脉……调妇人经脉不匀，血邪心烦；恶疮疥癣，瘿赘肿毒，丹毒；头痛，赤眼，热温狂闷。

《太平圣惠方》：治风热，皮肤生暗斑，苦痒成疥：丹参四两（锉），苦参四两（判），蛇床子三合（生用）。上药以水一斗五升，煎至七升，去滓，乘热洗之。

《肘后备急方》：热油火灼，除痛生肌：丹参八两（锉），以水微调，取羊脂二斤，煎三上三下，以涂疮上。

【常用方剂】丹参饮、滋阴除湿汤、清利通络止痛汤、祛疣软坚汤、养血祛风止痒汤、养血润肤饮、清营解毒汤、凉血消银汤、凉血祛风止痒汤。

第五节　虫类药

全蝎

【一般认识】本品辛、平、有毒，主入肝经，性善走窜，既平息肝风，又搜风通络，有良好的息风止痉之效，为治痉挛抽搐之要药。本品善于通络止痛，对风寒湿痹久治不愈，筋脉拘挛，甚则关节变形之顽痹，作用较佳。本品搜风通络止痛力较强，用治偏正头痛，单味研末吞服即有效。

【皮科应用】本品味辛，有毒，有散结、攻毒之功，可治疮疡肿毒、流痰、瘿瘤、瘰疬结核等。单用全蝎，香油炸黄内服，治疗流行性腮腺炎。

本品多作外敷用。如用全蝎、栀子，麻油煎黑去渣，人黄蜡为膏外敷，治疗诸疮肿毒。若焙焦研粉外用可治皮肤溃疡。活蝎入食用油中浸泡12小时后（浸泡时间愈长，效力愈强）涂抹此油于水火烫伤处，均很快止疼，短期结痂而愈。

近代用本品配伍蜈蚣、地龙、土鳖虫各等份，研末或水泛为丸服，以治淋巴结核、骨与关节结核等。配马钱子、半夏、五灵脂共为细末，制成片剂治流痰瘰疬、瘿瘤等证。

【剂量要点】煎服，3~6g。研末吞服，每次0.6~1g。外用适量。本品有毒，用量不宜过大。

【各家论述】《医学衷中参西录》：蝎子……专善解毒，消除一切疮疡。

《开宝本草》：疗诸风瘾疹，及中风半身不遂，口眼㖞斜，语涩，手足抽掣。

《外科真诠》：治阴囊湿痒成疮，浸淫汗出，状如疥癣。

【常用方剂】保安万灵丸、清利凉血解毒汤、七虫三黄汤。

乌梢蛇

【一般认识】本品甘平，归肝经，功能祛风、通络、止痉。本品性走窜，能搜风邪、透关节、通经络，常用于风湿痹证及中风半身不遂，尤宜于风湿顽痹，日久不愈者。本品入肝经，能祛风以定惊搐，而治小儿急慢惊风、破伤风。现代药理研究示乌梢蛇水煎液和醇提取液有抗炎、镇静、镇痛作用，治风寒湿所致关节、肌肉疼痛效果良好。

【皮科应用】本品善祛风又能解毒止痒，为皮肤科常用之品，可用治风瘙瘾疹、疥癣、皮肤不仁、顽痹诸风，又可治瘰疬、恶疮。乌梢蛇甘寒，无毒，乃搜剔之品，功擅祛风通络止痛，内走脏腑，外彻皮肤，能收一切皮肤风邪，皮肤粗糙顽厚，必借乌梢蛇之类搜剔窜透，方能使浊开凝开，经通络畅，邪去正复，加蝉蜕祛风止痒，更功其力。临床研究用乌梢蛇制成止敏片可用于治疗荨麻疹、湿疹、皮炎、皮肤瘙痒症、结节性痒疹及多形性红斑等。

配露蜂房增强祛风、攻毒、杀虫、通络之力，可治疗结节性痒疹；配枳壳、荷叶，可治干湿癣证；配白附子、大风子、白芷等以治麻风、疥癣；配全蝎、天南星、防风等，治风痹、手足缓弱、麻木拘挛、不能伸举。

【剂量要点】煎服，9~12g；研末，每次2~3g；或入丸剂、酒浸服。外用，适量。

【各家论述】《开宝本草》：主诸风瘙瘾疹，疥癣，皮肤不仁，顽痹诸风。

【常用方剂】乌蛇祛风汤、清利凉血解毒汤、七虫三黄汤、清热祛湿搜风汤。

僵蚕

【一般认识】僵蚕为平肝息风药，既能息风止痉，又能化痰定惊，可治惊痫抽搐、风热头痛、目赤、咽痛、风中经络、口眼㖞斜，亦治破伤风、角弓反张。

【皮科应用】本品味咸，能软坚散结，又兼化痰，故可用治痰核、瘰疬，亦可用治乳腺炎、流行性腮腺炎、疔疮痈肿等症。

白僵蚕有祛除黄褐斑、老年斑、晒斑的功效。用清水调白僵蚕粉成糊状，每晚用此敷脸，三十分钟清水洗净或翌晨洗去可治黄褐斑、老年斑。

配蝉蜕、薄荷治风疹、瘾疹、瘙痒症；配浙贝母、夏枯草、连翘等化痰散结药治痰核、瘰疬；配金银花、连翘、板蓝根、黄芩治乳腺炎、流行性腮腺炎、疔疮痈肿等症；与白附子、白芷、山柰、硼砂、石膏、滑石等为细末配成玉容散具有消斑润肤之功，用治黄褐斑等。

【剂量要点】煎服，5~9g。研末吞服，每次 1~1.5g。散风热宜生用，其他多制用。

【各家论述】《神农本草经》：主小儿惊痫，夜啼，去三虫，灭黑，令人面色好，男子阴疡病。

《本草纲目》：散风痰结核、瘰疬、头风、风虫齿痛、皮肤风疮、丹毒作痒……疗一切金疮，疔肿风痔……蜜和擦面，灭黑暗好颜色，或加白牵牛、白僵蚕末，水和掺之。

《圣惠方》：治风，遍身瘾疹，疼痛成疮。白僵蚕，焙令黄色，细研为末，酒服。

【常用方剂】玉容散、白僵蚕散、醒脾散。

蝉蜕

【一般认识】本品甘寒，可清热，质轻上浮，长于疏散肺经风热以宣肺利咽、开音疗哑，故尤为适宜用于风热感冒，温病初起，症见声音嘶哑或咽喉肿痛者。本品能疏散肝经风热而有明目退翳之功，故可用治风热上攻或肝火上炎之目赤肿痛、翳膜遮睛，又可凉肝息风止痉，故可用治小儿急慢惊风、破伤风。本品还常用以治疗小儿夜啼不安。现代研究证明，该药能镇静安神。现代研究发现其有免疫抑制和抗过敏作用。

【皮科应用】本品宣散透发，疏散风热，祛风透疹止痒，皮肤科常配荆芥、防风、苦参等用治风湿浸淫肌肤血脉的皮肤瘙痒。

【剂量要点】煎服，3~10g，或单味研末冲服。一般病证用量宜小，止痉则需大量。

【各家论述】《本草纲目》：蝉，主疗皆一切风热证，古人用身，后人用蜕，大抵治脏腑经络当用蝉身；治皮肤疮疡风热，当用蝉蜕。

《本草衍义》：治目昏翳。又水煎壳汁，治小儿出疮疹不快。

【常用方剂】消风散、乌蛇祛风汤、凉血消疹汤、凉血消银汤、祛风养血汤、解毒渗湿汤、解毒消斑汤、清热祛湿搜风汤。

蜈蚣

【一般认识】性温，味辛。归肝经。息风镇痉，攻毒散结，通络止痛。用治小儿惊风、抽搐痉挛、中风口歪、半身不遂、破伤风、风湿顽痹、关节疼痛、疮疡肿毒、瘰疬结核、毒蛇咬伤。现代药理研究显示本品具有抗炎、抗真菌、增强免疫及抗肿瘤等作用。

【皮科应用】本品具有攻毒散结的作用，皮肤科多用于治疗疮疡肿毒、瘰疬结核、毒蛇咬伤、带状疱疹。

治疮疡肿毒，瘰疬结核，同雄黄、猪胆汁配伍制膏，外敷恶疮肿毒，效果颇佳，如不二散（《拔萃方》）。治毒蛇咬伤，配黄连、大黄、生甘草等同用。

【剂量要点】用量3~5g，煎服或入丸、散；外用适量，研末调敷。有毒，用量不宜过大。血虚生风及孕妇禁用。

【各家论述】《本草纲目》：小儿惊痫风搐，脐风口噤、丹毒、秃疮、瘰疬、便毒、痔漏、蛇瘕、蛇瘴、蛇伤。

《医学衷中参西录》：蜈蚣，走窜主力最速，内而脏腑，外而经络，凡气血凝聚之处皆能开之。性有微毒，而转善解毒，凡一切疮疡诸毒皆能消之。

【常用方剂】逐风汤、蜈蚣星风散、蜈蚣散。

第六节　解毒杀虫类

蜂房

【一般认识】蜂房又名露蜂房，本品质轻且性善走窜，能祛风止痛、攻毒杀虫，用于风湿痹痛、牙痛、关节炎、骨髓炎，蜂房还可用治阳痿、喉痹，以及蛔虫、绦虫病等。临床研究显示本品可用于治疗化脓性感染、急性乳腺炎、神经性皮炎、牙痛等多种疾病，疗效满意。

【皮科应用】本品能攻毒杀虫，攻坚破积，为外科常用之品，可疗疮疡肿毒、乳痈、瘰疬、癌肿。蜂房性善走窜，能祛风止痛、止痒，故常用于治风疹瘙痒、顽癣瘙痒，与乌梢蛇二药配用可增强祛风、攻毒、杀虫、通络之力，用治结节性痒疹。与生南星、生草乌、白矾、赤小豆共为细末，淡醋调涂治疮肿初发；又以此为末，调猪脂涂擦，治头上疮；若与川乌、草乌同用，用酒浸泡外涂痛处可治风湿痛痛。配伍蝉蜕治风疹瘙痒；配蛇蜕、黄芪、黄丹、玄参等为膏外用，可治瘰疬；配莪术、全蝎、僵蚕治癌肿。

【剂量要点】内服，3~5g，外用适量，研末用油调敷或煎水漱口，或熏洗患处。

【各家论述】《名医别录》：治恶疽、附骨疽。

《本草纲目》：露蜂房阳明药也。外科齿科及他病用之者，亦皆取其以毒攻毒，兼杀虫之功耳。

《神农本草经》：主惊痫瘛疭，寒热邪气，癫疾，肠痔。

《日华子本草》：治牙齿疼，痢疾，乳痈，蜂叮，恶疮。

《梅师集验方》：治风瘾疹：以水煮蜂房取二升，入芒硝敷上，日五度。即瘥。

《千金要方》：治蜂螫人，露蜂房末，猪膏和敷之。

【常用方剂】祛疣软坚汤、清解燥湿汤、七虫三黄汤、紫红膏。

大蒜

【一般认识】大蒜不仅可作调味料、蔬菜食用，而且可入药，是著名的食药两用植物，大蒜具有多方面的生物活性，可防治心血管疾病、抗肿瘤及抗病原微生物等。大蒜解毒杀虫、消肿、止痢，可单独或配伍入复方中用治痢疾、泄泻、肺痨、顿咳等。大蒜又具有温中健胃，消食理气作用而治脘腹冷痛、食欲减退或饮食不消。

【皮科应用】大蒜外用或内服，均有良好的解毒、杀虫、消肿作用，用治痈肿疔毒、疥癣。治疮疖初发，可用独头蒜切片贴肿处，亦常用大蒜切片外擦或捣烂外敷，治疗皮肤或头癣瘙痒。

【剂量要点】外用适量，捣敷，切片擦或隔蒜灸。内服 5~10g，或生食，或制成糖浆服。

【各家论述】《名医别录》：散痈肿猛疽，除风邪，杀毒气。

《本草纲目》：其气熏烈，能通五脏，达诸窍，去寒湿，辟邪恶，消痈肿，化藏积肉食，此其功也。

硫黄

【一般认识】性温，味酸，有毒。归肾经、大肠经。外用解毒杀虫疗疮，内服补火助阳通便。外用治疗疥癣、秃疮、阴疽恶疮；内用可治阳痿足冷、虚喘冷哮、虚寒便秘。

【皮科应用】本品用于皮肤疾病，一般外用。其解毒杀虫止痒力强，故多用于癣、湿疹等皮肤瘙痒病证，尤为治疗疥疮的要药。此外，还可用于疣目、白癜风、疮疡粉刺、酒渣鼻等。现代药理研究显示本品主要含硫，另杂有砷、硒、铁、碲等成分，硫与皮肤接触，产生硫化氢及五硫黄酸，从而有溶解角质，杀疥虫、细菌、真菌作用。

本品性温而燥，有解毒杀虫，燥湿止痒之功，尤为治疗疥疮的要药。如《肘后备急方》治疗，即单取硫黄为末，麻油调涂用；或配伍风化石灰、铅丹、腻粉研末，猪油调涂治疥疮。治顽癣瘙痒，可与轻粉、斑蝥、冰片为末，同香油、面粉为膏，涂敷患处。本品解毒力强，治疮痈，可与荞麦面、白面为末贴敷患处。治粉刺，可与白僵蚕、杏仁等研粉外用。治酒渣鼻，与大黄配伍，研末外涂。本品既解毒杀虫，又可消除疣目，可单用外敷。

【剂量要点】外用适量，研末油调涂敷患处。内服1.5~3g，炮制后入丸散服。

【各家论述】《神农本草经》：主妇人阴蚀，疽痔，恶血，坚筋骨，除头疮。

《药性论》：生用治疥癣。

【常用方剂】颠倒散、金液丹、还阳散、半硫丸、如圣散。

第七节　补阳药

补骨脂

【一般认识】本品补肾壮阳、固精缩尿、温脾止泻、纳气平喘，用治肾虚阳痿、遗精、遗尿、尿频、腰膝冷痛、小儿遗尿，以及脾肾阳虚引起的五更泄泻、肾不纳气之虚寒喘咳。

【皮科应用】外用治白癜风、斑秃、银屑病等。以补骨脂配成20%~30%酊剂涂患处用于白癜风、扁平疣、斑秃、神经性皮炎、瘙痒症、银屑病等。治白癜风可外用补骨脂与肉桂粉加白酒调制的药水，用棉签蘸药水后甩干，从病灶中间向外涂抹，不过边界。

【剂量要点】6~9g。外用 20%~30% 酊剂涂患处。

【各家论述】《药性论》：治男子腰疼、膝冷、囊湿，逐诸冷顽痹、止小便利、腹中冷。

【常用方剂】四神丸、补骨脂丸。

第八节　利湿止痒药

地肤子

【一般认识】本品能清利湿热而通淋，用于膀胱湿热，小便不利，淋漓涩痛。

【皮科应用】本品能清除皮肤中之湿热与风邪而止痒，治疗风疹、湿疹、外阴湿痒、湿热带下。本品清热利湿、止痒，煎汤外洗患处治疗红斑渗出的急性湿疹，及下焦湿热之外阴湿痒者。

配白鲜皮、蝉蜕、黄柏治风疹，湿疹；配黄柏、苍术治湿热带下；配白鲜皮、藿香、苦参等外用湿敷多用于红斑渗出的急性湿疹。

【剂量要点】煎服，9~15g。外用 10~30g。

【各家论述】《滇南本草》：利膀胱小便积热，洗皮肤之风，疗妇人诸经客热，清利胎热，妇人湿热带下用之良。

《济生方》：用于治膀胱湿热，小便不利：与木通、瞿麦、冬葵子等同用，如地肤子汤。

【常用方剂】祛风养血汤、解毒渗湿汤、清解除湿汤、凉血祛风止痒汤、清热祛湿搜风汤、苦参汤。

第九节　安神止痒药

首乌藤

【一般认识】本品能补养阴血，养心安神，用治心神不宁、失眠多梦，又能养血祛风，通经活络止痛，用治血虚身痛、风湿痹痛。

【皮科应用】本品有祛风湿止痒之功。煎汤外洗可治瘾疹、疥疮、癣、皮肤瘙痒症等，临床报道单用本品外洗治疥疮效佳。

配蝉蜕、地肤子、蛇床子等同用，煎汤外洗治皮肤瘙痒症。

【剂量要点】9~15g，常用至30g。

【各家论述】《本草纲目》：风疮疥癣作痒，煎汤洗浴，甚效。

《安徽药材》：消痈肿、瘰疬和痔疮。

第十节　止血药

侧柏叶

【一般认识】本品凉血止血，又能收涩止血，善清血热，为各种出血病证之要药，治血热妄行之吐血、衄血、咯血、便血、崩漏下血。本品又能止咳化痰用治肺热咳嗽。

【皮科应用】本品有生发、乌发之效，可用治血热脱发、须发早白。侧柏叶为"补阴之要药"，其性多燥，久得之，最益脾土，大滋其肺，有凉血活血、疏风清热解毒之功，能生须发，并可防养血滋阴生发之品过于阴柔滋腻碍脾之弊，古今多用此药治疗脱发。煎水洗、捣敷或研末调敷可治水火烫伤，鲜侧柏叶浸泡于75%乙醇配成25%~30%洗液，7天后滤出备用，用时将药液涂于脱发部位，每日3次擦头皮，治疗秃发。侧柏叶适量，洗净捣烂，加鸡蛋白调成泥状外敷，每天换药2次可治流行性腮腺炎。鲜品煎汤先熏后洗可治鹅掌风。

【剂量要点】煎服，6~12g，内服量不宜大，因多食亦能倒胃。外用适量。止血多炒炭用，化痰止咳宜生用。

【各家论述】《孙真人食》：以本品为末，和油涂之，治头发不生。

《备急千金要方》：以生相叶、附子研末，面为入中洗头，治脱发。

《本草行义补遗》：黑润发。

《名医别录》：称为补益，似属未是，但涂烫火伤损，生肌杀虫，灸罨冻疮，汁染须发最佳。

《本草正》：善清血凉血，去湿热湿痹，骨节疼痛。捣烂可敷火丹，散疰腮肿痛热毒。

【常用方剂】首乌侧柏生发汤、侧柏叶酊。

第十一节　拔毒生肌药

砒霜

【一般认识】砒霜辛酸，热，有毒。入脾、肺、胃、大肠经。具有蚀疮去腐、杀虫、劫痰、截疟之功效。常用于治寒痰哮喘、疟疾、休息痢、梅毒、痔疮、瘰疬、走马牙疳、癣疮、溃疡腐肉不脱。现代药理研究显示本品对皮肤、黏膜有强烈腐蚀作用，能杀灭细菌、疟原虫、阿米巴原虫及螺旋体，还可杀灭活体细胞。

【皮科应用】本品用于皮肤疾病，一般外用。其具有蚀疮腐蚀、杀虫解毒的功效。用于治疗带状疱疹、湿疹、疮疡肿毒、丹毒、皮肤真菌类疾病、银屑病、白癜风、鸡眼，以及毒虫咬伤、疥疮等。

药用砒霜配明矾、雄黄、乳香，共研细末，制成锭剂，直接插入漏管窦道处，可起祛腐生肌敛疮之效。砒霜配水银、净火硝、白矾、朱砂、雄精、硼砂、皂矾、食盐炼制成丹药，可治"肿疡脓成不穿，溃疡毒根坚硬如石"。药用雄黄、白矾两味，研末茶清调化患处，可以治疗风湿诸疮、红肿痒痛、疥、癣，并治蜘蛛蜇伤。

【剂量要点】内服：入丸、散，1~5mg。外用：研末撒或调敷，或入膏药中贴之。

【各家论述】《日华子本草》：治妇人血气冲心痛，落胎。

《开宝本草》：主诸疟，风痰在胸膈，可作吐药。

《本草蒙筌》：截疟除吼，膈上风痰可吐；溃坚磨积，腹内宿食能消。

《医学入门》：主恶疮瘰疬，腐肉，和诸药敷之，自然蚀落。又治蛇尿着人手足，肿痛肉烂，指节脱落。为末，以胶清调涂。

《本草纲目》：蚀痈疽败肉，枯痔，杀虫。

《玉楸药解》：治寒痰冷癖，久疟积痢，疗痔漏瘰疬，心疼哅喘，蚀痈疽腐肉，平走马牙疳。

【常用方剂】砒霜膏、砒霜散、白降丹、二味拔毒散。

轻粉

【一般认识】辛，寒，有毒。归大肠、小肠经。外用杀虫，攻毒，敛疮；内服祛痰消积，逐水通便。外治用于疥疮，顽癣，臁疮，梅毒，疮疡，湿疹；内服用于痰涎积滞，水肿鼓胀，二便不利。

【皮科应用】本品用于皮肤疾病，一般外用。用于疥疮、顽癣、臁疮、梅毒、疮疡、湿疹。现代药理研究显示轻粉外用有杀菌作用，尤其对各种皮肤真菌有不同程度的抑制作用。

治诸疥疮用轻粉五钱匕，吴茱萸一两，赤小豆四十九粒，白蒺藜一两，白芜荑仁半两，石硫黄少许。上六味，捣研为散，令匀。每用生油调药半钱匕，于手心内摩热后，遍揩周身有疥处，便睡。（《圣济总录》神捷散）

治人面上湿癣用轻粉、斑蝥（去翅、足）。上研细，用温水以鸡翎扫之周围（《普济方》轻粉散）。治小儿生癣用猪脂和轻粉抹之。（《仁斋直指方》）

治小儿头疮用葱汁调腻粉涂之。（《濒湖集简方》）

治风虫牙疳，脓血有虫用轻粉一钱，黄连一两，为末掺之。（《普济方》）

治杨梅疮癣用汞粉、大风子肉，等份为末，涂之。（《岭南卫生方》）

治杨梅疮毒用轻粉、胡桃仁、槐花（炒，研）、红枣肉各二钱（轻粉宜减量），捣丸，分作三服，初日鸡汤下，二日酒下，三日茶下，三日服尽。（《杨诚经验方》）

治下疳阴疮用轻粉末干掺之。（《积善堂经验方》）

治臁疮不合用轻粉五分，黄蜡一两。以粉掺纸上，以蜡铺之，敷在疮上，黄水出。（《永类钤方》）

【剂量要点】外用适量，研末掺敷患处；内服每次0.1~0.2g，1日1~2次，多入丸剂或装胶囊服，服后漱口。本品有毒，不可过量；内服慎用；孕妇禁服。

【各家论述】《本草纲目》：水银乃至阴毒物，因火煅丹砂而出，加以盐矾炼而为轻粉，加以硫黄升而为银朱，轻飞灵变，化纯阴为燥烈，其性走而不守，善劫痰涎，消积滞，故水肿风痰湿热毒疮，被劫涎从齿龈而出，邪郁为之暂开，而疾因之亦愈。若服之过剂，或不得法，则毒气被蒸，深入经络筋骨，莫之能出，痰涎既去，血液耗亡，筋失所养，营卫不从，变为筋挛骨痛，发为痈肿疳漏，或手足皲裂，虫癣顽痹，经年累月，遂成废痼，其害无穷。陈文中言，轻粉下痰而损心气，小儿不可轻用，伤脾败阳，必变他证，初生尤宜慎之。

《本草经疏》：凡闭结由于血虚不能润泽；小儿疳病，脾胃两虚；小儿慢惊，痰涎壅上；杨梅结毒，发于气虚久病之人，咸不宜服……水银粉，疗体与水银相似，第其性稍轻浮尔。大肠热燥则不通，小儿疳病，因多食甘肥，肠胃结滞所致，辛凉总除肠胃积滞热结，故主之也。其主瘰疮疥癣虫及鼻上酒渣风疮瘙痒者，皆从外治，无非取其除热杀虫之功耳。

【常用方剂】神捷散、轻粉散。

铅丹

【一般认识】味辛，性微寒；归心、肝经。外用拔毒生肌，杀虫止痒；内服坠痰镇惊，攻毒截疟。主要用于痈疽疮疡、湿疹癣疮、惊痫癫狂、疟疾等。现代药理研究显示本品能直接杀灭细菌、寄生虫，并有抑制黏膜分泌作用。

【皮科应用】本品用于皮肤疾病，一般外用，治疮疡肿毒，创伤出血，烧烫伤。

治痈疽发背，疼痛不止，大渴闷乱，肿硬不消用黄丹七两，蜡二三两，白蔹二两（锉），杏仁三两（汤浸，去皮、尖、双仁，研），乳香二两（末），黄连一二两（锉），生油一升。上药白蔹、杏仁、黄连以生锦袋盛，入油慢火熬半日，滤出，下黄丹，以柳木篦搅，候变黑膏，入蜡、乳香更熬，硬软得所，用瓷盒内盛，故帛摊贴，日二换之。（《圣惠方》黄丹膏）

治破伤水入，肿溃不愈用铅丹、蛤粉等分。上同炒变色。掺疮上，水即出渐愈。（《圣济总录》铅丹散）

治外痔用黄丹、滑石各等份，上为细末。新汲水调涂，日三五次以上。（《婴童百问》丹石散）

治烫火伤用黄丹一两，潮脑五钱，为末，以蜜调匀，涂于伤处。（《疡医大全》）

【剂量要点】内服：每日 0.15~0.3g，入丸、散，时间不能超过 2 周。外用：适量，研末撒，调敷；或熬膏敷贴，每次不得超过 20g，用药范围应小于 30cm。

【各家论述】《本草衍义补遗》：丹出于铅而曰无毒，又曰凉，予观窃有疑焉。曾见中年一妇人，因多子，于月内服铅丹二两，四肢冰冷强直，食不入口。时正仲冬，急服理中汤加附子，数帖而安，谓之凉而无毒可乎？

《本章纲目》：铅丹，体重而性沉，味兼盐、矾，走血分，能坠痰去怯，故治惊痫癫狂，吐逆反胃。能消积杀虫，故治疳疾、下痢、疟疾有实积。能解热拔毒，长肉去瘀，故治恶疮肿毒，及入膏药，为外科必用之物也。

【常用方剂】黄丹膏、铅丹散、丹石散、桃红散、丹粉散、大效金丝膏、铅丹膏、驱风散。

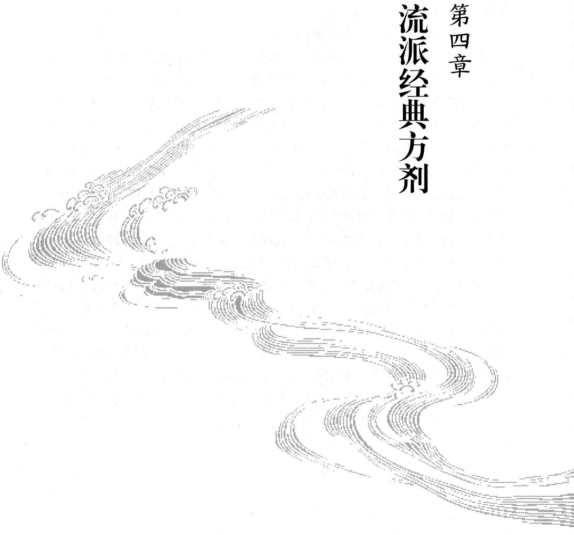

第四章

流派经典方剂

第一节　清热解毒系列

仙方活命饮

【组成】穿山甲、皂角刺、金银花、当归、赤芍、白芷、浙贝母、天花粉、防风、陈皮、乳香、没药、甘草。

【功效】清热解毒，消肿溃坚，活血止痛。

【主治】疔、痈、疖、痤疮、结节性红斑、结节性脂膜炎、变应性血管炎、肛周脓肿、睾丸炎、慢性骨髓炎、穿孔性阑尾炎术后脓肿等。

【组方特色】本方出自《校注妇人良方》。方中金银花味苦，性寒，归肺、心、胃经，善清热解毒、疗疔治疮，为疮疡之圣药，乃方中之主，而重用为君；当归味甘、辛，性温，归心、肝、脾经，功能补血活血、止痛、润肠通便；赤芍味苦，性微寒，归肝、脾经，功能清热凉血、活血祛瘀；乳香味辛、苦，性温，归心、肝、脾经，功能活血行气止痛、消肿生肌；没药味苦、辛，性平，归肝经，能散瘀止痛，消肿生肌；陈皮味辛、苦，性温，归脾、肺经，功能健脾和胃、行气宽中、降逆化痰。金银花性寒而凝滞收引，易致气滞血瘀，结肿难散。五药相伍能行气活血、散瘀止痛，既能制金银花之寒性，又能消肿止痛。白芷味辛，微苦，性温，归肺、脾、胃经，功能祛风止痛、消肿排脓；防风味辛，甘，性微温，归膀胱、肺、脾经，功能祛风胜湿、止痛。两药合用解表通滞散结，使邪有出路。浙贝母味苦，性寒，归肺、心经，功能清热化痰、散结；天花粉味甘、微苦，性微寒，归肺、胃经，功能清热泻火、消肿排脓。两药合用能清热、化痰、散结，防气滞痰聚。穿山甲味咸、性微寒，归肝、胃经，功能活血通络、消肿排脓、通经下乳；皂角刺味辛，性温，归肝、胃经，功能托毒、消肿、排脓，合用能通行经络、透脓溃坚，使脓成即溃，疼痛速减。甘草味甘，性平，入肺、胃经，功能清热解毒、调和诸药。合方通治阳证肿毒，于清热解毒之中，伍以行气活血，消肿止痛之品。《外科启玄》载："治痈疽发背脑痈等疮，已成未成，万不失一。"

【方证要点】本方对体实者的各种疮疡肿毒阳证、实证者最为相宜，而对气血不足或阴虚血弱而引起的阴疽等不宜用。具体方证要点知下。

（1）体格壮实。

（2）起病较急。

（3）红肿灼痛或者身热凛寒。

（4）脉数有力，苔薄白或黄。

【加减变化】热毒炽盛者，可与五味消毒饮配合使用，加强清热解毒之功效；疮小且浅，或疮破脓出者，可去穿山甲、皂角刺；疼痛不明显者，去乳香、没药；血热较甚者，可加生地黄、牡丹皮以凉血、解毒、散瘀；脓出不畅且多者，可加桔梗，促进排脓；痤疮结节者，可与二陈汤相伍使用，增强化痰散结之力。还可根据不同患病部位，适当加入引经药，如手部加桑枝、防己；头面部，加蝉蜕；胁部，加柴胡；下半身，加川牛膝。

【使用禁忌】若痈肿已溃破，断不可用；阴证疮疡禁用；脾胃虚弱，气血不足者均应慎用。

【经典医案】刘某，男，27岁。2019年3月20日初诊。

现病史：患者于十几天前发现右背部生1个米粒大肿物，周围灼热，轻度痛痒，未重视。3天后肿块逐渐扩大，疼痛波及右侧肩背，右手臂伸举活动亦受影响，并伴见发热畏寒，朝轻暮重，口渴，胸闷，呕恶，饮食略减，大便干，小便赤。曾口服抗生素，病情未能控制，遂来就诊。

查体：右上背部有鲜红、平塌、不高、坚硬的肿块，范围10cm×12cm，疮顶有数枚粟粒样疮头，中央溃破并有腐肉存在，溃口排出少量黄稠脓液，四周根脚较硬，有明显压痛，且有灼热感。体温38.2℃。

脉象：滑数。

舌象：舌红，苔薄黄而腻。

西医诊断：背部蜂窝织炎。

中医诊断：右上搭手。

中医辨证：湿热壅毒，营卫失和。

治则：清热化浊，和营托毒。

处方：仙方活命饮加减。

金银花15g	连翘12g	当归6g	赤芍15g
白芷6g	浙贝母9g	炮穿山甲5g	炒皂刺9g
厚朴9g	赤苓15g	炒山栀15g	重楼9g
乳香3g	没药3g	防风6g	陈皮5g
酒大黄6g	车前草15g		

外用：九一丹药捻插入疮口，大成散膏外敷。

二诊：疮顶已见红而高突，且有热感。溃破连成疮面，疮口腐肉已脱，但未脱尽，脓毒外泄较畅，肿痛得缓。表证已解，二便自如，热势大减，但湿热蕴不化，饮食不馨，舌红苔白腻，脉弦近数，治宜守前法化裁追之。照前方去酒大黄、车前草、乳香、没药，并把炮穿山甲改为穿山甲碳 3g，炒皂刺改为皂刺炭 5g，加鸡内金 12g、薏苡仁 30g、白术 9g、甘草 3g。生肌玉红膏外敷，每日早晚各换药 1 次。

三诊：患者患处疮口脓腐已净，新肉始长，四周肿势缩退，疼痛已轻，饮食渐佳，舌红苔腻未化。治之宜守前方去重楼加丝瓜络 9g，续服 7 剂。服法同上。外用药同上。因周围皮肤部分仍见不粘连，故嘱用厚纱布棉垫压迫促使空腔闭合，来促进局部疮面早日愈合。

四诊：患者照上方又追服 7 剂后，患处疮面完全愈合，肿块全部消除，一切恢复正常，前后共服 26 剂告愈。以后随访半年无复发。

柴胡清肝汤

【组成】川芎、当归、赤芍、生地黄、柴胡、黄芩、栀子、连翘，牛蒡子、天花粉、防风、甘草。

【功效】养血清火，疏肝散结。

【主治】凡肝、胆、三焦风热火毒而致的相关疾病均可试用。临床上常用于痤疮、带状疱疹、腮腺炎、肋间神经痛、牙痛、淋巴结炎等。

【组方特色】本方出自《医宗金鉴·外科心法要诀》，用治痈疽疮疡，由肝火而成者。本方可养血清火，疏肝散结。肝气郁结，致患鬓疽，初起尚未成脓者，毋论阴阳表里，俱可服之。方中柴胡入肝经，配赤芍、川芎疏肝解郁；黄芩，连翘清郁消痤散结；天花粉、生地黄凉血滋阴生津；当归活血养血，与清热解毒之品合用具有排脓生肌之功效。

【方证要点】本为用于治疗血虚火动，肝气郁结，如肝胆火热，瘀阻经脉，热灼皮肤，红肿疱疹；还可用于治疗肝火上逆、化火生风、风火相扰所致的眩晕、呕吐、耳鸣、耳聋。具体方证要点如下。

（1）口苦口干。

（2）小便色黄。

（3）急、慢性皮损，色红。

（4）脉弦或数，舌红，苔黄。

【加减变化】本方原书记载为"柴胡清肝治怒证，宜血疏通解毒良"。肖定远尊古而不泥古，发煌古意，拓用新法，在原方基础上加减应用于皮肤科疾病，如对粉刺、蛇串疮、白疕、瘾疹、瓜藤缠等的治疗，均取得满意疗效。肝胆火盛者，可去川芎、当归，加龙胆草，加强清肝泻火之力；肝胆湿热盛者，可去四物汤、牛蒡子，加龙胆草、车前草，增清肝利湿通淋之功；囊肿结节者，可加二陈汤、白芷、浙贝母，以化痰，散结，消肿：胁肋胀痛者，改赤芍为白芍，加枳壳、甘草，以行气、缓急、止痛；胃火牙痛者，可加黄芩、黄连，加强清热解毒之功。

【使用禁忌】脾胃虚弱，平素体寒者应慎用。

【经典医案】钟某，男，32岁。2019年4月4日初诊。

主诉：右侧胸部肿物，伴热痛4天。

现病史：2019年3月30日，因长期无业在家，处境困难，心情忧郁，致右胸部第6、第7肋间脓肿，波及腋中线红而热痛，不得安宁，且伴有畏寒身热之症。心烦，头痛，口苦咽干，夜寐欠宁，饮食一般，大便干，小便黄赤。特来诊治。

查体：体温37.8℃，右胸第6、第7肋连及腋中线部位暴生1个肿块。皮色不变，按之有热感，推之可动，压之疼痛，同时右手臂活动欠灵活。

脉象：舌红苔薄黄。

西医诊断：肋间急性脓肿。

中医辨证：肝郁痰火，热毒炽盛。

治则：清肝解郁，解毒消肿。

处方：柴胡清肝汤加减。

川芎 9g	当归 12g	白芍 9g	生地黄 12g
柴胡 9g	黄芩 9g	牛蒡子 9g	栀子 12g
连翘 9g	防风 12g	天花粉 9g	香附 6g
金银花 6g	酒大黄 3g	车前草 12g	首乌藤 18g
夏枯草 6g	枳壳 6g		

外用加味金黄散调蜜，水敷患处。

二诊：疮肿停止扩大，疼痛已减，体温恢复正常。心烦已解，夜寐饮食自调，二便自如。舌红苔黄微腻，脉弦。上方已见效果，故守前法化裁追之。照前方去车前草、首乌藤、防风、连翘、栀子，加白芷6g、浙贝母6g、陈皮5g、丝瓜络12g，续服7剂。服法同上。外用药照旧。

三诊：肿块消失，疼痛已解，心情舒畅，余无他见。一切恢复正常。

内疏黄连汤

【组成】山栀子、连翘、薄荷、黄芩、黄连、桔梗、甘草、酒大黄、当归、赤芍、木香、槟榔。

【功效】通二便，除里热。

【主治】用于治疗痈疽热毒在里、肿硬木闷、根盘深大、烦热、大便秘结。

【组方特色】本方出自清代吴谦《医宗金鉴·外科心法要诀》。方中的大黄、黄芩、黄连、山栀子泻火解毒，清热燥湿，荡涤积滞，凉血散瘀；连翘、薄荷清热解毒，消痈散结；木香、槟榔理气止痛消滞；桔梗开提肺气，祛痰排脓；当归、赤芍补血活血，养阴滑肠；甘草和中解毒，调和诸药。合方具有通二便，清肠热之功。

【方证要点】用治痈疽热毒在里、痈疽肿硬、壮热烦渴、腹胀便秘，属阳实证者。在临床上，不论是哪一种急性皮肤疾患，只要有口渴引饮、溲赤便干等实热见证，如丹毒、疮疡初期，疔、疖、急性乳腺炎、急性扁桃体炎等，即可用内疏黄连汤加减以通里泻火。具体方证要点如下。

（1）体格壮实。

（2）起病较急。

（3）红肿灼痛或肿硬。

（4）大便秘结。

（5）苔黄腻或黄糙，脉洪大或沉数有力者。

【加减变化】热毒炽盛者，可与五味消毒饮配合使用，加强清热解毒之功效；血热较甚者，可加生地黄、牡丹皮，凉血解毒散瘀；脓出不畅且多者，可加桔梗，促进排脓；痤疮结节者，可与二陈汤相伍使用，增强化痰散结之力。还可根据不同部位，适当加入引经药，如手部可加桑枝、防己，头面部加蝉蜕，胁部加柴胡，下半身加川牛膝。

【使用禁忌】脾胃虚弱，大便稀溏者禁用。

【经典医案】王某，男，12岁。2019年6月25日初诊。

主诉：全身多处红斑伴瘙痒10年。

现病史：患儿自1岁多起开始出现皮损反复发作，天热、汗出后加重，多家医院内外用药治疗无效。辰下见四肢屈侧、颈部、眼睑、胸腹背部等处皮肤红斑丘疹、干燥脱屑、粗糙、肥厚呈苔藓化，伴明显瘙痒，局部可见散在抓痕血痂，少许糜烂渗液，精神疲倦，乏力，口稍干不苦，烦躁，纳一般，眠差，大便5日1行、干结，小便黄。

查体：眼周、颈部、躯干、上臂、下肢皮肤干燥脱屑。皮脊隆起，皮沟加深，抚之皮肤增厚粗糙。伴见抓痕，部分结血痂。未见水疱、糜烂、渗液。

脉象：弦细数。

舌象：舌淡红，苔薄黄稍腻。

西医诊断：特应性皮炎。

中医诊断：四弯风。

中医辨证：热结于内，化燥生风。

治则：通腑泄热，疏风止痒。

处方：内疏黄连汤加减。

栀子 9g	连翘 6g	薄荷 3g	黄芩 6g
黄连 3g	桔梗 9g	甘草 3g	酒大黄 6g
当归 5g	赤芍 9g	木香 5g	槟榔 9g

外用复方紫草油（院内制剂）。

二诊：服上方1剂后，大便3次，瘙痒明显减轻，当夜即能入睡。3剂后，症状较前明显好转，红斑皮疹颜色变暗，瘙痒较前缓解，纳眠尚可，大便干，舌淡红，苔薄黄，脉细弦。中病即止，改龙胆泻肝汤加养阴凉血、祛风止痒之品，辨证调治2个多月，症状明显改善。

六神丸

【组成】牛黄、麝香、蟾酥、雄黄、珍珠、冰片等六味。

【功效】清热解毒，消肿止痛，敛疮生肌。

【主治】用治烂喉丹痧、口疮、口腔溃疡、咽喉肿痛、喉风喉痛、单双乳蛾、小儿热疖、痈疡疔疮、乳痈发背、无名肿毒等热毒壅盛病证。

【组方特色】六神丸是来源于《雷允上诵芬堂方》，是我国著名的传统国药精粹，主要由牛黄、麝香、蟾蜍、雄黄、珍珠、冰片6味中药组成，具有清凉、解毒、消炎止痛、敛疮生肌的功效。方中牛黄能清心开窍，清热解毒；珍珠具有解毒生肌的作用，两药合用，清热解毒、化腐生肌作用增强，共为君药。臣以蟾酥、雄黄解毒除秽，散结止痛。佐以冰片、麝香芳香走窜，活血消肿止痛。全方配伍，共奏清热解毒、消肿止痛、敛疮生肌的功效。

【方证要点】本方对于肝火旺盛、湿热内蕴或外感毒邪，致使湿热火毒蕴积肌肤而成的疾病，即根本病机为热毒壅盛导致的一切疾病均能使用，如烂喉丹痧、口疮、口腔溃疡、咽喉肿痛、喉风喉痛、单双乳蛾、小儿热疖、痈疡疔疮、乳痈发背、无名肿毒等病证。具体方证要点如下。

（1）起病较急，发病迅速。

（2）皮损多红热赤肿，伴灼热疼痛。

（3）身热炽盛，口干舌干。

（4）小便黄赤，大便干结。

（5）舌红，苔黄，脉数。

【加减变化】对于湿重于热型，临床多见自觉身体沉重乏力，伴纳谷不香或恶心呕吐，或小便不利者，则加用清热祛湿之品，如加萆薢祛水湿、分清浊；泽兰走血分、治水肿、除痛毒；泽泻善"渗湿热，行痰饮"，与牛膝合用，又可泻相火，保真阴。对于热重于湿型，临床多见患处局部红赤肿胀，灼热疼痛，甚者可见水疱、紫斑者，则加用黄芩、黄柏之类直折火势以泻相火而除蒸，牡丹皮、赤芍、虎杖之类走血分以散疮疡而凉血。表证甚者，临床多见病起突然，恶寒发热，头痛频作，酌加牛蒡子、荆芥之品除风伤、解肿毒、消疮疡。肿胀甚者，临床多见下肢皮肤肿胀，兼及全身浮肿，甚则已成大脚风者，加用防己、猪苓之品苦以燥湿、寒以清热，以泄丹毒血分湿热。

【使用禁忌】服用本方时注意清淡饮食，忌食辛辣厚腻之品；孕妇慎用，儿童与老年人酌情减量。

【经典医案】王某，男，56岁。2018年12月11日初诊。

主诉：左下肢坏死性溃疡伴疼痛1月余。

现病史：患者1个月前因被电动车剐蹭后，左下肢出现开放性伤口，伴疼痛。曾就诊外院，予多次清创及换药治疗后，伤口始终无法愈合，近日来左下肢出现肿胀，局部皮肤微红，伴灼热疼痛。左下肢疮面晦暗，脓水浸淫，秽臭难闻。辰下症见患者行走困难，疼痛甚，午后常乏力汗出，身热不扬，口渴不喜饮，小便黄赤，大便时干时稀。

查体：左下肢小腿肿胀，可见一疮面，大小约4.0cm×6.0cm，形态不规则，疮面腐暗，脓水浸淫，秽臭难闻，疮周漫肿，皮肤色红，皮温稍高。

脉象：脉濡滑。

舌象：舌红，苔黄微腻。

西医诊断：下肢慢性溃疡。

中医诊断：臁疮。

中医辨证：湿热下注证。

治则：清热利湿，和营消肿。

处方：五神汤加减。

茯苓30g	金银花90g	牛膝15g	车前子30g
紫花地丁30g	苍术10g	黄柏9g	白术10g
泽泻10g	赤芍9g	丹参20g	薏苡仁20g

水煎服，每日1剂，连服七剂。外用予六神丸40粒研末，以水调匀后涂敷于左下肢溃处疡，3次/天，4小时/次，持续治7天。

二诊：中医内服外洗配合治疗1周后，患者溃疡处痛减，脓液转稠。故守前方，加乳香 3g、没药 3g、鸡血藤 30g，以加强清热利湿、活血消肿之效。继以前法外治。

三诊：中医内外调治 14 剂后，疮面范围缩小，疮周红肿消退，灼热痛明显缓解，疮面干燥，未再流脓水。故暂停六神丸外用，改用生肌散外敷疮面。内服药同上方，去金银花、紫花地丁、黄柏等苦寒之品，加黄芪 6g、北沙参 10g、玄参 10g 以益气健脾，托毒外出。继服 14 剂。

四诊：患者中药内服外敷 1 月余，疮面已大致愈合，疮周红肿全消，灼热痛消失，能正常行走站立。继续口服中药 7 剂以巩固疗效。嘱其近月来多在家休养，避免长久站立及远足。半年后患者来院复查，左下肢溃疡已完全愈合，未再复发。

犀角地黄汤合四紫汤加减

【组成】水牛角、生地黄、白芍、牡丹皮、紫浮萍、紫草、紫背天葵、紫花地丁。

【功效】清泻心火，解毒凉血。

【主治】心火上炎导致的痤疮。

【组方特色】《素问·至真要大论》曰："诸痛痒疮，皆属于心。"《素问吴注》曰："热甚则痛，热微则痒，疮则热灼之所致也。故火燔肌肉，近则痛，远则痒，灼于火则烂而疮也。心为火，故属焉。"而额头部属心，故心火亢盛、所欲不遂等致心火炎上，可使额头部易生疮疡。患部丘疹、脓疱较多且大而分界明显，鲜红热痛，一般患者会伴有口干渴、入睡困难、大便秘结、小便短赤等症状。

方中水牛角凉血清心而解热毒；生地黄甘苦寒，凉血滋阴生津，既助水牛角清热凉血，又能复已失之阴血；用苦微寒之赤芍与辛苦微寒之牡丹皮共为佐药，清热凉血，活血散瘀，可收化斑之功。四药相配，共奏清热解毒、凉血散瘀之功。四紫汤中紫草味苦性寒，凉血活血，清热解毒消斑，为清血分之热而消斑之良药；紫浮萍味辛性寒，善祛风解表，兼能止痒发汗；紫花地丁、紫背天葵共达清热解毒之功。

【方证要点】心火上炎导致的痤疮治宜以清泻心火、解毒凉血为主。具体方证要点如下。

（1）患者额部丘疹、脓疱较多且大而分界明显，鲜红热痛、口干渴、舌尖红。

（2）伴入睡困难、大便秘结、小便短赤等症。

（3）舌尖红，脉数。

【加减变化】心火较盛者加黄芩、栀子，以加强清泻心火的力量；口干口渴者加天花粉、天冬、麦冬，以增强清心养阴之力；大便秘结者加制何首乌、决明子润肠通便。

【使用禁忌】服用本方时注意清淡饮食，忌食辛辣厚腻之品；孕妇慎用，儿童与老年人酌情减量。

【经典医案】郑某，女，32岁，2013年2月22日初诊。

主诉：面部起疹作痒2月余。

现病史：患者前额部较集中，两颊亦有散在分布，丘疹色红，伴有脓点，触之有痛感，小便黄，大便秘结，舌尖红，苔薄白，脉弦。

处方：犀角地黄汤合四紫汤加减。

制何首乌 30g	紫花地丁 15g	水牛角 15g	牡丹皮 15g
桑白皮 15g	地骨皮 15g	马齿苋 15g	紫草 12g
紫背天葵 10g	生地黄 8g	当归 8g	紫浮萍 6g
白芍 6g			

7剂，水煎服，每日1剂。嘱其清淡饮食，作息规律。

二诊：面部丘疹有所消退，颜色变浅，微痒，触之痛感已不明显，现患者口干、咽部不适，仍为余火未清，守前方加天冬、牛蒡子。

三诊：丘疹已完全消退，只有少量色素沉着，嘱其以前方续服。后随访半年，未有复发。

按语：患者初诊痤疮集中于前额部且丘疹色红，舌尖红，从心火上炎论治，以犀角地黄汤清泻心火，合四紫汤清热解毒消疹，因患者时有便秘，故加何首乌、当归润肠通便。二诊痤疮已减轻，且伴口干、咽部不适，故加麦冬滋阴清热，牛蒡子清利咽喉。

本案针对前额部、面颊部、鼻部（鼻及鼻周部）、环口绕唇部位分部治疗痤疮，并以相应方剂加减化裁。由于痤疮临床表现错综复杂，有时并不局限于某一部位，而是常常数部并见，这时应当四诊合参、针对主要病机遣方用药。

第二节　温阳健脾补肾系列

补肾化斑汤

【组成】牡丹皮、泽泻、熟地黄、山茱萸、丹参、何首乌、杜仲、菟丝子。

【功效】补肾益精，化瘀消斑。

【主治】肝肾阴虚型黄褐斑。

【组方特色】本方为翁氏自拟经验方，用于治疗肝肾阴虚型黄褐斑。黄褐斑多好发于育龄期女性，翁氏认为当女性经历了经、孕、产、乳后，皆伤于肾，肾精亏虚，肾阴不足，相火偏旺致阴虚生热，日久郁蒸血液，煎灼而成面部斑片。因肾属水，主藏精；肝属木，主藏血。水木相生，肝与肾在物质基础上同宗同源。五行之中，水生木，精亦可生血。肾精充盈，肝体得养则疏泄正常，肝木赖肾水涵养才得生发条达，若肾水不足，水不涵木，可直接导致肝阴虚损，肝失所养。又因人体阴而用阳，肝阴血不足则气机疏泄不利，郁而化热化火，灼伤肾阴，肾阴更亏，气血悖逆，上结于面，亦生色斑。据此核心病机，故从补肾入手治疗该病，从肾调制以协调肝肾，在补肾益精的基础上协调阴阳。本方中重用熟地黄，滋补肾阴，填精益髓，为君药。山茱萸、何首乌补养肝肾，为臣药。佐牡丹皮、丹参活血化瘀、泽泻清利化浊，并以少量杜仲、菟丝子伴行，起温补肾阳之用。本方补泻并用，以"补药"为主，补益肾阴为主，用量重于"泻药"，并加活血化瘀之品，通过"滋水涵木"共达补益元阳，滋以养精血，化瘀消斑之效。

【方证要点】本方对黄褐斑偏于肝肾阴虚型最宜，而对于肝郁气滞等因实证引起的黄褐斑不宜用，除非患者素来体虚，伴有肝脾肾三脏亏虚，气血不足等虚实夹杂证者，尚可加减使用。具体方证要点如下。

（1）患者素体肝肾亏虚，面色晦暗。

（2）斑色褐黑。

（3）伴头晕耳鸣，腰膝酸软，失眠健忘，五心烦热等症。

（4）舌红苔少，脉细。

【加减变化】本方主要针对肝肾阴虚所导致的黄褐斑，若心烦失眠，心悸不安，咽干口燥者，加黄芩、黄连、栀子、莲子心、淡竹叶等清降心火，交通心肾；目眩目干，神疲乏力，肢麻者，加白芍、当归、鸡血藤、枸杞子、桑寄生、续断等滋阴补血养肝；伴见干咳，或少痰，口渴咽干，咽痛音哑，盗汗者，加黄精、沙参、麦冬、玉竹等滋阴润肺；腹胀腹泻腹痛者，加广藿香、佩兰祛湿行气；月经不调者，加女贞子、香附疏肝调经；月经量少色淡者，加当归、鸡血藤养血活血；五心烦热者，加知母、黄柏滋阴除热；失眠多梦者，加生龙骨、生牡蛎、珍珠母等镇静安神；黄褐斑日久不退者，加丹参、白僵蚕、炮山甲活血通络。

【使用禁忌】服此方时禁食荤腥海味、寒凉伤脾的食物；孕妇慎用，儿童及老年人酌情减量。

【经典医案】杨某，女，48 岁。2022 年 12 月 02 日初诊。

主诉：面部散在褐色斑片 5 年余。

现病史：患者 5 年前发现颜面部出现褐黑色色素沉着斑，斑片多集中在颧颊部，双面颊对称分布，无伴痒痛。患者曾间断于外院就诊，予中药、氨甲环酸内服及激光疗法治疗，均未见明显好转。辰下症见性情急躁，时有太息，平素神疲乏力，时有盗汗潮热，行经时腰膝酸软，月经量少，色淡质稀。纳可，失眠多梦，二便自如。

查体：颜面晦暗，可见褐黑色色素沉着斑，对称分布，以双颧颊部为主，斑片大小不等，形态不规则，表面光滑，未见鳞屑。

脉象：脉细数。

舌象：舌质红，舌苔少。

西医诊断：黄褐斑。

中医辨证：肝肾阴虚证。

治则：补益肝肾，化瘀消斑。

处方：补肾化斑汤加减。

熟地黄 6g	山茱萸 9g	泽泻 12g	牡丹皮 9g
丹参 6g	何首乌 18g	杜仲 12g	菟丝子 9g
当归 6g	鸡血藤 12g	女贞子 6g	墨旱莲 9g

水煎服。每日 1 剂，早晚分服，连服七剂。

二诊：2022 年 12 月 9 日。患者面部褐黑色色素沉着斑片颜色稍淡，盗汗潮热、腰膝酸软较前好转，夜寐仍多梦，继守前法，加茯神 10g、首乌藤 15g。水煎服，每日 1 剂，再服 7 剂。

三诊：2022 年 12 月 16 日。患者面部褐黑色色素沉着斑片颜色较前稍淡，范围可见缩小，夜寐改善，性情平和，精神较前好转，月经色鲜红，质地正常，量可。续予前方，再服 7 剂。

四诊：守上方随证加减 2 月余，患者面部褐黑色色素沉着斑片较前明显消退，面色红润光泽，精神饱满，睡眠良好，月经量正常，二便自如。继守前方巩固治疗半月后停药。

按语：黄褐斑属中医学"鼾黑斑""蝴蝶斑"等范畴，虽发于皮，然其根必源于内。肝、脾、肾三脏功能失司是导致本病发生的关键，外加多种原因使肝脾肾亏虚，气血不足，气滞血瘀，从而致面部肌肤失养，皮肤失其润泽而发生色斑。翁氏在长期的临床研究中发现，在黄褐斑患者中，肾虚证占不小比例。

肾藏精，肾精源于先天，养于后天，故女子二七，先天之精得后天水谷精微之养而天癸至，月事下，乃有经、孕、产、乳，若肾虚，天癸衰少。《素问·上古天真论》曰"女子七七肾气衰……任脉虚，太冲脉衰少"，则"黧黑斑者，水亏不能制火，血弱不能华面，以致火燥结成黑斑，色枯不泽"，随着年龄增长，天癸逐渐衰竭，肾虚成为发生疾病的生理基础。妇人于经、孕、产、乳后，肾元亏乏，肾精亏虚，肾阴不足，相火偏旺，从而阴虚生热，日久郁蒸血液，煎灼而成面部生斑片。

本例患者为48岁中年女性，根据病史及皮损特点，黄褐斑诊断明确。患者目前已处于围绝经期，《素问·上古天真论》曰："女子七七肾气衰……任脉虚，太冲脉衰少。"此时肾精已渐趋衰少，故可见神疲乏力、腰膝酸软、月经量少之症。肾水亏虚无以涵养肝木，若患者又情绪急躁，更是损耗肝阴，郁热化火，水亏无以制火，阴虚阳亢，则可见盗汗潮热；同时火热燥结至面部，瘀结成斑。翁氏从补肾入手治疗该病，从肾调制以协调肝肾，在补肾益精的基础上协调阴阳。以补肾祛斑汤为主方，方中熟地黄、山茱萸、何首乌补益肝肾；牡丹皮清泻相火，泽泻清利化浊；杜仲、菟丝子温补肾阳；丹参活血化瘀，本案中随兼证加鸡血藤、当归活血补血，女贞子、墨旱莲补益肾阴。肾精充足，肝阴得养，故本方治疗黄褐斑以肝肾阴虚为本，诸药合用，通过"滋水涵木"共达补益元阳、滋养精血、化瘀消斑之效。

此外，本病以内因为主，因此内治相当重要。但是，"汤药不足尽病"，外治法可以直接作用于病变局部，更具针对性，本病病位在皮肤，且受到许多外界理化因素的影响，因此治疗上翁氏根据多年临床经验提出应采用内外并治相结合、中西医相结合的综合疗法。在辨证论治内服中药的前提下，可配合中医特色疗法及现代科技治疗本病。常用的中医特色外治疗法有中药面膜、面部穴位按摩等。中药面膜选取调和气血、祛风活血消斑中药白及、白芷、白茯苓、白僵蚕、白附子、益母草、防风、藁本等，用蜂蜜调和外敷于面部，并配合面部穴位按摩。让患者仰卧，首先点、揉、按印堂、攒竹、四白、颊车、迎香、水沟、承浆穴。每次顺时针揉按15圈，再逆时针揉按15圈，然后用食、中指螺纹面依攒竹、印堂、四白、鱼腰及颊车、地仓、迎香、下关、耳前的顺序做轻快地边按边移动，来回往返10遍，然后在起斑处轻拍至微红为止，对黄褐斑等色素沉着、色素不均匀，质感较为粗糙的皮肤病变均可使用。一般每周1次，12周1个疗程。二者配合可疏通经络，畅通气血，有利于促进皮肤对药物的吸收。同时，外用药物可配合超声波导入仪进行临床治疗，提高临床疗效。外用药物的疗效与药物的透皮吸收密切相关，而超声波导入仪是目前提高药物经皮吸收的物理方法之一，它主要是通过超声波的致热作用、机械影响等机制促进药物的渗透吸收。临床采用中药制剂联合超声波导入，有效促进了中药有效成分的渗透吸收。

日常防护对本病至关重要，翁氏认为黄褐斑患者的精神状态与本病有密切关系。过度疲劳、休息不足、长期（半年以上）的情绪不佳、精神负担过重，以及抑郁、神经衰弱等可诱发黄褐斑，而情绪的变化又加重黄褐斑的病情。因此本病应注意患者的心理治疗。不少患者存在不同程度的焦虑、抑郁、易怒、神经衰弱等不良情绪，应予心理疏导，使患者保持愉悦的精神状态；生活方面则要加强营养，忌食辛辣煎炸及饮酒；保证充足的睡眠；忌纵欲无度；要尽量避免诱因，患者外出或夏日受阳光照射时要使用遮光剂；慎用口服避孕药物；合理使用护肤品，不宜使用含有重金属类的化妆品，避免重金属物质如金、银、汞、铅、砷等对皮肤的损害；积极治疗致使黄褐斑发生的各种原发疾病。

改良版神应养真丹

【组成】天麻、羌活、当归、白芍、菟丝子、熟地黄、何首乌、黑芝麻、川芎、牡丹皮、珍珠母。

【功效】滋养肝肾，养血生发。

【主治】肝肾不足、气血亏虚所致之斑秃、脂溢性脱发等病。

【组方特色】神应养真丹出自陈实功的《外科正宗》，原方由当归、川芎、白芍、熟地黄、天麻、羌活、木瓜、菟丝子等药物组成，《外科正宗》称"血脉不能荣运肌肤，虚痒发生，眉发脱落，皮肤光亮者服之"。此方由四物汤加味而成，其中熟地黄主补血滋阴，《本草纲目》言其"填骨髓、长肌肉、生精血、黑须发"，四物相合，滋养阴血兼能活血；天麻可通经活络，配伍辛温之羌活，祛风通络，引诸药上行巅顶；木瓜祛风除湿；菟丝子补肾固精。诸药合用，功在活血祛风、养血生发。翁氏改良版神应养真丹在原方基础上去木瓜，加入何首乌、黑芝麻、牡丹皮、珍珠母等药，何首乌、黑芝麻养血生发，以黑补黑；牡丹皮凉血活血，配合补血药可养血生发而不滋腻；珍珠母重镇安神。诸药共用，达到滋养肝肾、养血生发的作用。

【方证要点】本方对斑秃、脂溢性脱发等脱发病证属肝肾不足、气血亏虚者最为相宜，而对于实证如血热风燥、脾胃湿热、气滞血瘀等引起的脱发不宜用。具体方证要点如下。

（1）素体虚弱，气血亏虚，肝肾不足。

（2）脱发时间长，或头发稀疏、干燥枯黄。

（3）常伴面色少华、头晕心悸、乏力气短，或面色苍白、肢冷畏寒、头晕耳鸣、腰膝酸软等气血不足、肝肾亏虚证候。

（4）舌淡苔薄，脉细。

【加减变化】翁氏认为本方主要是针对发病日久，肝肾不足，气血亏虚所致的顽固性脱发诸证，如斑秃、脂溢性脱发等。瘙痒明显者，加白鲜皮、首乌藤疏风止痒；头部烘热者，加地骨皮、牡丹皮滋阴清热；烦躁易怒者，加生栀子、黄芩清肝热，泻火；乏力气短明显者，加黄芪、党参健脾益气；腰膝酸软明显者，加杜仲、续断、桑寄生补肝肾，强筋骨；头晕耳鸣者，加天麻平肝息风；心神不宁、失眠多梦者，加首乌藤、炒酸枣仁养血安神。

【使用禁忌】服此方时禁食荤腥海味、寒凉伤脾的食物；孕妇慎用，儿童及老年人酌情减量。

【经典医案】侯某，女，21岁。2019年4月20日初诊。

主诉：后枕部头发大片脱落1月余。

现病史：患者近1年来因学习压力大，精神紧张，导致夜寐不安，睡眠不足。1个月前无明显外伤原因后枕部多处脱发，脱发区边界清楚，类圆形，脱落处皮肤光滑，未见鳞屑，无明显痒痛。曾就诊外院，经口服及外用西药（具体不详）治疗后，上述症状未缓解，反而有加重趋势，脱发区不断扩大，遂来我院就诊。辰下症见头发稀疏，干燥枯黄，精神疲惫，倦怠乏力，面色少华，夜寐欠安，二便尚调，月经量少。舌淡，苔薄白，脉细。

查体：患者精神疲惫，头发稀疏，干燥枯黄，后枕部见多处脱发区，边界清楚，类圆形，直径2.0~3.0cm，脱发区内皮肤光滑，未见鳞屑，边缘头发松动，容易拔出。

脉象：脉细。

舌象：舌质淡，苔薄白。

西医诊断：斑秃。

中医诊断：油风。

中医辨证：肝肾不足，气血亏虚。

治则：滋养肝肾，养血生发。

处方：神应养真丹加减。

天麻 6g	羌活 9g	当归 6g	白芍 12g
菟丝子 9g	熟地黄 6g	何首乌 18g	黑芝麻 9g
川芎 9g	牡丹皮 9g	珍珠母 30g	黄芪 30g

水煎服。每日1剂，早晚分服，连服7剂。局部予毫针围刺及梅花针叩刺，

每隔3天治疗1次。

二诊： 前后调治半月后，脱发症状较前减轻，原脱发区可见毳毛及纤细新发长出，睡眠质量明显改善，仍辨证为肝肾不足、气血亏虚证，上方再服14剂，配合局部毫针围刺及叩刺。

三诊： 治疗1个月后，脱发处大量细软毛发长出，精神愉悦，纳可寐佳，二便自如，月经量色趋于正常。上方去珍珠母，改加党参10g，再服14剂。

四诊： 中药调治2个月后脱发区毛发已大致长出，毛发逐渐变粗、变黑，患者精神愉悦，睡眠明显得到改善，月经量色趋于正常。半年后随访，症状未复发而告愈。

按语： 斑秃为一种局部性脱发的皮肤病，常突发起病。本病属中医学"油风"范畴，《医宗金鉴》载："此证毛发干焦，成片脱落，皮红光亮，疮如虫行，俗名鬼剃头。"描述了本病的症状。斑秃好发于青年，病程缓慢，有自愈倾向，易复发，可持续数月或数年。目前本病病因尚不明确，可能与精神、内分泌、应激、自身免疫、过度劳累及遗传等有关。

中医学认为肝藏血，发为血之余，肾藏精，其华在发，精血同源。肝肾不足，精不化血，血液生化不足，血虚不能濡养肌肤，以致腠理不固，风邪乘虚而入，风盛血燥，发失所养而脱落，可见毛发的生长和润泽不仅靠肾中精气的充养，还有赖于血液的濡养。《外科正宗·油风》载："油风乃血虚不能随气荣养肌肤，故毛发根空，脱落成片，皮肤光亮，痒如虫行，此皆风热乘虚攻注而然。"《素问·五脏生成》载："发为肾精之外候，精血充足则发浓密而光泽。"《诸病源候论》载："若血盛则荣于须发，故须发美；若血气衰弱，经脉虚竭，不能荣润，故须发秃落。"此皆表明肝肾精血不足，阴阳失和，气血失调为斑秃的病机，治疗上应重视补肝肾、调气血。

本案患者精神压力大、用脑过度、情志不舒，导致肝肾不足，气血亏虚而出现脱发。治宜滋养肝肾，养血生发。

《黄帝内经》提到有诸于内，形诸于外。翁氏认为，内外同治，针药合用可提高本病的临床疗效。因此临床上除了内服中药以外，还常配合毫针围刺法或梅花针叩刺法等外治手段。具体操作为嘱患者坐位，针刺部位碘酊常规消毒后，采用局部阿是穴围刺法，沿脱发区边界向中心方向斜刺，留针30分钟后取下毫针，再行梅花针叩刺，以右手食指拇指捏住针柄尾端，均匀地运用腕部力量轻叩患部，使针尖叩击方向垂直于皮肤，从边缘开始向中央方向呈回旋状反复叩击，频率100~120次/分钟，叩刺至局部皮肤潮红，微微出血即可。《素问·皮部论》载："凡十二经络脉者，皮之部也，是故百病之始生也，必先于皮毛。"围刺法可直接干预病变部位，防止病邪向外周组织扩散，可汇聚血气，通达此处经络，加强脱发区组织的修复与重生。阿是穴为斑秃的病变反应区，刺激此处可以疏通头皮经络气血运行，改善毛囊活性，促进毛囊干细胞再生。梅花针叩刺具有通达经络、舒张患处毛细血管、增加局部血流量、调节免疫及神经应激反应等作用，并能刺激人体的自我修复功能，改善秃发区毛乳头营养和代谢，通过局部皮肤刺激，恢复神经调节，促进血液循环，促使毛囊生长，达到较好的治疗效果。

六味地黄丸

【组成】熟地黄、山茱萸、山药、牡丹皮、白茯苓、泽泻。

【功效】补肾水，降虚火。

【主治】由肾阴虚引起的黄褐斑、瘙痒症、慢性荨麻疹等皮肤疾病或皮肤衰老、面色暗沉等。

【组方特色】六味地黄丸载于《小儿药证直诀》，由宋代钱乙创立。方中重用熟地黄为君药，味甘性微温，主入于肾，为滋阴补肾、填精益髓之上品。《张元素医学全书》谓其能"活血气，封填骨髓；滋肾水，补益真阴"。《本草纲目》云："填骨髓，长肌肉，生精血。补五脏内伤不足，通血脉，利耳目，黑须发。"辅之以山茱萸，其味酸性温，主入肝而能滋补肝肾，另能涩精养血，而血足化精，乃"肝肾同源""精血同源"之妙。《医学衷中参西录》称其"能收敛元气，振作精神，固涩滑脱"。山药甘平，入脾，补脾阴而固肾精，脾健则水谷化，精微足而先天益，故用此以健脾益肾，健先天而养后天，使肾精有来源。三药之合，补后天而资先天，肾肝脾皆补，称为"三补"。因此，六味地黄丸为三阴并补之剂，但熟地黄之用量乃山茱萸与山药之和，故此方仍以补肾阴为主。而欲补阴精，必先泻其"浊"，方可存其"清"，而后乃能补，否之为徒劳也。肾主一身之水，为水脏，若肾虚不能制水，可致水浊内停、虚火上炎，故以泽泻为佐，泄肾之浊，亦防熟地黄滋腻恋邪之弊。阴虚而不能制阳，则相火妄动，故用牡丹皮以清相火，清肝中之虚火，兼制山茱萸之收涩。《本草纲目》谓其"和血、生血、凉血，治手足少阴、厥阴四经血分伏火"。茯苓淡渗利湿，合泽泻而肾浊泻，配山药而养后天。茯苓、泽泻合用泻其浊，浊泻则阴精方可补进。泽泻、牡丹皮、茯苓合用称为"三泻"，泻上炎之虚火，渗下焦之湿浊，此乃治其标，为佐。六药合用，三补治本，补三阴之不足；三泻治标，泻邪实之有余。三补三泻，补中有泻，寓泻于补，补泻结合，相辅相成。因此，六味地黄丸为通补开合之剂，其显著特点为"三补三泄，补中有泻，寓泻于补"，且其配伍精妙，组方科学合理，临床常可见佳效。

【方证要点】本方对于慢性皮肤疾病偏于肾阴虚者最为相宜。而对于肾阳虚或实证患者不宜用。具体方证要点如下。

（1）素体肾阴亏虚或发病日久致肾阴不足者。

（2）伴见腰膝酸软、头晕目眩、视物昏花、耳鸣耳聋、盗汗、遗精、消渴、骨蒸潮热、手足心热等肾阴不足之症状。

（3）舌红少苔，脉沉细。

【加减变化】六味地黄丸为治疗肾阴不足的基础方，当加入知母、黄柏时，名知柏地黄丸，主治阴虚火旺证；加枸杞子、菊花时，名杞菊地黄丸，主治肝肾阴虚证；加磁石、陈皮、石菖蒲时，名为耳聋左慈丸，主治肾阴虚耳鸣耳聋目眩证；加五味子后，名都气丸，主治肾虚气喘证；加山栀子、柴胡、大枣，名为滋水清肝饮，主治肾虚肝郁证；加枸杞子、菊花、当归、白芍、蒺藜、煅石决明时，名为明目地黄丸，主治肝肾虚损，阴血不足之眼目病；加柴胡、当归、五味子时，名益阴肾气丸，主治肾阴不足之视物昏暗证；加麦冬、五味子时，名麦味地黄丸，主治肺肾阴虚之喘咳证。

翁氏认为，单方在临床上应用时，如若患者骨蒸潮热，可加黄柏、知母等增强清热降火之功；腰膝酸软患者，可加杜仲、牛膝、桑寄生等益肾壮骨；头晕目眩者，可加生龙骨、生牡蛎、石决明等平肝潜阳；兼见食少乏力者，加白术、砂仁、陈皮等健脾和胃。

【使用禁忌】服此方时禁食荤腥海味、寒凉伤脾的食物；肾阳虚者慎用，孕妇慎用，儿童及老年人酌情减量。

【经典医案】朱某，女，40岁。2021年11月10日初诊。

主诉：头发脱落2年。

现病史：患者2年前自觉头发脱落，熬夜尤甚，平素喜食辛辣之品，情绪焦虑，自诉压力较大。辰下见头皮时疼痛，纳可，夜寐较差，小便黄，大便秘结，2~3日1行。

查体：头部毛发稀疏，干燥无光泽，散在白发，无头屑，油脂分泌较多。

舌象：舌红少苔。

脉象：细数。

西医诊断：雄性素源性脱发。

中医辨证：肝肾阴虚证。

治则：补肝益肾，生发乌发。

处方：六味地黄丸加减。

熟地黄 24g	生地黄 12g	山药 12g	牡丹皮 9g
白茯苓 9g	泽泻 9g	丹参 9g	茯苓 9g
香附 9g	郁金 9g	山茱萸 12g	泽兰 9g
侧柏叶 10g	首乌藤 10g	甘草 6g	

水煎服，每日 1 剂，连服 14 剂。

二诊：中医调治半月余，患者脱发改善，焦虑减少，余症同前。予初诊方加天花粉 9g。14 剂。

三诊：患者前后中医调治 1 月余，患者自诉脱发、便秘好转，心情尚可，但头顶部仍然稀疏。予二诊方加淫羊藿 12g。14 剂。

四诊：患者前后中医调理一个半月，脱发已止，心情愉悦，头顶部毛发较前稠密，予三诊方去淫羊藿，加续断 15g。14 剂。

按语：本案患者长期熬夜，心情焦虑，压力较大，久之耗损肝肾之阴，以致阴阳失衡。阴血损耗则不能濡养，故发失所养而脱，发根空虚而落。患者毛发干燥且无光泽，可知精血不足。结合舌红苔少、小便黄等症状，可辨为肝肾阴虚证，方选六味地黄丸加减。方中熟地黄、山茱萸、山药为"三补"，补肝肾之阴虚，此为固本；牡丹皮、泽泻、茯苓为"三泻"，泻邪实之有余，此为治标。加生地黄以滋阴凉血，防熟地黄滋腻恋邪之弊；侧百叶凉血、生发乌发，为治脱发之要药；患者情绪焦虑，以香附、郁金疏肝解郁；患者寐较差，以首乌藤养血安神；时头皮疼痛，即阴血不足，血络瘀阻，以丹参、泽兰活血养血；甘草调和诸药。二诊时，患者仍有大便秘结，此为湿热，加天花粉以清热泻火。三诊时，患者脱发好转，加淫羊藿以增强补肾之功。四诊时，患者脱发已止，改淫羊藿为续断，以补肝益肾，巩固疗效。

翁氏认为雄性素源性脱发多以肝肾亏虚为本，脾胃湿热为标。治疗时主张先祛脂、后生发，即"先清后补"，局部与整体相结合，倡导审证求因，如发根粗细知血之盈亏，发根松紧知肾之盈亏，头皮油腻知湿浊，头皮多少知润燥，瘙痒与否知风邪有无等。

健脾润肤饮

【组成】党参、茯苓、白术、甘草、麦芽、谷芽、马蹄金、苍耳子、地肤子、防风。

【功效】健脾和胃，祛风润肤。

【主治】慢性瘙痒性皮肤病，如慢性湿疹、慢性荨麻疹、特应性皮炎、慢性唇炎、慢性单纯性苔藓（慢性神经性皮炎）、结节性痒疹、老年性瘙痒症、冬季瘙痒症等。

【组方特色】本方为翁氏自拟经验方，功在健脾和胃，祛风润肤，主要用于治疗脾虚湿蕴日久，外感风燥毒邪凝聚而引起的以慢性瘙痒为主要症状的皮肤疾病。从药物组成来看，党参、茯苓、白术、甘草为改良版四君子汤，其中党参味甘性平，补中益气，养血生津；白术味甘苦，性温，可益气健脾、燥湿化痰，能加强党参益气助运之力；茯苓味甘淡，性平，能健脾渗湿，苓术相配，则健脾祛湿之功益著；甘草味甘，性平，可健脾益气和中，调和诸药。四药相伍，既能益气健脾，托毒外出，又能助脾运化以祛湿毒，且脾为后天之本，气血生化之源，脾气健运，则气血生化有源，体现了"治风先治血，血行风自灭"的原则；麦芽、谷芽味甘，性平，能消食化积，健脾和胃，相伍使用增强健脾之功效；马蹄金、苍耳子、地肤子、防风疏风除湿止痒。诸药合用，既能健脾和胃，行气祛湿以治其本，又能祛风润肤止痒以治其标，标本兼治，组方精妙，配伍合理，寓意较深。

【方证要点】本方对慢性瘙痒性皮肤病偏于脾虚风燥的虚实夹杂者最为相宜，具体方证要点如下。

（1）慢性病程。

（2）素体脾胃虚弱或发病日久，精神不振，倦怠乏力。

（3）皮肤瘙痒，呈阵发性，干燥。

（4）舌质淡，苔白或白腻，脉缓或偏细弦。

【加减变化】翁氏运用本方主要是针对病程日久的慢性顽固性瘙痒性皮肤疾病，其主要辨证为脾虚风燥，虚实夹杂者，如局限性或泛发性慢性湿疹、慢性荨麻疹、特应性皮炎等。瘙痒剧烈，夜寐不安者，可加酸枣仁、珍珠母、远志、茯神、首乌藤、生牡蛎、生龙骨等镇静安神；偏风寒者，可加桂枝、麻黄等散寒解表；偏风热者，可加薄荷、蝉蜕等清热解表；湿热甚者，可加黄芩、萆薢、茵陈等清热利湿止痒；寒湿甚者，可加吴茱萸、肉桂温里散寒；偏阴虚者，可加生地黄、牡丹皮、元参、玄参等清热凉血；偏血虚者，可加当归、赤芍、阿胶等养血润肤；血瘀者，可加赤芍、丹参活血祛瘀；冲任不调者，可加仙茅、淫羊藿、益母草、菟丝子等调和冲任；如若病程日久，用药不应，且皮损肥厚或形成结节者，可加乌梢蛇、蜈蚣、地龙等虫类药搜风止痒。

【使用禁忌】服用此方时，禁食荤腥海味，辛辣动风的食物，孕妇慎用，儿童与老年人酌情减量。

【经典医案】

病案1：陈某，男，6岁。2009年3月17日初诊。

主诉：四肢丘疹，丘疱疹，红斑反复发作，伴瘙痒 2 年余。

现病史：患者 2 年前四肢开始出现丘疹、丘疱疹，可相互融合成片，形成红斑，以肘窝、腘窝最为严重，偶有渗出，皮肤干燥起鳞屑，瘙痒剧烈。曾就诊于外院，予口服西替利嗪滴剂，外用 0.03% 他克莫司软膏，症状短暂缓解，常又复发。辰下症见形体偏瘦，面色苍白，倦怠乏力，食欲不振，夜寐欠安，大便稀溏。

查体：周身皮肤较干燥，四肢散见暗红色斑丘疹，相互融合成片，稍高于皮肤，有苔藓样变趋势，皮损以双侧肘窝，腘窝为主。

脉象：脉细缓。

舌象：舌质淡，苔白腻。

西医诊断：特应性皮炎。

中医辨证：四弯风（脾虚风燥证）。

治则：健脾和胃，祛风润肤。

处方：健脾润肤饮加减。

党参 6g	茯苓 6g	白术 3g	甘草 2g
麦芽 6g	谷芽 6g	马蹄金 6g	苍耳子 3g
地肤子 6g	防风 4.5g		

水煎服。每日 1 剂，早晚分服，连服 14 剂。同时外用润肤止痒外洗方（蒺藜 30g，苍耳子 30g，地肤子 30g，防风 15g，绿茶适量）水煎外洗，每日 1 剂，每日 1 次。

二诊：2009 年 4 月 2 日。服药 1 周后，皮损部分消退，周身未见新发皮疹，皮肤干燥有所缓解，仍偶感瘙痒。大便仍不成形。效不更方，继守前方，加山药 6g、薏苡仁 10g，再服 14 剂。外用药同上。

三诊：2009 年 4 月 20 日。患者前后中药内服加外洗 1 个月后，周身皮损大部分消退，皮肤光泽润滑，未再瘙痒。面色润泽，乏力症消，大便成形。饮食仍不香。故前方去防风、马蹄金、苍耳子，加山楂 6g 增强健脾和胃之功。再服 14 剂以巩固疗效。2 周后来院复诊，周身皮损已消，未见新发丘疹，皮肤润泽，诸症消失。半年后随访，未再复发。

按语：特应性皮炎属于中医学"湿疮""浸淫疮""四弯风"范畴。本病多因禀赋不耐或饮食不当，如进食腥发动风之品，助湿化热，湿热内生；或外感风、湿、热诸邪相搏于皮肤，内外合邪而发病。若病情反复发作，久病耗伤营血津液，不足以濡养皮毛肌表，生风化燥，皮损加重，愈加瘙痒干燥，呈现苔藓样变等改变，病程迁延难愈。根据小儿生理病理特点"纯阳之体，阳常有余，阴常不足""脏腑娇嫩，形气未充""脾常不足，肾常虚"，患儿禀性不耐、先天之本较虚，加之小儿脾胃脆弱、饮食不节，或长期蛋白乳食，致后天乏源，脾失健运，脾肾俱虚，先后天均不足，发为本病。《外科正宗》记载："奶癣，因儿在胎中，母食五辛，父餐炙煿，遗热于儿，生后头面遍身发为奶癣，流滋成片，睡卧不安，瘙痒不绝。"鉴于小儿的病理生理特点，很多古代医家都强调调理脾胃的重要性。万全在《幼科发挥》中指出："人以脾胃为本，所当调理，小儿脾常不足，尤不可不调理也"。

翁氏根据中医治病求本的原理，自拟方以健脾和胃为主，配合疏风润肤止痒之法。方中党参、茯苓、白术、甘草为四君子汤，健脾补中；谷麦芽消食和胃；马蹄金、苍耳子、防风、地肤子疏风止痒除湿。诸药共奏健脾和胃、祛风止痒之功。

治疗期间应注意患儿清淡饮食，食易消化之食物，忌辛辣，应避免食用易致敏和刺激性食物，同时还要避免饮酒。患儿的饮食定时定量，不宜过饱。不让患儿接触易致敏物质如毛线、丝织品、油漆等；剪短患儿指甲，避免抓挠，头部可戴柔软布帽以减轻后枕部的摩擦，勤换内衣或尿布保持皮肤清洁、干燥，不可用热水洗涤患处，不要穿得过暖，以免出汗加重瘙痒。

病案2：王某，男，66岁。2010年11月21日初诊。

主诉：全身皮肤瘙痒10余年。

现病史：患者10年前周身皮肤瘙痒，时轻时重，反复发作，尤其秋冬季节瘙痒明显，夜间瘙痒剧烈，影响睡眠。曾就诊多家医院，予口服抗过敏药治疗后，瘙痒可暂时缓解，但不痒数日后又发作，从未治愈。近年来，瘙痒不断加重，四季皆可发作，多以夜间为甚，严重影响睡眠。辰下症见精神不振，神情倦怠，面色少华，心悸乏力，夜寐不安，饮食不香，二便自如。

查体：周身皮肤干燥，有鳞屑，四肢躯干散见不规则抓痕及血痂。

脉象：脉细弦。

舌象：舌质淡，苔薄白。

西医诊断：老年皮肤瘙痒症。

中医诊断：风瘙痒。

中医辨证：脾虚风燥证。

治则：健脾和胃，祛风润肤。

处方：健脾润肤饮加减。

党参 12g	茯苓 12g	白术 12g	甘草 3g
麦芽 9g	谷芽 9g	地肤子 12g	防风 9g

| 蒺藜 9g | 大血藤 12g | 首乌藤 18g | 珍珠母（先煎）30g |
| 当归 9g | 白芍 9g | 熟地黄 12g | 白鲜皮 12g |

水煎服。每日 1 剂，早晚分服，连服 7 剂。同时外用润肤止痒外洗方（蒺藜 30g，苍耳子 30g，地肤子 30g，防风 15g，绿茶适量）水煎外洗，每日 1 剂，每日 1 次。外涂润肤膏，每日 2 次。

二诊：2010 年 11 月 29 日。患者治疗 1 周后，瘙痒明显减轻，夜间能安静入睡，饮食正常，精神转好。故守前法化裁追之。去麦芽、谷芽，加制首乌 12g、丹参 12g。继服 14 剂后皮肤已基本不痒，抓痕大都消退，周身皮肤逐渐润泽光滑。

滋水祛斑汤

【组成】山茱萸、熟地黄、山药、阿胶、荆芥、川芎、丹参、红花、连翘、制白附子。

【功效】滋补肾水，化瘀消斑。

【主治】肝肾不足证之黄褐斑。

【组方特色】西医学认为黄褐斑与内分泌失调、雌激素水平偏高有关。怀孕、服避孕药、肝肾疾病、紫外线辐射、皮肤炎症或过敏、不良化妆品等均成为色斑的成因。中医书籍论述颇多，《外科正宗·黧黑斑》云："黧黑者，水亏不能制火，血弱不能华肉，以致火燥结成斑黑，色枯不泽。"肾阴不足，水衰火旺，肾水不能中承，颜面不得荣润而酿成褐斑。每一条经脉都分属于某一脏腑，而每一脏腑的病变、脏腑关系的失调、经脉阻滞、气血不足等均可以"形之于面"，而黄褐斑仅是全身功能失调的外在表现之一。临床中多由于情志怫郁，气机郁滞，气病及血，致气血不和；或由于长期七情不调，尤其是性格内向、急躁、抑郁者，极易相火妄动，日久消灼肝肾精血，致阴精不足，脉络空虚，肌肤失养；或因先天不足，或久病失养，或多产房劳致肝肾气阴受损。因此以滋补肝肾、调和气血、活血化瘀为治则。方中山茱萸、熟地黄、山药即为六味地黄丸之主药，以滋补肝肾，壮水为主；阿胶甘平补血，滋阴润燥；川芎可活血行气祛瘀，为血中气药，辛温香窜，可上行头目，下调经水，中开郁结，温通血脉，通达气血；丹参祛瘀生新，行而不破，功同"四物"；红花善于通利血脉，能泻又能补，可活血通经，祛瘀止痛；荆芥可入血分，行气而不破血，为血中之风药；连翘，"对一切血结气聚无不条达而通畅，治血分功能"；白附子乃阳明经药，可引药上行面部。诸药合用，滋阴补肾，调和气血，活血化瘀，为治黄褐斑（肝肾不足证）有效之方。白附子解毒散结，白芷祛风通窍，皆为阳明之药，密陀僧拔毒、去斑、生肌，白及走血分、破瘀血、润肤，茯苓健脾润肤，共奏解毒散结，化瘀消斑之功。中医的精髓是整体观念，有诸内必形诸外，治病必求其本，黄褐斑的病变在表，但与脏腑功能失调，经络受阻有关，所以在内服药物的同时可配合外用药，使药性直达病所，内外合用，内治其本，外疗其标，可取卓效。

另外，在治疗上宜多食蔬菜水果，以利于色素吸收；少食海产贝壳类及动物内脏，以免加重色素形成；避免长时间看电视，避免久曝阳光之下。

【使用禁忌】服用此方时，禁食荤腥海味，辛辣动风的食物，孕妇慎用，儿童与老年人酌情减量。

【加减变化】伴肝郁气滞者加柴胡，香附；伴脾虚失运者减熟地黄，重用山药，加白术、茯苓；肾阴虚明显者选加女贞子，甘枸杞；肾阳虚甚者选加附子、淫羊藿；湿热下注，白带色黄量多者加败酱草、土茯苓。

外治可使用祛斑散（自拟方）：白附子20g，白芷10g，密陀僧5g，白及20g，白茯苓30g，共研细末调水外用，1天2次，擦药后3小时忌接触水。

【经典案例】陈某，女33岁，已婚，于1998年12月17日就诊。

主诉：双颊部蝴蝶斑2年。

现病史：患者分娩第2胎后于面颊部逐渐变成黧黑，近年来在前额、双面颊、上唇等处分布黄褐色斑点，前额、双额部邻近的斑点又融合成片，形成蝴蝶状，境界清楚，唇部形状不规则，伴神疲乏力，腰酸腿软，五心烦热，月事前后无定期，量少，色黑、口干咽燥，舌红少苔，脉细弱。

诊断：黄褐斑（肝肾不足证）。

治法：补肾养血，活血祛斑。

处方：内服滋水祛斑汤，加枸杞15g，女贞子12g，水煎服2天1剂，早晚分服，令第3遍煎洗患部使之微热，外用方如前，经半个月调治，症去十之六七，再治1个月颜面如正常肤色。嘱其平素多食蔬菜水果，少食海产贝壳类及动物内脏，少晒太阳，追2年未见复发。

第三节　疏肝理气补气系列

托里消毒饮

【组成】党参、茯苓、白术、川芎、当归、白芍、金银花、白芷、皂角刺、甘草、桔梗、黄芪。

【功效】补气养血，托毒消肿。

【主治】用于治疗疮疡体虚邪盛，脓毒不易外达者，如皮肤久溃不敛、带状疱疹后遗神经痛久不愈、慢性中耳炎、蝼蛄疖、甲沟炎、指甲周围炎等。

【组方特色】本方出自陈实功《外科正宗》："治痈疽已成不得内消者，宜服此药以托之，未成者可消，成者即溃，腐肉易去，新肉易生，此时不可用内消泄气、寒凉等药，致伤脾胃为要。"消、托、补是外科内治的三大法。其中托法又分为透托与补托。托里清毒散是补托法的代表方。此由八珍汤去地黄，加黄芪、金银花、白芷、桔梗、皂角刺组成。方中八珍汤双补气血，地黄制柔滋腻，不利邪脓外出，故去之；当归补血活血，排脓生肌，入肝经，为活血行气之要药；川芎血中之气药，可通达气血；白芍补血养阴，缓急止痛；党参补气健脾，加黄芪补气托毒排脓。正如《本草备要》言，黄芪"温分肉，实腠理，泻阴火，肌热"为"疮痈圣药"；白术、茯苓健脾利湿，二者合用，可增强党参、黄芪的补气作用；陈皮理气调中，与白术、茯苓共同调补脾胃，使脾胃健运；金银花清热解毒，为治疮疡要药；白芷、桔梗、皂角刺均能排脓托毒于外。诸药合用，托其毒，使邪有外出之机，邪盛者不致脓毒旁窜深溃；扶其正，使气血有生化之源，正虚者不致因攻邪而正气更伤，从而脓出毒泄，肿痛消退。用于疮疡体虚，不能托毒外达者正合适。《外科精义》说："凡为疡医，不可一日无补托二法。"可见补托法在外科上的重要性及其应用之广。

【方证要点】疮疡病久，伴有脾胃虚弱证，如少气懒言，食欲不振等。具体方证要点如下。

（1）素体偏虚。

（2）疮疡病久，久溃不敛。

（3）红肿灼痛或者身热凛寒。

（4）舌质淡，苔白，脉细无力。

【加减变化】热毒盛者，可加连翘，加强清热解毒之功效；少气懒言、食欲不振者，倍黄芪，加鸡内金，增强补气健脾和胃之功；疼痛明显者，加乳香，没药；恶风明显者，可加防风，倍黄芪，加强益气固表之力。还可根据不同部位，适当加入引经药，如上肢可加桑枝，头面部加蝉蜕，胁部加柴胡，下半身加川牛膝。

【使用禁忌】疮疡初期，红肿热痛者慎用。

【经典医案】刘某，男，65岁。2018年9月15日初诊。

主诉：头皮疖肿2个月余。

现病史：患者2个月前过食辛辣刺激食物后，头皮出现毛囊发炎，微痛微痒，未重视治疗。搔抓后，个别化脓呈疖肿，且病肿数量渐增多，部分脓液渗出，部分毛发脱落。自行服用抗生素（具体用药不详），但未治愈。辰下见后头皮偏枕突处可见红色丘疹、脓肿，部分溃破，结黄色脓痂，伴见疼痛，表情痛苦，精神疲乏，寐纳差，二便尚调。

查体：表情痛苦，精神疲乏，面色苍黄，后头皮偏枕突处可见大小不等的丘疹、脓肿数个，直径13cm，个别有波动感，挤压时有脓液溢出，相互窜痛，并见多数毛孔有脓液溢出。局部毛发稀少、脱落，且毛发易被拔除。

脉象：细弱。

舌象：舌质淡，苔薄白。

西医诊断：化脓性穿掘性头部毛囊周围炎。

中医诊断：疖病。

中医辨证：气血两虚，毒邪内蕴。

治则：补气养血，清热解毒。

处方：托里消毒饮加减。

党参 15g	茯苓 15g	黄芪 15g	白术 9g
川芎 6g	当归 6g	白芍 12g	金银花 15g
蒲公英 15g	白芷 6g	浙贝母 6g	皂角刺 6g
桔梗 12g	葛根 15g	甘草 3g	

外用大成膏。脓肿予火针处理。

二诊：服上方7剂后，脓肿基本消失。结痂未脱落，痛感已减轻。可以入睡。效不更方，予前方去蒲公英、皂角刺，继续服用2周。服药后炎症基本消失，遗留数个瘢痕性秃发斑。为巩固疗效，防止复发，予八珍汤加减。连服2周。随访1个月，未见复发。

逍遥丸

【组成】柴胡、白芍、当归、白术、茯苓、炙甘草、生姜、薄荷。

【功效】疏肝解郁，调和气血。

【主治】用于肝郁不舒所致乳癖、瘰疬、失荣、黄褐斑等。

【组方特色】逍遥丸出自《太平惠民和剂局方》，方中以柴胡疏肝解郁为君药。白芍酸苦微寒，养血敛阴，柔肝缓急；当归味甘辛温，养血和血，且气香行气，为血中之气药；归、芍与柴胡相合，养血柔肝调气，共为臣药。木郁则土衰，肝病易传脾，故以白术、茯苓、炙甘草健脾益气，非单实土以抑木，且使营血生化有源；薄荷疏散郁遏之气，透达肝经郁热；生姜温胃降逆和中，共为佐药；柴胡为肝经引经药，又兼使药用；炙甘草益气补中，调和诸药，为使药。诸药相合，可使肝郁得疏，血虚得养，脾弱得复，共奏疏肝健脾，养血调经之功。

【方证要点】逍遥丸为疏肝养血的代表方，其又是妇科调经常用方，具有疏肝解郁，养血健脾之功，临床上常用于肝郁血虚所致诸证，如乳癖、瘰疬、失荣、黄褐斑等。具体方证要点如下。

（1）神疲食少，嗳气叹息。

（2）两胁作痛，乳房胀痛。

（3）月经不调。

（4）脉弦。

【加减变化】肝郁气滞较甚者，加用香附、郁金、合欢皮、陈皮疏肝解郁；血虚甚者，加用熟地黄滋阴养血；肝郁化火者，加用牡丹皮、生栀子清热凉血；月经不调者，加用仙茅、淫羊藿菟丝子等调理冲任；斑色深褐、面色晦暗者，加桃仁、红花；大便不畅者，加枳实、瓜蒌。

【使用禁忌】服药期间忌食寒凉、生冷食物。孕妇禁用。

【经典医案】

病案1：林某，女，39岁。2019年10月12日初诊。

主诉：双颊发现深褐色斑片2年，加重3月余。

现病史：患者2年前发现颜面部出现深褐色斑片，斑片多集中在双面颊，对称分布，表面光滑，未见鳞屑，无明显瘙痒感及疼痛感，常在日晒与情绪不佳时加重，且有季节性，夏季斑片颜色加深，冬季斑片颜色减轻。近3个月来因生活压力较大，夜寐不安，双颊色斑颜色加深，范围有所扩大，遂来我院就诊。辰下症见平素心烦易怒，时感胸胁胀痛，满闷不舒，口干口苦，饮食正常，二便自如，月经不调，经期不规则，时有痛经，月经色暗夹血块。

查体：患者面部颜色较晦暗，颜面部见深褐色色素沉着斑，色斑融合成片，以双颧颊部为主，对称分布，斑片大小不等，形态不规则，表面光滑，未见鳞屑。

脉象：脉弦。

舌象：舌红，苔薄白。

西医诊断：黄褐斑。

中医诊断：鼾黯斑。

中医辨证：肝气郁结证。

治则：疏肝理气，活血消斑。

处方：逍遥丸加减。

柴胡 10g	白芍 10g	当归 10g	白术 10g
茯苓 10g	炙甘草 6g	生姜 6g	薄荷 3g
香附 9g	郁金 9g	木香 6g	陈皮 6g
桃仁 9g	红花 9g	丹参 20g	

水煎服。每日 1 剂，早晚分服，连服 14 剂。

二诊：患者中药内服 14 剂后，面部深褐色色素沉着斑片颜色稍淡，夜寐仍欠安，多梦。效不更方，继守前法，加茯神 10g、首乌藤 15g、合欢皮 15g。水煎服，每日 1 剂，再服 14 剂。

三诊：前后中药内调 1 个月后，患者面部褐黑色色素沉着斑片较前明显消退，面色红润光泽，精神饱满，睡眠良好，二便自如。继守前方巩固治疗。半年后随访，患者诉面部褐色斑片大致消退，疗效满意。

按语：黄褐斑在中医学中又称"肝斑"，《灵枢·经脉第十》云："肝足厥阴之脉……是动则病……面尘脱色。"从经络学上阐述了肝经与黄褐斑的关系。《张氏医通》云："面尘脱色，为肝木失荣。"从病因病机上阐述了肝气郁结与黄褐斑的内在关联。《医宗金鉴·外科心法要诀》《外科证治全书·面尘》中均有"忧思抑郁"可致黄褐斑之说。黄褐斑多发于育龄期妇女，尤其是现代女性，由于家庭及事业的双重压力，长期处于精神紧张状态，极易导致情志失调，加之胎产哺乳伤及气血，致肝之藏血与疏泄功能紊乱，肝郁气滞，气郁化热，熏蒸于面，灼伤阴血，从而生病。西医学认为精神因素与黄褐斑发病直接相关，患者存在神经肽系统平衡紊乱。有研究报告超过半年以上情绪不佳是本病重要致病因素，这与中医学肝气郁滞可导致黄褐斑的观点相符。此型患者皮损主要分布于眼周、口周，为浅褐至深褐色斑片，大小不定，呈地图状或蝴蝶状，伴见胸痞胁胀、乳房胀痛、小腹胀满、烦躁易怒、纳谷不馨，患者以中青年女性为多，经前色素沉着及伴随症状加重，经后减轻，多兼月经不调病史。治宜疏肝理气，活血退斑。方用逍遥散加减。因情志不畅可导致气郁，使肝失疏泄，出现肝气郁结，故本型重在调肝，应告诫患者保持心情愉快，这对治疗很有帮助。此外，翁氏认为，在肝气郁结所致黄褐斑的治疗过程中，调理气血十分重要，故在临床治疗时，应酌加行气活血之药以取其行气活血、化瘀消斑之功。翁氏临床常用丹参、赤芍、桃仁、红花、川芎、当归、泽兰等。

病案 2：林某，女，28 岁。2019 年 3 月 24 日初诊。

主诉：右侧乳房发现一肿块，伴胀痛 3 月余。

现病史：患者平素常感胸胁胀痛，尤其月经来前症状明显。3 个月前公司体检时发现右侧乳房有一肿块，肿块质地较硬，触痛明显，月经来前肿块常增大，右侧乳房胀痛明显。月经后肿块变小，肿痛缓解，如此反复。曾就诊外院，经各种药物治疗后症状未缓解。辰下症见平素性情急躁，心烦易怒，两胁胀痛，满闷不舒，口苦口干。夜寐正常，饮食正常，二便自如。

查体：右侧乳房右上方触及一肿块，直径约2cm大小，肿块质地稍硬，表面光滑，推之可活动，伴触痛明显。

脉象：脉弦滑。

舌象：舌红，苔薄黄。

西医诊断：乳腺增生病。

中医诊断：乳癖。

中医辨证：肝气郁结证。

治则：疏肝解郁，理气消肿。

处方：逍遥丸加减。

柴胡 10g	白芍 10g	当归 10g	白术 10g
茯苓 10g	炙甘草 6g	生姜 6g	薄荷 3g
香附 9g	郁金 9g	桃仁 9g	红花 9g
蒲公英 15g	鹿角霜 10g		

水煎服。每日 1 剂，早晚分服，连服 14 剂。

二诊：患者中药内服调治 2 周后，肿块明显缩小，口苦口干，胸胁胀痛较前减轻。继守前方，加瓜蒌 10g、枳实 10g 增强消肿散结之功。

三诊：中药内服调治 1 月余，患者右乳房处肿块已消退，双侧乳房未触及肿块，乳房胀痛感明显消失。继服上方 7 剂以巩固疗效。3 个月后再次来院复诊，上述症状未再复发。

按语：乳腺增生病是女性的常见疾病，常见于 30~45 岁的女性患者。乳腺增生病属中医学"乳癖"范畴，《外科正宗》曰："乳癖乃乳中结核，，形如丸卵，或坠垂作痛，或不痛，皮色不变，其核随喜怒消长……"中医学认为，女子乳头属肝，乳房属胃，乳癖发病多与肾，肝，胃，冲任有关。究其病机，多为肝郁气滞，痰瘀凝结，冲任不调等。当情志不畅，肝气不舒，疏泄无权，蕴结于胸膺胃经时，则令乳络不通，不通则痛，故乳房疼痛。肝气郁久化热，灼津成痰，痰瘀互凝，遂生结块，故见乳房肿块。治疗多采用疏肝理气，调摄冲任，化瘀散结等方法。

本案例患者系生活压力大，平时情志抑郁，肝郁气滞，郁久化热，湿痰内生，日久痰瘀互结而成结块。故治宜疏肝解郁，理气散结。采用逍遥丸治疗。

方中柴胡疏肝解郁为君药。加用蒲公英清热解毒，消肿散结；鹿角霜补肾阳、益精血、强筋骨、调冲任、托疮毒。诸药相合，共奏疏肝解郁、理气消肿之功。同时治疗期间嘱咐患者保持情绪开朗，起居规律，不熬夜，饮食无偏好，大便通畅。

病案3：苏某，女，27岁。2012年9月24日初诊。

主诉：右侧发现肿块1年余。

现病史：患者1年前发现颈部右侧见一肿块，初如绿豆大小，无明显痒痛，未经重视。近月来发现肿块不断增大，数量增多，肿块皮色不变，触之质坚，无明显痒痛。遂来我院就诊。辰下症见精神抑郁，口干口苦，胸胁胀痛，夜寐正常，饮食不香，二便自如。

查体：右侧颈部见一成串肿块，肿块大小不一，绿豆至黄豆大小，皮色不变，触之质坚，推之能动，不热不痛。

脉象：脉弦滑。

舌象：舌红，苔白厚腻。

西医诊断：颈部淋巴结结核。

中医诊断：瘰疬。

中医辨证：肝郁气滞证。

治则：疏肝理气，化痰散结。

处方：逍遥丸合二陈汤加减。

柴胡 15g	白芍 12g	当归 12g	白术 12g
茯苓 12g	炙甘草 3g	生姜 6g	薄荷 6g
陈皮 12g	半夏 12g		

水煎服。每日1剂，早晚分服，连服7剂。

二诊：中药内外调治1个月后，肿块明显缩小，口苦口干、胸胁胀痛较前减轻，但饮食仍不香，疲惫乏力。继守前方，加生黄芪12g、皂角刺12g增强消肿散结、益气托毒之功。

三诊：调治6月余，颈部原先多枚肿块可触及1枚，直径约1.5cm，推之可动，舌质淡，苔薄白，脉弦。余无明显不适。继续以上法调理。随访半年后，肿块已消，未再复发。

按语：本案例系年轻女性，平时情志抑郁，忧思过度，以致肝气郁结，气郁伤脾，脾失健运，痰湿内生，气滞痰凝，结于颈项而成核。证属肝郁气滞，痰湿凝结。故治宜疏肝理气，化痰散结。方中柴胡疏肝解郁；当归、白芍养血柔肝；白术、甘草、茯苓健脾养心；薄荷助柴胡以散肝郁。半夏能燥湿化痰，且又和胃降逆；陈皮，既可理气行滞，又能燥湿化痰，二者相伍，相辅相成，增强燥湿化痰之力，体现治痰先理气，气顺则痰消之意。煨生姜温胃和中，并能解半夏之毒。诸药合用，可肝脾同治，达到疏肝理气，脾胃得健，化痰散结的效果。

第四节　祛风解表系列

枇杷清肺饮合四紫汤加减

【组成】枇杷叶、桑白皮、地骨皮、黄柏、黄连、甘草、紫浮萍、紫花地丁、紫背天葵、紫草。

【功效】疏清肺热，解毒消疮。

【主治】发于面颊部，肺经风热所致的痤疮。

【组方特色】痤疮之疾，古籍早载，《素问·生气通天论》云："劳汗当风，寒薄为皶，郁乃痤。"张介宾释曰："形劳汗出，坐卧当风，寒气薄之，液凝为皶，即粉刺也，若郁而稍大，乃形小节，是名曰痤。"王冰续解："时月寒凉，形劳汗发，凄风外薄，肤腠居寒，脂液遂凝，蓄于玄府，依空渗涸，刺长于皮中，形如米，或如针。久者上黑，长一分，余色白英而瘦（疑为痤）于玄府中，俗曰粉刺。"至《医宗金鉴·外科心法》论："肺风粉刺，源于肺经血热，鼻面频生碎粒，赤肿疼痛，白浆渗出，久则屑生，治宜枇杷清肺饮内服，辅以外敷颠倒散，徐徐奏效。"面颊属肺，肺经血热，复外感风邪，邪热外犯肌肤，上熏头面；或肺气不宣，兼感风湿之邪，以致毛窍闭塞，内热炽盛，气血壅滞，而成疹。发于面颊部的痤疮多为肺经风热之证，治宜清泻肺热、解毒消疮。故立枇杷清肺饮合四紫汤加减，药选枇杷叶、桑白皮、地骨皮、黄柏、黄连、甘草，合紫浮萍、紫花地丁、紫背天葵、紫草，共奏良效。枇杷叶，味苦平，入肺胃，能清肺热、降气痰，据《食疗本草》载，其主治肺热咳嗽及风疮，适为此疾之需，君药是也，主清上焦热，解肺风之患。桑皮、地骨皮，性寒归肺，共清肺热、凉血消肿，桑皮清痰热，地骨皮退虚热，相辅相成，同为臣药，以清肺热为务。黄柏、黄连，味苦性寒，黄柏清下焦湿热，黄连去心胃之火，二药并用，清三焦热毒，防热邪上扰头面，佐药之任，以防热蒸。甘草，甘平，和中解毒，缓他药之峻，保中气不伤，佐使之位，调和诸药。四紫者，浮萍、花地丁、背天葵、草也，皆具凉血解毒、活血消肿之能，紫草尤为突出，凉血活血，透疹解毒，治皮肤肿痛有奇效。四紫合剂，既增方中清解之力，又促皮损愈合，方中显学也。斯方之妙，在于精确诊机，以清肺热为首务，兼顾解毒凉血、活血消肿，君臣佐使，配伍严谨，既治病之本，又调和全身，免偏颇之弊。

【方证要点】本方所治之疾乃肺经风热挟湿型痤疮。其临床表现，不仅限于面部丘疹、脓疱，且包含脓疱可排出少量黄脓液者。具体方证要点如下。

（1）患者多伴有口渴喜饮、大便秘结、小便短赤。

（2）舌质红、苔薄黄。

（3）脉弦滑。

【加减变化】肝经热盛者可加夏枯草、龙胆草、重楼以清泻肝经火热；视物不清加菊花清肝明目。

【使用禁忌】服用本方时注意清淡饮食，忌食辛辣厚腻之品；孕妇慎用，儿童与老年人酌情减量。

【经典医案】陈某，男，25岁，2014年3月16日初诊。

主诉：颜面散在红色丘疹伴发痒1月余。

现病史：患者自诉1个月前无明显诱因下出现颜面散在红色丘疹，伴有瘙痒感，尤以两颊部为甚，额部亦有少许皮疹。近期局部出现丘疹脓疱疹，脓点局部稍触痛。口渴明显，小便短赤，大便3日1行，质干。辰下见患者颜面散在红色丘疹，伴有瘙痒感，精神尚可，食欲一般，睡眠欠安，体重无明显变化。

查体：颜面部见散在红色丘疹，两颊部及额部为著，部分丘疹顶端可见脓疱，触之稍痛。

脉象：脉强。

舌象：舌尖红，苔薄黄。

中医诊断：痤疮。

中医辨证：肺经风热型。

治则：清泻肺热，解毒消疮。

处方：枇杷清肺饮合四紫汤加减

枇杷叶15g	桑白皮15g	地骨皮15g	黄柏10g
黄连10g	甘草9g	大黄6g	紫浮萍9g
紫花地丁9g	紫背天葵9g	紫草9g	

7剂，水煎服，每日1剂。嘱其清淡饮食，作息规律。

二诊：面部丘疹有所消退，颜色变浅，痒、痛缓解，现患者自觉口干，大便仍干，为肺胃实火未消，故守前方加铁皮石斛、瓜蒌子。

三诊：颜面部皮疹明显好转，颊部新发少许红色丘疹，嘱其以前方续服。后随访半年，未有复发。

按语：患者初诊痤疮集中于两颊部且丘疹色红，舌体红。从肺经血热，复外感风邪论治，以枇杷清肺饮清泄肺热，合四紫汤清热解毒消疹。因患者时有便秘，故加大黄润肠通便。二诊痤疮已减轻，且口干、大便干，故加铁皮石斛滋阴清热、瓜蒌子润肠通便。

本病患部皮损多为丘疹，或有脓疱，脓疱可挤出少量黄色脓液，患者多伴有口渴喜饮、大便秘结、小便短赤、舌质红、苔薄黄、脉弦滑等症状。由于痤疮临床表现错综复杂，有时并不局限于某一部位，而是常常数部并见，这时应当四诊合参、针对主要病机遣方用药。

止痛如神汤

【组成】秦艽、皂角刺、当归、桃仁、泽泻、苍术、黄柏、甘草、防风、槟榔、酒大黄。

【功效】祛风清热，行气利湿，润肠通便。

【主治】治疗痔疮肿痛之湿热内盛证。临床上常加减运用于各种痛，如带状疱疹、带状疱疹后遗神经痛、肋间神经痛、生殖器疱疹伴腰骶神经病变等。

【组方特色】本方出自明代申斗垣《外科启玄》："凡痔所作，必由风热乘，食饱不通，气逼大肠而生。受病者燥气也，为病者胃湿也，四气相合，故大肠头结成块，肿者湿也，痛者火也，痒者风也，大便秘者燥也。"方中秦艽、防风祛风湿；桃仁、当归活血散瘀行滞，润燥滑肠通便，使滞者行，瘀者化，大肠气机通畅；湿源于脾，脾虚则湿生，故用苍术之苦温以健脾燥湿，黄柏之苦寒以清热燥湿，二者相伍则热去湿除；泽泻甘寒泄热利湿，槟榔行气导滞通便，二者配合，行气利水清胀。皂角刺、大黄清热通便，祛瘀通络。甘草调和诸药，合方相配伍，针对引起肛门坠胀的病因之风、热、湿、燥之邪，共奏清热利湿、祛风行气、活血润燥通便的功效。

【方证要点】用于治疗风、热、湿、燥之邪所引起的疼痛。具体方证要点如下。

（1）各种痛。

（2）肛门坠胀不适。

（3）大便秘结。

（4）脉弦，舌质红，苔黄。

【加减变化】带状疱疹疼痛者，可去黄柏、苍术，加乳香、没药，行气散瘀止痛；热毒明显者，加板蓝根、连翘等，加强清热解毒作用；生殖器疱疹者，可加板蓝根、虎杖等，清热利湿解毒；伴神疲乏力者，可加四君子汤，健脾益气。

【使用禁忌】脾胃虚弱，腹痛泄泻者慎用。

【经典医案】胡某，女性，71岁。2015年8月14日初诊。

主诉：反复会阴部灼热麻痛3年，加重1个月。

现病史：患者3年前无明显诱因下出现会阴部、大腿上段内侧及肛周等处灼热、疼痛，触碰或穿裤时疼痛加剧，导致行走困难，症状反复发作，严重影响生活质量。曾就诊于我院脑病科，诊断为神经痛及抑郁症，给予抗抑郁、抗焦虑、提高免疫及营养神经等治疗，症状虽有缓解，但未能根治，反复发作。近1个月来，病情复发并加重，会阴部及周围区域灼热麻痛感明显，遂来就诊。辰下（一般状况）见患者精神尚可，但因长期疼痛导致情绪低落，食欲欠佳，夜眠不佳，大小便尚正常，体重无明显变化既往体健，个人史、家族史无特殊。否认有类似患者接触史。

查体：表情痛苦，神疲乏力，口干。寐差，纳减。便调，夜尿3次。温度36.5℃。脉搏80次/分钟，血压125/80mmHg，余查体未见明显阳性体征。

专科检查：皮肤未见明显异常。HSV-Ⅱ（IgG）抗体阳性。

脉象：细弦。

舌象：舌质暗红，苔薄黄微腻。

西医诊断：生殖器疱疹伴骶神经根病。

中医诊断：热疮。

中医辨证：气虚毒恋证。

治则：祛风止痛，利湿解毒，健脾益肾。

处方：止痛如神汤加减。

皂角刺9g	秦艽9g	防风6g	当归5g
桃仁9g	泽泻9g	知母9g	黄柏9g
苍术9g	核榔6g	桑螵蛸9g	益智仁9g
淫羊藿9g	板蓝根9g	虎杖9g	党参9g
白术9g	黄芪9g		

二诊：1周后患者来诊室复诊，患者精神愉悦，疲倦感消失，灼热麻痛感明显减轻，夜尿1次。

第五节　利湿化痰系列

龙胆泻肝汤

【组成】龙胆草（酒炒）、黄芩（酒炒）、山栀子（酒炒）、泽泻、木通、车前子、当归（酒炒）、生地黄、柴胡、生甘草。

【功效】清泻肝胆实火，清利肝胆湿热

【主治】肝胆实火湿热引起的带状疱疹、水痘、丹毒、脓疱疮、急性湿疹、银屑病、神经性皮炎、脂溢性皮炎、癣病、皮肤疖等。

【组方特色】肝为将军之官，主藏血，主疏泄，当其疏泄功能失常，郁而化火，易致肝胆之火上炎，气机调达失常，湿热内蕴，而肝经下循阴器，绕小腹，故湿热循经下注，易出现皮肤病及性病疾患，因此龙胆泻肝汤在皮肤病的临床应用中以清热利湿泻火之效显著，堪称一代名方。本方主治病证皆为肝胆实火上炎或湿热下注所致。方中龙胆草性大苦大寒，《笔花医镜》称其为"凉肝猛将"，而《药品化义》曰："龙胆草专泻肝胆之火，主厚重而沉下，善清下焦湿热之邪。若是阴部囊肿便毒，下疳及小便涩滞……或茎中痒痛，女人阴癃作痛，或发痒生疮，皆可以此药入龙胆泻肝汤治之，此为苦寒胜热之力也。"本药清热泻火除湿，二者兼顾，正中病情，为方中君药。臣以黄芩，其性苦寒，入少阳胆经，可清少阳实热于上，栀子泻火除烦，清利湿热，通泄三焦，以泻三焦湿热于下，此二味药皆苦寒以清热，共助君药以泻肝胆经实火，清肝经湿热。湿热之邪为阴邪，其性重浊黏腻，易侵袭壅滞于下焦，故佐用渗湿泄热之车前子、木通，从小肠、膀胱以导之；泽泻甘寒，从肾与膀胱导之，共助君药使清肝胆经湿热力宏，引湿热下行，从小便而解。肝者，体阴而用阳，故佐生地黄、当归二药滋养肝经之阴血以防苦寒之药伤阴，又以柴胡舒达肝气，散肝胆之郁火，并引药归经。甘草清热解毒，调和诸药，皆为方中的佐药。主辅助济，其力倍增，又取其导热下行之意可使肝胆经实火、湿热祛除无遗。

【方证要点】本方对于肝胆实火、湿热证最为相宜。对脾胃虚寒和阴虚阳亢之证皆非所宜。具体方证要点如下。

（1）肝胆实火上炎，可伴见头痛目赤、胁痛、口苦、耳聋、耳肿。

（2）肝经湿热下注，可伴见阴肿、阴痒、筋痿、阴汗、小便淋浊、妇女带下黄臭等。

（3）舌红苔黄或黄腻，脉弦细有力或弦数有力。

【加减变化】皮疹多在上部者，加川芎，患部在中，加桔梗；分布于下部者，加川牛膝；分布于双上肢者，加桂枝；阴囊湿疹久不愈者，加附子、麻黄、细辛、山药；凡流水不止，奇痒者，加全蝎、蜈蚣、白鲜皮；凡血虚烦躁者，加当归、生地。

【使用禁忌】服此方时需饮食清淡，禁食辛辣刺激、荤腥海味及寒凉伤脾的食物；阳虚、气虚、阴虚等虚证慎用，孕妇慎用，儿童及老年人酌情减量。

【经典医案】周某，女，35岁。2022年6月10日初诊。

主诉：躯干、双上肢皮肤红斑水疱伴瘙痒5天。

现病史：患者5天前无明显诱因出现躯干、双上肢瘙痒，搔抓后皮肤潮红、肿胀、起小水疱。曾口服氯苯那敏、泼尼松，静脉注射葡萄糖酸钙等，未见明显好转。辰下见发病后心烦失眠，口干口苦明显，纳谷一般，小便黄赤，大便干结。

查体：患者躯干及双上肢皮肤潮红、肿胀，密集分布红色丘疹、小水疱，部分丘疹、水疱融合成片，皮损表面有渗出、结痂。

脉象：脉弦。

舌象：舌红，苔黄腻。

西医诊断：急性湿疹。

中医辨证：肝胆湿热证。

治则：清利湿热。

处方：龙胆泻肝汤加减。

龙胆草9g	黄芩9g	山栀子12g	泽泻12g,
木通9g	车前子9g	当归8g	生地黄15g
柴胡10g	生甘草6g	白鲜皮12g	地肤子15g
瓜蒌子18g	白茅根15g		

水煎服，每日1剂，连服14剂。同时外用苦参30g，苍术、黄柏、白鲜皮各15g，每日1剂，水煎外敷20分钟。

二诊：治疗后患者皮损大部分消退，渗出明显减少，大部分皮损已结痂。原内服方去车前子，加当归12g补血活血，继服7剂，皮损消退，已无瘙痒，临床痊愈。

按语：本例患者西医诊断为急性湿疹。临床症状有皮肤潮红、肿胀，密布红色丘疹、水疱，心烦失眠，口渴口苦，小便黄赤，大便干结，结合舌脉。中医辨证为肝胆湿热证，且热重于湿，遵循"急则治其标，缓则治其本"的原则，以大剂量龙胆草、山栀子、黄芩、生地黄治其标，以车前草、白茅根清热利湿，佐以白鲜皮、地肤子清热解毒，祛湿止痒，以达到标本兼治之效。在外用方面，对热重于湿、皮肤渗出糜烂者，予经验方苦参30g和苍术、黄柏、白鲜皮各15g水煎外敷，起清热燥湿之功效。

湿疹，一名湿毒，一名湿癣。《黄帝内经》中有类似湿疹的记载，散见于书中各篇，如"虚邪搏于皮肤之间，其气外发腠理，开毫毛，淫气往来，行则为痒""虚则痒瘙""身热骨痛，而为浸……岁火太过，甚则身热，肌肤浸淫"。《医宗金鉴》中类似湿疹证候论治的记载也有很多，如"浸淫疮"条下云："此证初生如疥，瘙痒无时，蔓延不止，抓津黄水，浸淫成片，由心火、脾湿受风而成。"又在"黄水疮"条下云："此证初如粟米，而痒兼痛，破流黄水，浸淫成片，流处可生。由脾胃湿热，外受风邪，相搏而成。"又在"血风疮"条下云："此证由肝脾二经湿热，外受风邪，袭于皮肤，郁于肺经，致遍身生疮，形如粟米，瘙痒无度，抓破时，津脂水浸淫成片，令人烦躁、口渴、瘙痒，日轻夜重。"这些叙述，与现称的红斑性湿疹、水疮性湿疹、溃疡性湿疹等症状相同。皮红起疹，多属火盛瘙痒灼热，多系风邪；渗出分泌物过多，必是脾胃湿热；溃疡日久，会导致血虚；日轻夜重，烦躁不安者，多由阴血耗损，肝火上扰所致。湿疹多为心火炽盛、脾胃湿热和风邪相搏而成，日久容易耗伤阴血。在治疗上，应以清火、除湿、散风和养血为根本疗法。

除了内服汤剂，在中药外治方面尤有经验。急性湿疹：常以水煎作外洗、湿敷、浸泡的有①三子汤：蛇床子、地肤子、苍耳子、枯矾、黄柏、防风、荆芥、银花各9g。②苦参30g，苍术、黄柏、白鲜皮各15g。③狼毒、五倍子、蛇床子各30g，苦参12g，加水煎取浓汁，再加入白矾、雄黄各15g，和浓汁洗。④渗水严重者，用生甘草煎水，或野菊花煎水，或生地榆煎水，做冷湿敷。⑤糜烂渗出黄水，用青黛散或青蛤散，调麻油或茶油搽患处。⑥糜烂严重、渗液多者，用黄柏煎水作冷敷，不宜热水烫洗。⑦仅有丘疹小疮，而不糜烂者，用祛湿散，干扑。⑧湿疹面积较大严重，流水不止者，用乌蛇骨焙为黄色，去硬壳碾为细末，撒于患部即可。湿疹发病后，在急性期，要避免局部任何刺激，如搔抓摩擦、热水烫、涂肥皂以及内服外涂刺激性药物等，饮食上宜少食辛辣及荤腥食物。发作期间不宜做预防接种。治慢性湿疹有①祛湿膏，即祛湿散，用麻油调匀，用时以棉签蘸药，涂布患处，每日1~2次。②湿疹方，外涂同上。③白鲜皮酊，每日搽3~4次。④蛋黄油，外涂同上。⑤谷糠油，涂法同上。

五神汤

【组成】茯苓、金银花、牛膝、车前子、紫花地丁。

【功效】清热利湿。

【主治】用于委中毒、附骨疽等证属湿热凝结者。

【组方特色】五神汤出自清代陈士铎《辨证录》，本方主要用于治疗湿热蕴毒之证。清利湿热，兼益气血为其主要立方之意。《洞天奥旨》记载："五神汤，统治多骨痈。茯苓一两，车前子一两，金银花三两，牛膝五钱，紫花地丁一两，水煎服，六剂骨消，再服十剂愈。"《辨证录》对本方进行了简单解读："此方用茯苓、车前以利水，紫花地丁以清热，又用金银花、牛膝补中散毒。"《洞天奥旨·疮疡用金银花论》中对金银花的使用进行了特别论述："其毒之至者，皆火热之极也。金银花最能消火热之毒，而又不耗气血，故消火毒之药，必用金银花也。"又云："盖此药为纯补之味，而又善消火毒。"方中重用金银花为主药，性寒味甘，能清热解毒、透散表邪；紫花地丁性寒味苦辛，助金银花清热解毒，凉血消肿为臣。茯苓性平，味甘淡，利水渗湿，健脾益气；车前子性甘寒，利水，清下焦湿热，二者共为佐使之药。牛膝苦、甘、酸、平，归肝、肾经，既具有补肝肾、强筋骨及逐瘀通经之效，增强全方补益之力，又性善下行，能导热下泄，引血下行，故为使药。全方补泻兼施，以泻为主，清透与渗下同施，共收热毒清、湿热去之效。五药合用，使湿热清，毒邪祛，经络通，痈肿退。

【方证要点】本方所治之病是由于过食生冷寒凉之物损伤脾胃，导致脾胃运化失司，痰湿内生，日久蕴而化热，湿热熏蒸，蕴结成毒，毒火流窜，蕴脓腐骨所致者。总为本虚标实之证，证属湿热蕴结，具体方证要点如下。

（1）慢性病程，经久不愈。

（2）疼痛剧烈，甚者彻骨。

（3）局部胖肿，皮色不变。

（4）皮肤灼热或微热。

（5）舌红，苔黄，脉数。

【加减变化】对于湿重于热型，临床多见自觉身体沉重乏力，伴纳谷不香，或恶心呕吐，或小便不利者，加用清热祛湿之品，如用萆薢祛水湿、分清浊；泽兰走血分、治水肿、除痈毒；泽泻善"渗湿热，行痰饮"，与牛膝合用，又可泻相火，保真阴。对于热重于湿型，临床多见患处局部红赤肿胀，灼热疼痛，甚者可见水疱、紫斑者，则加用黄芩、黄柏之类直折火势以泻相火而除蒸；牡丹皮、赤芍、虎杖之类善走血分以散疮疡而凉血。表证甚者，临床多见病起突然，恶寒发热，头痛频作，故酌加牛蒡子、荆芥之品除风伤、解肿毒、消疮疡。肿胀甚者，临床多见下肢皮肤肿胀，兼及全身浮肿，甚则已成大脚风者，加用防己、猪苓之品，苦以燥湿、寒以清热，以泄丹毒血分湿热。

【使用禁忌】服用本方时注意清淡饮食，忌食辛辣厚腻之品；孕妇慎用，儿童与老年人酌情减量。

【经典医案】

病案1：王某，男，56岁。2018年12月11日初诊。

主诉：左下肢坏死性溃疡伴疼痛1月余。

现病史：患者1个月前因被电动车剐蹭后，左下肢出现开放性伤口，伴疼痛。曾就诊外院，予多次清创及换药治疗后，伤口始终无法愈合，近日来左下肢出现肿胀，局部皮肤微红，伴灼热疼痛。左下肢疮面晦暗，脓水浸淫，秽臭难闻。辰下症见患者行走困难，午后常乏力汗出，身热不扬，口渴不喜饮，小便黄赤，大便时干时稀。

查体：左下肢小腿肿胀，可见一疮面，大小约 4.0cm×6.0cm，形态不规则，疮面腐暗，脓水浸淫，秽臭难闻，疮周漫肿，皮肤色红，皮温稍高。

脉象：脉濡滑。

舌象：舌红，苔黄微腻。

西医诊断：下肢慢性溃疡。

中医诊断：臁疮。

中医辨证：湿热下注证。

治则：清热利湿，和营消肿。

处方：五神汤加减。

茯苓 30g	金银花 90g	牛膝 15g	车前子 30g
紫花地丁 30g	苍术 10g	黄柏 9g	白术 10g
泽泻 10g	赤芍 9g	丹参 20g	薏苡仁 20g

水煎服，每日 1 剂，连服 7 剂。外用予三黄洗剂加减方（大黄 10g，黄芩 10g，黄柏 10g，苦参 10g，蛇床子 30g，金银花 30g，地肤子 30g）泡洗。

二诊：中医内服外洗配合治疗 1 周后，患者疮面脓水渐净，疮周腐肉已脱，疮面周围肉芽组织红活，倾向愈合。故守前方，加乳香 3g、没药 3g、鸡血藤 30g，以加强清热利湿、活血消肿之效。继服 7 剂。外用药改用生肌散加琥碧膏敷患处。

三诊：中医内外调治 14 剂后，疮面范围缩小，疮周红肿消退，灼热痛缓解，疮面干燥，未再流脓水。故暂停中药外洗方，改用生肌散外敷疮面。内服药同上方，去金银花、紫花地丁、黄柏等苦寒之品，加黄芪 6g、北沙参 10g、玄参 10g 以益气健脾，托毒外出。继服 14 剂。

四诊：患者中药内服外敷 1 月余，疮面已大致愈合，疮周红肿全消，灼热痛消失，能正常行走站立。继续口服中药 7 剂以巩固疗效。嘱其近月来多在家休养，避免长久站立及远足。半年后患者来院复查，左下肢溃疡已完全愈合，未再复发。

按语：臁疮是发生在小腿下部的慢性皮肤溃疡，相当于西医的下肢慢性溃疡。《医宗金鉴》中明确记载："此证生在两胫内外臁骨……有湿，兼血分虚热而成。"阐述了本病与湿邪的密切关系。陈文治《疡科选粹》云："臁疮由湿热下注，瘀血凝滞，日久气多不堕，是以经年不愈，变而成顽。"《证治准绳·疡医》

亦载："此湿热下注，瘀血凝滞于经络……即臁疮也。"说明瘀血与湿热是导致臁疮发生的主要病机。中医学认为臁疮多因湿、毒、瘀，或跌扑损伤、虫毒咬伤等外邪导致，日久累及脏腑；或脏腑本有湿毒，内外合邪，经久不愈，阴阳失调，终成顽疾。总的来说，其病因病机是由外感湿邪与瘀血阻滞脉络，瘀久化热，败而溃烂，流脓淌水，日久肝肾阴亏，气血不足所致，较难治愈。

本案例患者长期生活于东南沿海地区，气候湿热，复感左下肢外伤，湿热邪毒侵入机体，蕴滞肌肤。湿性重着，故见身热不扬，肢体重着乏力；湿邪黏滞，故疮面经久难愈。治宜清热利湿，和营消肿。五神汤主要用于治疗湿热蕴毒之证，清利湿热，兼益气血为其主要立方之意。故用治湿热蕴结所致臁疮，恰对其证。方中金银花性甘寒，清热解毒、透散表邪；紫花地丁，黄柏苦寒，清热解毒，消痈凉血；茯苓、苍术、白术、泽泻、薏苡仁性平味甘淡，利水渗湿，健脾益气；车前子性甘寒，利水清下焦湿热；丹参，赤芍活血散瘀，凉血消肿；川牛膝性味苦酸平，活血祛瘀，利尿通淋，又性善下行，能导热下泄，引血下行。诸药合用，使湿热清，毒邪祛，经络通，痈肿退。配合三黄洗剂外洗，内外同治，共奏清热利湿、凉血解毒、化瘀通络。消肿散结之功，故取得良好临床疗效。

一诊后局部红肿消退，灼热缓解，效不更方在原方基础上加用乳香、没药、鸡血藤，以加强清热利湿、活血消肿之效。三诊时局部皮肤红肿已消，疮面开始愈合，说明热毒已清，湿毒仍在，湿毒内蕴，气滞血瘀，故去金银花、紫花地丁、黄柏等疏解清热之品，加黄芪、北沙参、玄参以益气健脾，托毒外出。疮面腐肉脱落，脓水消失，故外用药改用生肌散合琥碧膏以促进愈合。诊疗过程中，湿热同清，内外共治，故能取得善效。

病案2：陈某，女，43岁。2010年8月29日初诊。

主诉：左下肢红肿疼痛反复发作1年余，加剧5天。

现病史：患者缘于1年前无明显诱因足部真菌感染后，每当感冒、劳累或步行多时，继而左下肢即红赤肿胀，灼热疼痛，反复发作，常伴全身低热。曾就诊多家医院，每予抗生素治疗后，症状消失，但时而复发。5天前外出爬山后上述症状复发，遂来我院就诊。辰下症见低热、乏力重着、口渴喜冷饮、胃纳不香、夜寐欠安、小便黄、大便干。

查体：左下肢见一片状红斑，略高出皮肤，边界清楚，压之皮肤红色消退，去除压力后重复出现红斑，患部皮肤肿胀，触之灼手，触痛明显。双足趾间见浸渍及渗液。

脉象：脉滑数。

舌象：舌红，苔黄腻。

西医诊断：丹毒。

中医诊断：丹毒。

中医辨证：湿热下注证。

治则：利湿清热，化瘀解毒。

处方：五神汤合萆薢渗湿汤加减。

萆薢 30g	黄柏 10g	赤芍 10g	薏苡仁 30g
牡丹皮 10g	泽泻 10g	滑石 10g	通草 6g
金银花 15g	紫花地丁 10g	茯苓 10g	车前子 6g
牛膝 6g			

水煎服，每日 1 剂，连服 7 剂。外用予三黄洗剂加减方（大黄 10g，黄芩 10g，黄柏 10g，苦参 10g，蛇床子 30g，金银花 30g，地肤子 30g）泡洗。

二诊：治疗一周后，局部疼痛明显减轻，皮色转暗，不红不热，但仍肿胀；全身低热症消，但仍感乏力重着，胃纳不香，舌红，苔黄腻，脉滑数。故仍宗上法而略变其制，在原方基础上去金银花、紫花地丁等疏解清热之品，加秦艽 9g、乳香 3g、没药 3g、鸡血藤 30g，以加强清热利湿、活血消肿之效。继服 7 剂。外用药同上。

三诊：服药 14 剂后，左下肢红赤肿胀已消退，触之不热不痛。嘱其积极治疗足部真菌感染，忌食辛辣厚腻之味，避免远足，平素在家可充分饮水，适时抬高患肢。随访半年未见复发。

按语：丹毒是由火邪侵袭血分，湿热毒邪留注皮肤，热盛血瘀肉腐而成。《圣济总录》指出，丹毒是"热毒之气，爆发于皮肤间，不得外泄，则蓄热为丹毒"。本案例患者系素体血热，复有足部真菌感染，湿热毒邪瘀结于下肢，郁阻肌肤，经络阻塞而成斑的。证属湿热内蕴，化毒下注。故治宜清热利湿，化瘀解毒。方中萆薢利水祛湿，分清化浊；黄柏清热利湿，解毒疗疮；泽泻渗湿泄热；薏苡仁利水渗湿；赤茯苓分利湿热；滑石利水通泄；牡丹皮清热凉血，活血化瘀，清膀胱湿热，泻肾经相火，共同辅助萆薢，使下焦湿热从小便排出。通草清热滑窍，通利小便，使湿热随小便而出。金银花、紫花地丁清热解毒，凉血消痈；茯苓健脾益气，利水渗湿；车前子利水渗湿，清利下焦湿热；川牛膝活血祛瘀，利尿通淋，又能导热下泄，引血下行。诸药合用，共奏导湿下行，利水清热之功。热邪得散，湿热得清，经络通畅，肿毒自消。

一诊后局部红赤消退，皮色转暗，但仍肿胀，说明热毒已清，湿毒仍在，湿毒内蕴，气滞血瘀，故去金银花、紫花地丁等疏解清热之品，加秦艽、乳香、没药、鸡血藤等清热利湿、活血消肿之品。配合三黄洗剂外洗，内外同治，共奏清热利湿、凉血解毒、化瘀通络。消肿散结之功，故取得良好临床疗效。

萆薢渗湿汤

【组成】萆薢、薏苡仁、茯苓、泽泻、黄柏、牡丹皮、滑石。

【功效】清热利湿。

【主治】用于治疗湿疹、特应性皮炎、药物性皮炎、荨麻疹、丘疹性荨麻疹、压疮、足癣、下肢丹毒、癣菌疹、睾丸炎、前列腺炎、脉管炎等。

【组方特色】本方出自清代高秉钧《疡科心得集·补遗》："治湿热下注、臁疮、漏蹄等证。"方中的萆薢味苦，性平，归肝、胃、膀胱经，功能利湿去浊、祛风除湿，为君药。薏苡仁味甘、淡，性凉，归脾、胃、肺经，功效为利水消肿、渗湿健脾、除痹、清热排脓，淡则能渗，甘则能补，凉则清热，既能利水消肿，又能健脾补中，是清热除湿的常用药。茯苓味甘、淡，性凉，归心、肺、脾、肾经，功能利水消肿、渗湿健脾，性平和缓，药性平和，既能健脾养心，又能利水渗湿，补而不峻，利而不猛，既可扶正，又可祛邪，是脾虚及水湿内停之证的常用；泽泻味甘、淡，性寒，归肾、膀胱经，功能利水消肿、渗湿泄热；黄柏味苦，性寒，归肾、膀胱、大肠经，功能清热燥湿、泻火除蒸、解毒疗疮，善于清泻下焦湿热，又能泻火解毒，常用于治疗湿疹瘙痒；牡丹皮味苦、甘，性微寒，归心、肝、肾经，功能清热凉血、活血祛瘀；滑石味甘、淡、性寒，归膀胱、肺、胃经，功能清热解毒、收湿敛疮，是治疗湿疹的常用药。该方以萆薢利湿去浊为君药，薏苡仁、茯苓、泽泻为臣药，辅助君药起到利水渗湿的作用，佐以黄柏、牡丹皮、滑石清热泻火凉血。合方对湿、热、毒之病因有针对性，共奏清热除湿、泻火解毒、祛风止痒，凉血之效。

【方证要点】皮肤病如红斑、丘疹、水疱、风团者，或有糜烂、渗出，或湿热内蕴、湿热下注兼有脾湿中阻之特点者，多见腹胀纳差等。具体方证要点如下。

（1）体格壮实。

（2）皮损糜烂或者有渗出。

（3）腹胀纳差。

（4）舌红或淡红，苔薄黄腻，脉滑。

【加减变化】阴囊湿疹、阴癣者，加土茯苓、茵陈以清热利湿解毒；瘙痒明显者，可加白鲜皮、苦参、地肤子，燥湿杀虫止痒；红肿疼痛者，可加栀子、黄柏，增清热解毒之功；湿热下注，痔疮发作，肿痛出血者，可加槐花、胡黄连，清热利湿、凉血止血；疮面晦暗渗液糜烂者，可加泽兰、毛冬青、土茯苓、茵陈等，利湿解毒、活血散血。还可根据不同部位，适当加入引经药，如上焦者，加蝉蜕；下焦者，加川牛膝。本方还可煎汤外洗。

【使用禁忌】气血亏虚，皮肤干燥瘙痒者慎用。

【经典医案】肖某，男，48 岁。2019 年 6 月 14 日初诊。

主诉：周身红斑、丘疹、水疱伴瘙痒 1 个月。

现病史：患者自诉 1 个月前无明显诱因出现躯干、四肢等处红色丘疹、水疱，痛痒症状显著，尤以夜间为甚，影响睡眠。皮疹抓破后易渗液，结浆液痂，且呈对称分布。曾在外院诊断为急性湿疹，经多次治疗，症状虽有缓解，但反复发作，未能根治。辰下见患者精神状态尚可，但因瘙痒症状明显而烦躁不安。饮食尚可，睡眠因瘙痒而受影响，大便小便无明显异常。

查体：前胸、后背、四肢可见暗红色丘疹、水疱，部分抓破，个别有轻度糜烂，渗出液不多，结浆液痂，有明显抓痕。

脉象：弦。

舌象：舌质红，苔薄白。

西医诊断：急性湿疹。

中医诊断：湿疮。

中医辨证：湿热内蕴。

治则：清热利湿，疏风止痒。

处方：萆薢渗湿汤加减。

萆薢 12g	薏苡仁 30g	土茯苓 30g	茯苓 15g
泽泻 12g	黄柏 12g	苍术 12g	牡丹皮 12g
白鲜皮 12g	海桐皮 15g	苦参 15g	生地黄 15g
甘草 3g			

外用冰黛三黄膏。

二诊：服上方 7 剂后，皮损颜色转淡，渗出液减少，痒感已减轻，可入睡。续服前方，局部皮损减轻，皮疹变平，抚之不碍手，部分痂皮脱落。外用冰黛三黄膏。前后共计治疗 1 个月余，痒感消失。局部皮肤已基本正常。

第六节　理血活血凉血系列

消玫汤

【组成】板蓝根、牛蒡子、荆芥、防风、土茯苓、紫草、赤芍、牡丹皮、蝉蜕、白蒺藜、地肤子、甘草。

【功效】清热凉血，祛风止痒。

【主治】玫瑰糠疹（风热疮）。

【组方特色】本方以板蓝根、牛蒡子、荆芥、防风疏风清热；紫草、赤芍、牡丹皮清热凉血；白蒺藜、蝉蜕祛风止痒；地肤子祛湿止痒，配防风加强外散皮肤之风作用；土茯苓可清热止痒；甘草调和诸药。全方共奏清热凉血、祛风止痒之效。

【方证要点】玫瑰糠疹是一种急性自限性炎症性皮肤病，好发于春秋季节，本病多见于中青年，本病病机为血热风燥，蕴于肌肤。具体方证要点如下。

（1）玫瑰色红斑，上覆糠秕状鳞屑。

（2）皮疹长轴余皮纹一致。

（3）舌红，苔薄，脉数。

【加减变化】剧痒者加苦参、白鲜皮；心烦口渴者加天花粉、生地黄；病程长者加丹参、鸡血藤；内热盛、气血两燔者加生石膏、水牛角。

【使用禁忌】服用本方时注意清淡饮食，忌食辛辣厚腻之品；孕妇慎用，儿童与老年人酌情减量。

【经典医案】林某，男，23岁。1997年5月10日就诊。

主诉：胸腹部出现椭圆形斑疹5天。

现病史：患者1周前无明显诱因下，右大腿部出现一椭圆形斑疹，后在当地接受"体癣"治疗，但2天后，症状不仅未缓解，反而扩展至胸腹部，遂来我院就诊。辰下见患者一般情况尚可，自觉胸腹部皮肤瘙痒，夜间加剧，影响睡眠。伴有口干症状。饮食、大小便未见明显异常。

查体：查体见患者胸腹部散在性圆形或椭圆形斑丘疹，大小在0.5~2cm之间，颜色鲜红，表面覆盖有细薄的糠状鳞屑。皮疹长轴与皮纹方向一致。右大腿斑疹约3cm大小，上覆糠状鳞屑，左大腿、臀部亦有散在性皮疹。

脉象：脉数。

舌象：舌质红，苔薄黄。

中医诊断：玫瑰糠疹（风热疮）。

西医诊断：玫瑰糠疹。

治则：清热凉血，祛风止痒。

处方：消玫汤加减。

板蓝根15g	牛蒡子6g	荆芥6g	防风5g
土茯苓15g	紫草30g	赤芍12g	牡丹皮9g
蝉蜕6g	白蒺藜6g	地肤子15g	甘草3g

水煎服，每日1剂，连服7剂。

二诊：7天后复诊，患者皮损已消退十之六七，口干症状消失。遂在原方基础上减少紫草15g，继续服用5天。诸症消失后，追访1年未再复发。

萆薢茜紫汤

【组成】绵萆薢、茜草、紫草、薏苡仁、黄柏、赤芍、牡丹皮、蝉蜕、白蒺藜。

【功效】祛风清热利湿，凉血止血化瘀。

【主治】湿热伤络引起的过敏性紫癜（葡萄疫、血风疮）。

【方证要点】本方对于湿热伤络引起的过敏性紫癜最为合适，而对于脾胃虚弱、阴虚火旺、阳虚等虚证患者不宜使用。具体方证要点如下。

（1）皮疹多见于双下肢，为鲜红色较密集的瘀点、瘀斑或大片紫癜。

（2）伴见关节红肿疼痛、肿胀，或恶心、腹痛、便血，或血尿等湿热伤络症状。

（3）舌质红，舌苔黄腻，脉滑数。

【组方特色】葡萄疫治疗，应首辨虚实，初起以邪实为主，而病程迁延日久，多属虚证或虚实夹杂证。结合闽地多湿热之气候，本病发病常为湿热所引起，故临证常见湿热伤络证，但不可一见本病就按经验诊治，需结合四诊，少数病例属于脾虚、气虚、阴虚之证，治疗截然不同，同病异治，需谨慎辨证。萆薢茜紫汤为许氏家传方，用于治疗过敏性紫癜湿热伤络证。方中萆薢味苦性平，可利湿去浊，为君药。薏苡仁，味甘淡，性微寒，能去湿利水；黄柏苦寒，可清泄下焦湿热，二者共为臣药，助君药清热利湿。佐以牡丹皮，性味苦辛微寒，辛可散结聚，苦寒除血热，可入血分，乃凉血热之要药；赤芍清热凉血，散瘀止痛；茜草通经脉，活血化瘀；紫草凉血止血。以蝉蜕、白蒺藜祛风止痒。诸药共用，共奏祛风清热利湿、凉血止血化瘀之功。

【加减变化】风热偏盛者，加荆芥、薄荷、僵蚕；湿热偏盛者，加车前子、土茯苓、滑石、气伤；气血不摄者加生黄芪、白术、阿胶；阴伤、虚火灼络者加生地、墨旱莲、女贞子；关节疼痛者加防己、秦艽、忍冬藤；腹痛者加木香、延胡索、白芍；便血者加地榆、槐花、大黄炭；尿少者加车前子、泽泻、赤小豆；血尿者加大小蓟、仙鹤草。

【使用禁忌】服此方时禁食荤腥海味、寒凉伤脾的食物；孕妇、经血量过多者、阳虚汗出者、阴虚火旺者、热盛出血者慎用，儿童及老年人酌情减量。

【经典医案】周某，男，18岁。1991年12月26日初诊。

主诉：双下肢内侧针尖样红色斑疹伴瘙痒 5 天。

现病史：患者 5 天前发现双下肢内侧针尖样红色斑疹，自觉瘙痒，发病前无明显前驱症状，皮损呈红色针尖样斑疹，以小腿内侧为甚。辰下见双膝关节肿痛，饮食尚可，夜寐一般，二便正常。

查体：双下肢鲜红色密集瘀点，压之不褪色。白细胞数目 $7.5 \times 10^9/L$，中性粒细胞百分比 62%，淋巴细胞百分比 35%，嗜酸性粒细胞百分比 3%，红细胞数目 $4.4 \times 10^{12}/L$，血红蛋白 126g/L，血小板数目 $175 \times 109/L$，出血时间 2 分钟，凝血时间 4 分钟，血沉（魏氏）6 毫米 / 小时。尿常规正常。关节正侧位片正常。束臂试验阳性。

脉象：脉滑数。

舌象：舌质红，苔黄腻。

西医诊断：过敏性紫癜（关节型）。

中医辨证：湿热伤络证。

治则：祛风清热利湿、凉血止血化瘀。

处方：萆薢茜紫汤加减。

萆薢 15g	薏苡仁 24g	黄柏 6g	赤芍 12g
丹皮 12g	紫草 24g	茜草 12g	蝉蜕 6g
白蒺藜 6g			

水煎服，每日 1 剂，连服 10 剂。

二诊：治疗 10 天，诸症消失。随访半年，未见复发。

按语：《外科正宗》有云"病由邪热入营，肌肉、腠理之分受其燔灼而外发于皮肤，斑色青紫如葡萄，故名"。可见葡萄疫常为风湿热毒，内窜营血，灼伤脉络，血溢脉外所致；亦有因病久伤气，气不摄血，或热灼阴液，虚火伤络而使病程转为慢性者。在治疗上，须首辨虚实，病程短、急性发作，属于阳斑，而病程反复，属于阴斑。次辨病因，初期常有外感风热症状，皮损伴有瘙痒，关节疼痛游走，属于"风"；疾病早期，皮疹色多红赤，伴有吐血下血，属于"热"；而好发于下肢，易累及肾、膀胱，湿性下趋，属于"湿"。若迁延日久，湿热耗气伤阴，引起气阴两亏，阴阳失衡。故治疗上，阳斑常采用疏风清热利湿，凉血止血化瘀法治疗，阴斑常采用益气摄血或滋阴降火止血之法。本例患者病程较短，四诊合参，属于湿热伤络证，予以萆薢茜紫汤加减治疗。方中萆薢、薏苡仁、黄柏清热利湿；赤芍、丹皮、紫草凉血止血；茜草化瘀止血；加蝉蜕、白蒺藜祛风止痒。诸药共用，以祛风清热利湿、凉血止血化瘀。

桃红四物汤

【组成】当归、熟地黄、川芎、白芍、桃仁、红花。

【功效】养血活血，化瘀消斑。

【主治】由血瘀引起的痤疮、黄褐斑、银屑病、神经性皮炎等皮肤疾病。

【组方特色】桃红四物汤作为古代经典名方，收录于《古代经典名方目录（第一批）》中，现代临床应用时随证加减，在皮肤科的临床治疗中广泛应用。桃红四物汤由四物汤衍生而来，四物汤为养血和血的名方，原出自《仙授理伤续断秘方》，方中当归、白芍、熟地、川芎各等份，桃红四物汤则在此基础上增加红花、桃仁。四物汤补血活血，动静相宜，桃仁、红花主活血化瘀。方中桃仁性味苦甘，苦可泄滞血，甘以生新血，缓肝散血；红花味辛以散瘀血，性温以助辛散血，二者为君，力主活血化瘀。臣以当归入血分，能补血活血。佐甘温之熟地滋阴补血，白芍养血和营，以增补血之力；川芎活血行气、调畅气血，以助活血之功，相互协同增强养血活血之力。全方配伍得当，使瘀血祛、新血生、气机畅。化瘀生新是该方的显著特点。全方祛瘀血而补新血，行中有补，破中有收。本方在治疗黄褐斑、光老化、痤疮、银屑病等各类皮肤病上近年得到临床与实验方面的研究进展。

【方证要点】本方对于偏于气滞血瘀者最为合适，而对于脾胃虚弱、阴虚火旺、阳虚等虚证患者不宜使用。具体方证要点如下。

（1）丘疹、斑疹色暗，或质地坚实的丘疹结节。

（2）伴见情志抑郁，急躁易怒，胸胁胀痛，妇女可见经行不畅，经色紫暗或夹血块，经闭或痛经等气滞血瘀症状。

（3）舌质紫暗，或伴有紫斑、紫点，脉弦或涩。

【加减变化】桃红四物汤为治疗气滞血瘀的经典方；当皮疹潮红灼热明显，加仙鹤草、牡丹皮、生地黄清热凉血；疼痛明显，加乳香、没药、莪术、三棱散瘀止痛；皮疹色晦暗，病程日久，伴见神疲乏力，疲倦懒言，加黄芪、白术，补益气血，扶正以祛邪；伴瘙痒顽固，加全蝎、乌梢蛇解毒止痒；伴口苦咽干、心烦者，加牡丹皮、栀子清肝泻火；月经不调者，加女贞子、香附养阴调经，理气化瘀；斑色深褐而面色晦暗者，加益母草等。

【使用禁忌】服此方时禁食荤腥海味、寒凉伤脾的食物。孕妇、经血量过多者、阳虚汗出者、阴虚火旺者、热盛出血者慎用；儿童及老年人酌情减量。

【经典案例】连某，女，22岁。2023年5月5日初诊。

主诉：颜面部散在红色粟粒样丘疹3年。

现病史：患者3年前面部少许红色粟粒样丘疹，伴疼痛，间断治疗，因生活饮食不规律，工作压力大，2年前始见脓疱，脓疱不易发出，久之形成结节囊肿，口服外用药物，效果不佳。辰下见晨起口干苦，心烦急躁，时有腰痛，痛处固定，经期常发痛经，月经色暗有块，喜叹息。纳差，夜寐欠佳，难入眠，大便干燥，小便正常。

查体：颜面下颌、双颊可见米粒大暗红色丘疹，单发绿豆大囊肿，下颌部见萎缩性瘢痕。

脉象：涩。

舌象：舌暗红有瘀斑，舌苔薄。

西医诊断：肺风粉刺。

中医辨证：气滞血瘀兼痰湿证。

治则：活血化瘀，理气散结。

处方：桃红四物汤加减。

桃仁 10g	红花 10g	当归 15g	生地黄 15g
赤芍 15g	白芍 10g	黄芪 30g	丹参 10g
香附 10g	大黄 3g	女贞子 20g	玄参 12g
夏枯草 12g	浙贝母 15g		

水煎服，每日1剂，连服10剂。

二诊：方服用10天后，囊肿明显回缩，脓疱破溃、脓液透出，患者情绪明显平和，大便通畅。原方加用阿胶10g、干姜5g，温经通脉，继续服用20天。

三诊：颜面囊肿消失，留下瘢痕，月经周期基本正常。继续巩固治疗1个月。

按语：囊肿性痤疮主要属于湿热瘀滞、血瘀痰凝之证，同时也可能伴有内热炽盛，相火过旺，冲任不调等情况，总体治则应以化痰散结、活血化瘀为主，并辅以滋阴降火、调理冲任等，故选用桃红四物汤加减。本案在桃红四物汤基础上进行加减，方中桃仁、红花有行血破血之功，活血化瘀力强。赤芍清热凉血、活血祛瘀，白芍养血柔肝、调和气血，赤芍与白芍配伍，加强了活血化瘀、调和气血的作用，有助于改善痤疮患者的气血状况。当归补血活血，生地黄清热凉血、养阴生津，配以丹参、玄参、女贞子后，既加强了清热泻火、逐瘀散结的功效，又能补养肝肾、养阴生津。香附疏肝理气，调和冲任，有调气解郁之力，辅诸药以行血活络，使气血和顺；丹参还能除烦安神，提高机体免疫力；而女贞子能滋养肝肾，调节内分泌功能；黄芪可提高免疫力，托毒生肌。并加夏枯草消肿散结、浙贝母化痰解毒散结消痈。大黄苦寒，少量用之，取其泻下通便、清热解毒之效，能导热下行，使热毒从二便而出，减少面部痤疮的发生。

粉刺发病大多围绕"湿""热""瘀"；初起之时，湿热夹风邪客于肺胃两经，颜面可见有粉刺、白头、黑头，常予疏散风热之法，方用枇杷清肺饮。若进一步发展，热结营血，邪热炽盛，可见红色丘疹、脓疱、颜面油腻晦浊，予以五味消毒饮合茵陈蒿汤，治以清热泻火、清热利湿；若病程迁延、缠绵反复，颜面可见暗红色丘疹、结节，伴见瘢痕增生或凹陷，常为湿热瘀结，痰浊血瘀凝滞而成，治以除湿化痰、活血散结。而病程日久，湿热凝结肌肤，造成局部气血凝滞者，血瘀常为关键的病理因素，治疗时须善用活血之法，后期可在本方基础上加攻窜力强的三棱、莪术、蒲黄、五灵脂，使"皮里血瘀"消散而恢复正常肌肤功能。

香贝养荣汤

【组成】香附、浙贝母、桔梗、陈皮、党参、茯苓、白术、甘草、川芎、当归、赤芍，熟地黄。

【功效】补气养血，理气活血，化痰散结。

【主治】适用于一切虚证癌肿（如乳岩、石瘿、石疽、恶性溃疡等）及慢性溃疡、瘰疬、乳漏、窦道。

【组方特色】本方出自清代吴谦《医宗金鉴·外科心法要诀》："治上石疽，症见疽生颈项两旁，形如桃李，皮色如常，坚硬如石、通而不热、初小渐大、难消难溃，既溃难敛而属气虚者。"方中香贝养荣汤是用补气健脾的四君子汤和养血活血之四物汤两个方剂组成，补气生血，为气血双补之剂，再配化痰行气散结之浙贝母、桔梗、陈皮、香附，共奏补气养血、健脾化痰、活血散结之功，可标本兼治，为疡科良方。

【方证要点】本方用于治疗由气血虚弱、肝经郁结所致气血凝滞经络而形成的石疽、瘰疬。具体方证要点如下。

（1）病程长。

（2）疮疡溃后，脓水稀薄，久不收口。

（3）石疽。

（4）舌质淡，脉细弱。

【加减变化】肖定远教授认为本方补中寓攻，攻补兼施，对疮疡日久、破溃后脓水稀薄、溃口久不愈合者较为适宜，肝气郁结、气血凝滞所致石疽亦可使用。脓腐未尽者，乃余毒未解，可加半枝莲、白花蛇舌草清解余毒，可配合大成膏（院内制剂）外敷；瘙痒者，可加白鲜皮、刺蒺藜祛风止痒；疼痛者，加乳香、没药行气、散瘀、止痛；情志抑郁、性情急躁者，可加开郁散。还可以使用引经药，如有乳岩者加瓜蒌、牛蒡子，病在下肢者加川牛膝，在上肢者加桑枝、防己。

【使用禁忌】疮疡初期，红肿热痛者禁用。

【经典医案】吴某，女，25岁。2019年3月14日初诊。

主诉：左乳房瘘管3个月。

现病史：患者于3个月前产后出现左侧乳房红肿热痛，外院诊断乳痈，经用中西药治疗（具体用药不详），肿痛未消退，渐成脓破溃，溃后予换药等对症处理，近1个月脓腐已干净，但疮口久不愈合，乳汁从疮口溢出，淋漓不断，遂来我科就诊。辰下见自觉倦怠无力，汗多，食纳差，二便正常。

查体：形体消瘦，少气懒言，面色萎黄。左侧乳房外下象限处有约0.3cm大的疮口，局部色暗，疮面肉芽不鲜，周围皮肤潮湿，触之质软不坚，局部无压痛及包块。探之约有2.5cm深的窦道，乳汁常从中流出。

脉象：细无力。

舌象：舌淡，苔薄。

西医诊断：左乳房瘘管。

中医诊断：乳漏。

中医辨证：气血两虚，肝郁痰凝。

治则：补气养血，理气化痰。

处方：香贝养荣汤加减。

香附9g	浙贝母9g	桔梗12g	陈皮6g
党参15g	茯苓15g	白术12g	黄芪15g
当归6g	赤芍12g	熟地黄15g	白芷6g
白及6g	白蔹6g	柴胡6g	枳壳6g

服5剂，以九一丹药捻插入疮口，大成散膏外敷。

二诊：瘘管中乳汁渗出减少，疮口肉芽转红，续服前方14剂，外用大成散，每日换药1次，直至疮口愈合，至今未复发。

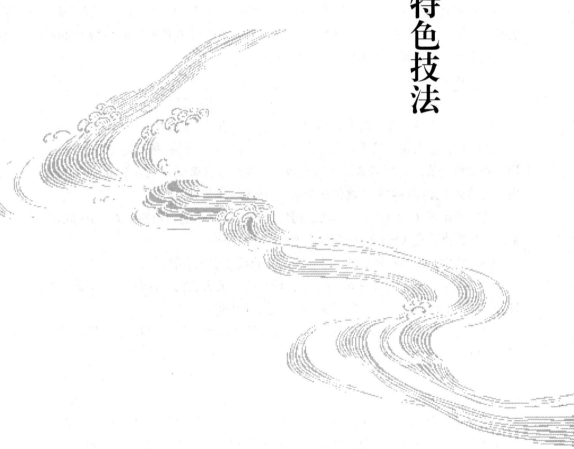

第五章

流派特色技法

第一节　制药技术

一、膏药

膏药，古谓薄贴，现称硬膏，由于选方用药不同，具体应用亦各不相同，均可应用于外科病初起、已成、溃后各个阶段。

（一）大成散膏（闽山昙石萧氏验方）

（1）组成：煅石膏1000g，炉甘石、飞滑石、赤石脂各250g；煅龙骨、煅月石、白芷各125g；大黄、黄连、黄芩、儿茶、铅丹、琥珀各60g；制乳香、制没药、血竭各45g；朱砂、梅片各18g，麻油2500g（其他食用的植物油如茶油、花生油、菜油等亦可代替），黄腊150g。

（2）制法

①上述矿物药去杂质，研细末，过100目筛，混匀备用。

②血竭、朱砂、梅片放在乳钵中研磨混匀，密闭贮藏备用。

③将白芷、大黄、黄连、黄芩在麻油中浸泡，后置铜锅内，文火煎熬焦枯，用纱布过滤去渣，再行煮沸，入黄腊溶化，再次过滤杂质，倒入消毒好的容器内，趁热兑入先前混匀的矿物药细粉末，不停搅拌。

④待冷却至40~50℃时，再将已研好的梅片等三味混匀药粉用60目筛缓缓筛入，搅拌直到冷却成橘红色细腻之油膏，收贮备用。

（3）功效：提脓祛腐，燥湿解毒，消肿止痛，收敛生肌。

（4）主治：皮肤化脓性传染病，各种溃疡、烫火烧伤、冻伤等，对部分体外恶性肿瘤之溃疡面有一定的镇痛和控制感染的作用。

（5）用法：将药膏摊敷创面，大约1枚硬币厚度，超过皮损范围少许，上覆透气纱布，每日换药1~2次，可用紫草油或者茶油清洁药膏。

（6）注意事项：①药膏要紧贴患处使之与病灶紧密贴合，方可发挥作用。敷药的范围一定要超过病灶范围，药膏宜摊薄些，脓液多时需勤换，每次换药时，应将排出脓液以消毒花生油或3%硼酸水清洗周缘皮肤，以免发生传染性湿疹样皮炎，影响治疗。如因脓腔过大有蓄脓现象，敷膏后宜外加贴棉法。创势将愈时，患处多作痒，切忌用手抓搔。②敷膏治疗期间，应多饮水，多吃易消化而富有营养的食品，适当减轻劳动，如有发热等全身症状出现，除对症配合内服治疗外，应卧床休息，并忌食辛辣肥腻膏粱厚味醇酒等刺激性食品，忌房事，戒愤怒和过度思考，只有这样才可缩短疗程。

（二）拔毒膏（闽山昙石翁氏验方）

（1）组成：珍珠 10g、琥珀 10g、青黛 18g、冰片 18g。

（2）制法：将珍珠捣碎，水飞或研成细粉，与琥珀、青黛、冰片配研成极细粉备用。取生油 100ml，加热炼至滴水成珠，另取黄丹 500g，切入油内搅拌均匀，文火加热至滴入冷水中不粘手为宜，倒入冷水中去火毒。取膏用文火熔化，加入上述细粉搅拌均匀，涂于纸上即得。

（3）功效：消肿排脓，祛腐生肌。

（4）主治：痈疽初起，疔疮肿疡等。

（5）用法：加热软化，贴于患处，每日 1 帖，一般 2~3 次即可痊愈。

（三）生肌象皮膏（闽山昙石许氏验方）

（1）组成：象皮 50g、当归 25g、生地黄 25g、紫草 25g、白芷 25g、石膏 50g、地榆 25g、生黄芪 35g、甘石粉 50g、血竭 15g、龙骨 15g、朱砂 10g、冰片 10g、硼砂 10g、蜂蜡 120g、麻油 1000ml。

（2）制法：先把甘石粉、血竭、龙骨、朱砂、冰片、硼砂研成细末，混匀备用。另将麻油将其余药物浸泡 3 天，置于铁锅内。先用武火煎沸后，转用文火煎熬焦枯，趁热放入蜂蜡熔化，用二层纱布过滤去渣，待稍微冷却后放入预先备好的药粉中，不断搅拌，直到混合成细腻软膏，收贮、装瓶备用。

（3）功效：清热利湿，活血凉血，行气化瘀，祛腐生肌。

（4）主治：下肢溃疡，各类慢性溃疡，臁疮等。

（四）疔疮膏（闽山昙石许氏验方）

（1）组成：麻油 1000ml、铅丹 300g、黄蜡 100g、黄连 30g、大黄 30g、黄柏 30g、黄芩 30g、赤芍 20g、公丁香 20g、乳香 20g、没药 20g、白芷 30g、冰片 20g、血竭 20g、天花粉 30g。

（2）制法：①先将黄连、大黄、黄柏、黄芩、赤芍、公丁香、天花粉浸于麻油中（春季 5 天，冬季 10 天），以文火熬煎至药焦枯，但勿化炭，稍冷用纱布 2 层滤净药渣。②再将油放于锅中，火势逐渐加猛，用柳枝不断搅拌，稍冷煎至"滴水成珠"。③改为文火，徐徐投下铅丹，不停搅拌。候锅内先发青烟，后转白烟沸腾，炼至膏黑如漆，明亮如镜，滴于水中凝冷成膏，用指取之搓转，硬软适中为止。④待烟尽后下黄蜡，溶解后继下乳香、没药、血竭、冰片（均须先研极细末），加入搅匀。待冷成膏，再浸入冷水中，备用。

（3）功效：清热解毒，消炎止痛，祛腐排脓，润肤生肌。

（4）主治：痈疽疔疖及一切化脓性皮肤病。

（五）复方紫草膏（闽山昙石许氏验方）

（1）组成：紫草20g、地榆50g、虎杖50g、黄连20g、冰片10g、血竭10g、蜂蜡300g、麻油2000ml。

（2）制法：将紫草、地榆、虎杖、黄连浸泡于麻油中1周，后放置锅中，文火熬至药枯。过滤后放入蜂蜡熔化，待微温再放入研极细末的冰片、血竭，搅拌成软膏状装瓶备用。

（3）功效：清热解毒，凉血生肌。

（4）主治：皮肤慢性溃疡。

（六）芪黄紫草膏（闽山昙石许氏验方）

（1）组成：生黄芪100g、大黄100g、紫草50g、炉甘石50g、血竭15g、冰片10g、乳香10g、没药10g、蜂蜡200g、香油1000ml。

（2）制法：将炉甘石、血竭、冰片、乳香、没药研极细末，混匀备用。生黄芪、大黄、紫草浸于香油中，用文火煎熬至药枯。待微冷用纱布过滤，后放入蜂蜡溶解。最后将药末放入，充分搅拌均匀即成。

（3）功效：清热利湿，活血行气，祛腐生肌。

（4）主治：阴囊脓肿后期及慢性皮肤溃疡。

（七）消核膏（闽山昙石许氏验方）

（1）组成：五倍子30g、川乌30g、黄连20g、炉甘石15g、天花粉15g、红花15g、密陀僧15g、公丁香15g、血竭10g、冰片5g、蜂蜡60g。

（2）制法：上药除冰片外，研极细末，混匀备用。取茶油150ml放于锡锅武火煮沸，下蜂蜡，充分溶解；改用文火烧之，加入备用药粉，并搅拌均匀；后离火待微温，再下研细的冰片，拌匀成膏。

（3）功效：清热化痰，行气活血，散结消核。

（4）主治：瘰疬。

（八）青吹口散油膏（闽山昙石许氏验方）

（1）组成：煅石膏9g、煅人中白9g、青黛3g、薄荷0.9g、黄柏0.21g、川连1.5g、煅硼砂18g、冰片3g。

（2）制法：上述中药共研细末，凡士林30g烊化冷却，再将药末徐徐调入，和匀成膏。

（3）功效：清热解毒，润燥止痛。

（4）主治：乳头破碎、热疮、耳脓等。

（九）千捶膏（闽山昙石许氏验方）

（1）组成：蓖麻子内 150g，嫩松香 300g，东丹、银朱各 60g，茶油 50g，轻粉 30g。

（2）制法：先将蓖麻子肉入石臼中捣烂，再缓入松香粉，打匀后，再缓入轻粉、东丹、银朱，最后加入茶油，捣数千捶成膏。

（3）功效：消肿止痛，提脓祛腐。

（4）主治：疖肿及疖肿溃后等。

（5）用法：隔水炖烊，摊于纸上，盖贴患处。

（十）红膏药（闽山昙石许氏验方）

（1）组成：银朱 90g，轻粉、明雄、黄丹各 15g，嫩松奇 150g，蓖麻子适量。

（2）制法：除蓖麻子外，其他药共研为极细末，然后与蓖麻子同捣为膏。

（3）功效：提脓拔毒。

（4）主治：疔毒未溃，或排脓不畅。

（5）用法：外贴疮顶，1~2 日换 1 次。

二、箍围药类

箍围药是用各种具有截毒、束毒、拔毒、温化、行瘀、清热、定痛、排脓等功效的药物研制成粉状，配合不同的引调方法如醋调、蜂蜜调、麻油调等所制成的，在外科临床上应用甚广，无论疮疡寒、热、虚、实证，均可灵活选用。

（一）冰黛三黄散（闽山昙石萧氏验方）

（1）组成：青黛 30g、黄芩 90g、黄柏 90g、黄连 60g、海螵蛸末 30g、炉甘石 120g、白矾 15g、荆芥 20g、苦参 45g、生甘草 20g、冰梅片 15g。

（2）制法：先将青黛、黄芩、黄柏、黄连、荆芥、苦参、甘草研细，次加海螵蛸末研和后加白矾、炉甘石两味粉末研和。冰片入研钵内轻轻研细，加入上药少许研和，再加全部药末研和即成。

（3）功效：清热燥湿、疏风解毒、杀虫止痒。

（4）主治：湿热型急性湿疹、皮炎、药疹、糜烂型足癣等病，患处潮红、肿胀、轻度糜烂，少量渗出或脱屑瘙痒等。

（5）用法：用麻油或茶油调成糊状外搽患处，若渗水多时用药末直接掺于皮损上。

（二）青黛散（闽山昙石陈氏验方）

（1）组成：青黛 60g、煅石膏 120g、滑石 120g、黄柏 60g，共研细末。

（2）功效：清热解毒，燥湿止痒。

（3）主治：急性湿疹、脓疱疮、接触性皮炎、带状疱疹、稻田皮炎、脂溢性皮炎等皮肤燉肿痒痛出水。

（4）用法：干搽，或麻油调敷。

（三）祛湿散（闽山昙石陈氏验方）

（1）组成：炉甘石 90g、煅石膏 135g、飞滑石 27g、枯矾 6g、东丹 9g，共研细末。

（2）功效：清热解毒，燥湿止痒。

（3）主治：急性湿疹、奶癣（婴儿湿疹）、足癣及一切外用药物所引起的皮疹等。

（4）用法：干搽，或麻油调敷。

（四）湿疹方（闽山昙石陈氏验方）

（1）组成：三仙丹、冰片、煅石膏、儿茶、硫黄各 3g，松香 4.5g，共研细末。

（2）功效：解毒，收水，止痒。

（3）主治：慢性湿疹渗水多者。

（4）用法：干搽，或麻油调敷。

三、掺药

掺药是将各种不同的药物研成粉末，根据制方规律，并按其不同的作用，配抵成方，用时掺布于膏药或油膏上，或直接掺布于病变部位，以达到活血消肿、软坚散瘀、提脓祛腐、疏风逐寒、腐蚀平胬、生肌收口、定痛止血、收涩止痒、清热解毒等目的。

（一）丁桂散（闽山昙石萧氏验方）

（1）组成：公丁香 30g、肉桂 30g。

（2）制法：将二味药各研成极细粉末，过 100 目筛后，混合研匀，收贮备用。

（3）功效：温化痰湿，散寒止痛。

（4）用法：将药粉掺于膏药或粉膏上敷贴患处。

（二）生肌散（闽山昙石翁氏验方）

（1）组成：制炉甘石 25kg、滴乳石 9g、滑石 30g、血珀 9g、朱砂 3g、冰片 0.3g。

（2）制法：以上药品按药典要求，研制成粗末 12g 和极细末 12g，然后分装成每包均重 0.2g 的小包备用。

（3）功效：生肌止痛。

（4）用法：疮面清洗干净后将生肌散撒在疮面上，每天换药 1~2 次。

（三）白降丹（闽山昙石翁氏验方）

（1）组成：火硝、皂矾、食盐、白矾各 75g，胆矾、硼砂各 25g，水银 50g。

（2）制法：先将火硝、皂矾、食盐、胆矾、硼砂、白矾分别研成细面，混入一起入罐内和水银研，均以水银不见星为度，置微火上逼令干，离火再合一罐，两罐合口处以韧性纸条，封口泥糊五六层，并封口泥敷于纸条上面及两侧 1cm 厚。将无药罐端置入水碗内，水碗平放于地面上，以三条铁钉固定之。然后把凉草帽式的空心圆铁皮，罩于有药罐底端，上均匀置炭火，不可有空处。先以文火烧炼 1 小时，后以武火烧炼 1 小时，最后以文武火烧炼 1 小时，共计烧炼 3 小时，冷定开看，即得。

（四）红升丹（闽山昙石许氏验方）

（1）组成：水银 30g、火硝 60g、白矾 15g、皂矾 18g、雄黄 15g、朱砂 6g。

（2）制法：除水银外，把其余药品各研细末一起倾入乳钵内，然后加入水银研匀，直至不见水银星为止。再把上药一起倒在铁锅内，加入烧酒 1 杯浸润，置于炭火炉上烤干。待凝结成块时，即将锅取下，放在通风处吹凉，锅面覆以瓷碗，用棉纸数张蘸湿密封其四周以防留有缝隙。再以质地细腻的黄泥（预先把黄泥捣细过筛备用）加盐水（一般 5:1）调和成糊状填在锅上，使碗底外露 1/3，并铺以细砂与碗顶平，待阴干后置火上炼制。开始时取文火半小时，继则文武火半小时，最后武火 1 小时。为了预测碗内温度，可在碗底放置数粒大米，一般经炼 3~4 小时可见米粒转黄微焦时，取下丹锅，移于阴冷处待冷，揭开，则可见到凝结在碗底的鲜红色结块，即是红升丹。用竹刀将丹药刮下，放在有色玻璃瓶中，贮存备用。

（3）功效：拔毒排脓、去腐生新、收敛疮口。

（4）主治：耳门瘘等各种溃疡瘘管。

四、酊剂类

酊剂是把药物制或粗末，浸入52°以上的白酒或75%的乙醇中（一般用药200g，配白酒或乙醇1000ml，可根据病情需要增减），浸渍若干天后去渣即成，制作简单，使用方便，保存时间长，吸收好，功效突出，可用于癣症或其他各种慢性皮肤病以及功能障碍、关节痛风等病证。

（一）姜柏酊（闽山昙石萧氏验方）

（1）组成：侧柏叶30g、附子9g、干姜18g、肉桂12g、花椒9g、桑白皮15g、五倍子9g、白芷9g、菊花9g。

（2）制法：将上药浸入52°以上二锅头或高粱酒，也可以用75%乙醇，250ml，置3天3夜后即成，过滤装瓶备用。其药渣仍可再浸泡1次，但浸泡时间需延长至1周，去药渣后装瓶备用。

（3）功效：祛风润燥，温经活血，补肾生发。

（4）主治：斑秃、脂溢性皮炎。

（5）用法：每日用棉花蘸药酒在患处揉擦2次，每次10分钟以上。

（二）补骨脂酊（闽山昙石萧氏验方）

（1）组成：补骨脂60g、肉桂15g、菟丝子18g、白蒺藜12g。

（2）制法：将以上四味药物加入75%乙醇或52°以上二锅头或是高粱酒150ml内，将浸泡3天3夜后滤过的药酒装瓶备用。其药渣还可以按前法再浸泡，但时间需延长浸泡1周后，方可过滤去药渣，装药酒入瓶内备用。

（3）功效：温经络，通血脉，生色素，悦颜色，润肌肤。

（4）主治：白驳风。

（5）用法：用棉签蘸药酒少许涂擦患处，从中间开始涂擦，慢慢向外，快到正常皮肤边缘则停，否则就会使正常皮肤变暗黑色，每日1次，配合日光紫外线照射10~20分钟。

（三）复方土槿皮酊（闽山昙石翁氏验方）

（1）组成：土槿皮、75%乙醇、水杨酸、苯甲酸。

（2）制法：将100g土槿皮捣成粗散，加入1000ml 75%的乙醇中浸泡1周。过滤去渣，获得10%的土槿皮酊1000ml。取苯甲酸12g、水杨酸6g，加入上述已制成的土槿皮酊40ml中，若用75%的乙醇须加至100ml。

（3）功效：杀菌止痒。

（4）主治：真菌感染所致手足癣病。

（四）皮炎酊（闽山昙石翁氏验方）

（1）组成：苦参 10g、土槿皮 10g、大黄 10g、补骨脂 30g、蛇床子 20g、冰片 5g、苯甲酸 20g、柳酸 60g 等。

（2）制法：取苦参、土槿皮、大黄、补骨脂等中草药，粉碎粗颗粒，置容量瓶内，加乙醇适量浸泡 1 周后滤过，药渣再经乙醇浸泡 24 小时后，压榨过滤，两液合并约 80ml 放置 24 小时过滤，滤液依次将苯甲酸、柳酸、间苯二酚等药物加入溶解，加乙醇到适量。分装 10ml 密封瓶密封即可。

（3）功效：抑制表皮细胞增殖、杀菌止痒、收敛止痛。

（4）主治：银屑病、神经性皮炎及各种体癣。

（五）祛白酊（闽山昙石许氏验方）

（1）组成：菟丝子、墨旱莲、生栀子、补骨脂各等量，白酒适量。

（2）制法：上药置于容器内，加入白酒（50°以上为宜），浸泡 10 天后用纱布滤液去渣，澄清，取液装入瓶内备用。

（3）功效：润肤祛白。

（4）主治：白癜风。

（六）炉樟酊（闽山昙石许氏验方）

（1）组成：炉甘石 1000g、樟脑 10g、氧化锌 500g、苏打粉 25g、75% 乙醇。

（2）制法：将炉甘石和氧化锌分别过 60~80 目筛，加蒸馏水 500ml，然后下苏打粉和樟脑粉，不断搅拌均匀。

（3）功效：解毒、利湿、止痒。

（4）主治：虫咬性皮炎。

（七）鸦胆子酊（闽山昙石许氏验方）

（1）组成：鸦胆子若干，75% 乙醇

（2）制法：取鸦胆子若干，除去杂质洗净、晾干、捣烂，浸泡于 75% 乙醇容器中，7 天后启用。

（3）功效：清热解毒、杀虫止痒

（4）主治：尖锐湿疣等。

（八）生发水（闽山昙石许氏验方）

（1）组成：川芎 100g、墨旱莲 100g、当归 30g、生侧柏 180g、向阳花 30g、红花 30g、补骨脂 100g、乙醇（70%）1000ml。

（2）制法：上药置于容器内，加入乙醇浸泡 10 天，用纱布滤液去渣，澄清，取液装入瓶内备用。

（3）功效：养血活血、补肾荣发。

（4）主治：脱发。

（九）烧伤水（闽山昙石许氏验方）

（1）组成：酸枣树二重皮（越老越好）适量。

（2）制法：酸枣树二重皮适量，切碎用 75% 乙醇浸泡（密封）于容器中 1 个月左右，用纱布过滤取液，装瓶备用。

（3）功效：清热解毒、敛疮生肌。

（4）主治：Ⅰ°、浅Ⅱ°烧烫伤。

（十）白鲜皮酊（闽山昙石陈氏验方）

（1）组成：白鲜皮 60g、白酒 150g，浸泡 1 周后过滤，加薄荷脑 3g，充分溶解后，贮瓶备用。

（2）功效：解毒止痒。

（3）主治：脂溢性皮炎等。

（4）用法：用棉签蘸酊外搽。

五、醋泡剂

醋泡剂是将药物和醋浸泡后，利用醋酸的抗菌、软化等作用，使得药物有效成分充分浸出，增加药物渗透力。

徐长卿醋泡剂（闽山昙石萧氏验方）

（1）组成：荆芥 18g、防风 18g、地骨皮 18g、明矾 18g、皂角刺 30g、大枫子仁 30g、桃仁 12g、徐长卿 18g、红花 12g、花椒 9g、藿香 12g、百部 18g、苦参 24g。

（2）制法：将上药装入开口较大且厚的塑料袋内，倒入白米醋 1500ml 后，把塑料袋开口处用一条半米长的绷带或塑料线条绑紧做到不漏气、不流出，让塑料袋内诸药都浸泡在白米醋内，1 天后就可以用来浸泡患处。

（3）功效：祛风杀菌，祛湿止痒，清热解毒。

（4）主治：手足癣。

（5）用法：装药物与醋的塑料袋先放入盆内，然后把塑料袋口绑紧的纱布（或塑料线条）解开。把患手（足）伸入药液中浸泡，1次0.5~1小时，浸泡时间越长越好，以无不适感为佳，每日浸泡1次，可连续浸泡1周。每次使用完毕后，把塑料袋开口处再用绷带或塑料袋绑紧，准备续泡时用之，每剂醋泡剂可连续浸泡1周，若浸泡数天后醋量有所减少不足时，可适量添加白米醋。如有皲裂者暂缓使用。

六、熏洗类

药物熏洗疗法是指在中医理论的指导下，将中药煎煮后，先用蒸汽熏蒸，再用药液淋洗，或坐浴，或浸泡局部患处的一种治疗方法，可通过借助药力和热力，使药物通过皮肤孔窍、腧穴等部位，深入腠理、脏腑，吸收后运输分布于全身以发挥作用，产生诸如疏通经络腠理、调和气血、散风除湿、解毒消肿、止痛止痒等方面的治疗效应。

（一）桑艾清湿洗方（闽山昙石萧氏验方）

（1）组成：桑白皮30g、艾叶15g、鱼腥草30g、黄柏15g、川花椒9g、蝉蜕9g、五倍子12g、红花12g、苦参18g、百部15g、蛇床子18g、芒硝15g。

（2）制法：将中药放入砂锅内，加清水2000ml浸泡2小时后，用武火烧开后，再用文火煎熬半小时，使药液煎出，气味尽出，然后连渣倒入盆内后就可熏洗了。

（3）功效：清热燥湿，泻火解毒，祛风止痒。

（4）主治：湿疹、皮炎等。

（5）用法：将煎熬药物连渣倒入盆内，乘热熏蒸患部，待温度降至40°左右时，就把患处浸入药液洗浴并按摩，药液在患处保留10~15分钟后冲掉倒渣擦干。每天1次，7天为一疗程，治疗期间停用其他药物。

（二）养血润肤洗方（闽山昙石萧氏验方）

（1）组成：当归12g、何首乌15g、黑豆30g、大枫子30g、金银花24g、黄芩15g、白鲜皮18g、地肤子24g、大胡麻15g、地骨皮15g、红花12g、六一散30g。

（2）制法：将中药放入砂锅内用2000ml清水先浸泡2小时后，用武火煎开，然后改用文火煎熬半小时，过滤后复煎一次，两次煎液混合倒入盆内，即成熏洗剂。

（3）功效：养血润燥，清热祛风，利湿解毒，杀虫止痒。

（4）主治：各种慢性皮肤病，症见斑疹、鳞屑、干燥、肥厚、皲裂等，并自觉瘙痒。

（5）用法：将煎熬好的两次煎液混合倒入盆内熏洗患处，并适当按摩，药汁在患处保留10~15分钟后就可以擦干，涂抹上相应软膏，每日1次。

（三）复方刘寄奴洗剂（闽山昙石萧氏验方）

（1）组成：刘寄奴60g、鸦胆草45g、地榆45g、艾叶15g、蒜秸5根、绿茶15g、食盐少许，朴硝30g后冲入。

（2）制法：以上诸药加清水2000ml浸泡半小时后，倒入砂锅内，先用武火煮沸后，改用文火再熬煎半小时后，倒入盆内熏洗时，再冲入朴硝，拌匀溶化后即成熏洗剂。

（3）功效：清热解毒，行瘀消肿，燥湿杀虫，收敛生肌。

（4）主治：手足癣（指趾间糜烂型）。

（5）用法：将患处放在盆上方离熏洗剂5cm处先熏到温度降至40°左右后，再泡入药液内浸泡10~15分钟擦干，涂抹上相应软膏薄薄一层，每日熏洗1次。

（四）2%~10%黄柏溶液（闽山昙石许氏验方）

（1）组成：黄柏10~15g，硼酸1.5~7.5g。

（2）制法：将黄柏浸于500ml蒸馏水中，经48小时，过滤，入500ml盐水瓶中，隔汤煮沸30分钟，再加无菌蒸馏水补足500ml，趁热入硼酸，使彻底溶解，待冷。

（3）功效：清热解毒。

（4）主治：痈疽疮疡溃后，脓腐不足，疼痛不止，疮口难敛者。

第二节　治疗技术

一、火针烙法

（1）作用：火针通过温热刺激相应的穴位或者部位发挥助阳补虚、消癥散结、生肌排脓、散寒除湿、祛风止痒等作用，从而治疗多种疾病。

（2）操作步骤：①消毒：根据患者病情，选定好穴位或针刺部位后，采取合适体位，以0.5%碘伏局部消毒。②烧针：这是使用火针的关键步骤。以点燃的酒精灯或止血钳夹持的95%乙醇棉球为火源，左手将火源移近针刺的穴位或部位，右手以握笔式持针，将针尖针体伸入火焰的外层，根据针刺的深度，确定针体烧红的长度。③针刺：将针烧至通红时，迅速准确地将针刺入穴位，并迅速将针拔出，这一过程不超过 1 秒。火针的进针角度以直刺为多，对于疣、赘生物等可以采取斜刺法。进针深度由针刺部位、疾病、体质等多因素决定。胸背部一般不超过 3mm，四肢可刺入超过 10mm。一般情况下不留针，特殊情况需要留针时，可以配合行针手法。出针后需要用干棉球按压针孔片刻。

（3）技术要领：治疗前，做好患者思想工作，取得患者配合，采取舒适体位，尽量让患者采取卧位，以避免发生意外。充分暴露治疗部位，方可进行治疗。

使用火针时，细心慎重，动作敏捷、准确，避开血管、肌腱、神经干及内脏器官，以防止损伤。施术过程的基本要领总结为"红、准、快"。"红"指将针体、针尖烧至通红，穿透力强、疗效好；"准"指进针时必须准确，一般在针刺前可在要针刺的部位做个"十"字标志，这样有助于准确进针；"快"指指进针要快，动作快可使患者不受痛苦或少受痛苦。

施术时应注意安全使用火源，防止烧伤或者火灾等情况的发生。

施术后，保护好创面，2~3 天不得沾水。每星期治疗 1~2 次，疗程视病情而定。

（4）适应证：火针疗法应用广泛，包括内、外、妇、儿以及五官科等，在中医皮肤科中常用于治疗痈疽、瘰疬痰核、囊肿、结节、窦道、淋巴结核、下肢静脉曲、痣、疣、带状疱疹、神经性皮炎、慢性湿疹、白癜风等疾病。

（5）禁忌证：精神过于紧张、过饥、过饱、过劳，以及晕血者和醉酒者。严重高血压、冠心病、精神障碍、急性传染病、出血性疾病等禁用。糖尿病患者根据病情禁用或慎用。妇女妊娠及月经期、婴幼儿禁用。大血管和神经分布部位禁用。

（6）环境条件：一般的诊室条件即可，但需要注意的是一定要避风，在有空气流动的情况下，烧针的火焰不稳定，很难烧红针体，因之既影响针刺效果，又因烧针时间过长而易引起患者有心理压力。另外就是保护好患者的隐私。

（7）材料：火针、0.5% 碘伏、酒精灯、治疗盘、消毒棉球、免洗消毒液、打火机等。

火针材质的选择：多次使用的火针，应选择耐高温性能较好的材料，多为钨基高密度硬质合金；一次性使用火针，可用不锈钢或普通碳钢材料。

火针规格的选择：火针规格是指火针针体的粗细、长短和数量。针具规格的选择应根据具体患者及病情合理选择。针体的长度决定针刺的深度，针体的粗细决定了针刺的刺激强度。

二、熏洗疗法

（1）作用：熏洗疗法是在中医理论的指导下，根据不同病证，选取相应的中药汤剂，以中药蒸汽为载体，辅于温度、湿度、力度之法，具有疏通经络、调和气血、解毒化瘀、扶正祛邪的功效，可使得失去平衡的脏腑阴阳重新调整和改善，促进机体的恢复，达到治病保健的目的。

（2）操作步骤：根据具体实施部位不同，可将熏洗法分为全身熏洗法和局部熏洗法。①全身熏洗法：用较多的中草药煎汤制成水剂，将药液倒入浴缸、浴桶或专门器械中，将身体置于药物蒸气上直接熏蒸。为了保持疗效，多在熏蒸部位之外加上塑料薄膜或布单，以避免药物蒸气散失和温度降低过快导致熏蒸效果降低。待药液温度降低（以不烫为度）时，患者浸于药液内，再淋洗、浸渍全身，以汗出为度。熏洗疗法多于全身疾病的治疗。熏洗完毕后，迅速用干毛巾拭去身体或患部的药液或汗液，用适宜物品盖住患部或身体。②局部熏洗疗法：根据熏洗部位的不同，可将局部熏洗分为头面熏洗法、眼熏洗法、手足熏洗法、坐浴熏洗法。③头面熏洗法：将药液倒入清洁消毒的脸盆中，先俯首与面盆保持一定的距离，趁热熏蒸面部，待药液温度适宜后，进行沐发、洗头、洗面。此法多用于治疗头面疾病，但面部急性炎症性渗出明显的皮肤病应慎用。④眼熏洗法：将所选用药物煎煮滤清后，倒入小杯子中。先俯首，使眼杯与眼窝边缘紧紧贴住，然后仰首，并频频瞬目，进行熏蒸。待药液温度适宜后，用消毒纱布或棉球浸药液，不断淋洗眼部。使用时，洗剂必须过滤，以免药渣进入眼内。一切器皿、纱布、棉球等必须消毒。此法多用于治疗眼科疾病，眼部有新鲜出血和恶疮者忌用。⑤手足熏洗法：将所选药液加水煎煮，然后将过滤的药液倒入瓷盆或木桶内，外罩布单，将患处手足与容器封严，趁热熏蒸，然后待药液温后浸洗手足，洗足时可以用手摩擦双足穴位。⑥坐浴熏洗法：将所需药物煎煮后，去渣，趁热将药液倒入瓷盆或木桶内，先熏蒸，待药液温度适宜时，浸洗肛门或阴部。此法多用于治疗肛门及会阴部疾病。对肛门脓肿已化脓者，则应先手术切开引流后，再进行坐浴熏洗疗法。

（3）技术要领：中药熏洗操作过程中，患者在 30 分钟内应饮用温开水或茶水 300~500ml。有严重心肺功能及肝肾疾病患者饮水不宜超过 150ml。小孩及老年人酌减。

中药熏洗时应注意浸泡温度，另外患者中药熏洗应微微出汗，不可大汗淋漓，以防患者虚脱，即所谓的"气随汗脱"。

熏洗器具应注意消毒。

操作过程中，注意患者受寒情况，以防外邪内侵而致病。

（4）适应证：全身熏洗疗法主要适用于全身性疾病，如皮肤瘙痒症、银屑病、泛发型慢性湿疹、荨麻疹等；局部熏洗主要适用于局限性皮肤病，如掌跖脓疱病、手足癣、外阴瘙痒症、冻疮、手部湿疹等。

（5）禁忌证：急性传染性病、严重心衰、呼衰等，均忌用全身熏洗。危重外科疾病，严重化脓感染疾病，需要进行抢救者，严重骨性病变（如骨结核），忌用熏洗。饱食、饥饿、过度疲劳、饭前饭后半小时内，均不宜熏洗。妊娠期的妇女禁止施用本法，因为血液的再分配有可能导致胎儿供血不足流产。

（6）环境条件：治疗室温度适宜，室温为 26~28℃，注意室内避风，另外注意保护患者隐私。熏洗的器具每日用含氯消毒液擦拭，治疗时熏洗器具使用一次性床单或一次性水疗袋，防止交叉感染。熏洗室每日各用紫外线消毒 1 小时，治疗结束后开窗通风，防止室内过分潮湿。

（7）材料：木桶、一次性塑料袋、热水器、花洒、中药煎煮机等。

三、葱熨疗法

（1）作用：葱熨疗法可通过大葱的药性和温度作用，使腠理开阖，气血通调，散寒止痛，祛风除湿，从而达到治疗效果。

（2）操作步骤：葱熨疗法必须在伤后 2 天后方可使用，情况严重者至少 5 天后方可使用。连根大葱 500mg，切碎，捣烂如泥，将大葱置于纱布内，制成药袋，敷患处，约一指厚，另备 1 个瓦罐或砂锅（有熨斗、神灯更好），中盛炭火。用熨斗（神灯）或盛炭火瓦罐，熨于离葱上 5 分至 1 寸处，视火力强度而调节之，令葱逐渐发热，以迄全身微汗，特别是患处以局部出汗为度。此法可连续使用，以愈为度。

（3）技术要领：此疗法要特别注意葱泥的厚薄、火的强弱和熨时的距离，以免过犹不及，影响疗效。

葱熨的温度以患者可忍受为度，要避免发生烫伤。对于皮肤感觉迟钝的患者尤须注意。

葱熨后，患者可在室内散步，但暂时不得外出，要注意避风，防止着凉。

（4）适应证：痈疮肿痛。

（5）禁忌证：局部皮肤有创伤、溃疡、感染，或有较严重的皮肤病患者。颜面五官部位慎用。孕妇腹部、腰骶部以及某些可以促进宫缩的穴位，如合谷、三阴交等，应禁止葱熨。糖尿病、血液病、发热、严重心肝肾功能障碍者慎用。艾滋病、结核病或其他传染病者慎用。肢体感觉障碍者慎用。

（6）环境条件：病室环境保暖避风，必要时屏风遮挡，注意保护患者隐私。

（7）材料：连根大葱、砂锅或瓦罐、炭火或熨斗、神灯、毛毯等。

四、敷贴疗法

（1）作用：在临床应用上，根据选择的药物，以及敷贴部位等的不同，敷贴疗法可起到疏通经络、协调阴阳、调理气血、抵御病邪、清热解毒等不同的功效。

（2）操作步骤：①体位选择：应用穴位敷贴进行保健时，应根据所选穴位，采取适当体位，使药物能敷贴妥当。②敷贴局部皮肤的固定：敷贴部位要按常规消毒。因为皮肤受药物刺激会产生发红、水疱和破损，容易发生感染。贴药前，定准部位后，通常 0.5% 碘伏进行局部消毒，然后敷药。③敷贴药物的固定：为了保证药物疗效的发挥，对于所敷之药，无论是糊剂、膏剂或捣烂的鲜品，均应将其很好地固定，以防止药物移动或脱落。固定方法一般可以直接用胶布固定也可先将纱布或油纸覆盖其上，再用胶布固定。若敷贴在头面部，外加绷带固定特别重要，还可以防止药物掉入眼内，避免发生意外。目前有专供敷贴的特制敷料，使用非常方便。如需换药，可用消毒干棉球蘸温水或各种植物油，或液状石蜡轻轻揩去粘在皮肤上的药物，擦干后再敷药。

（3）技术要领：敷贴期间禁食生冷、海鲜、辛辣刺激性食物。敷贴药物后注意局部防水。对胶布过敏者，可选用低过敏胶带或用绷带固定敷贴药物。小儿皮肤娇嫩，不宜用刺激性太强的药物，敷贴时间不宜太长。对于残留在皮肤的膏药等，不宜用汽油或肥皂等有刺激性物品擦洗。

（4）适应证：适应证较广，可用于阳证疮疡，外伤浅层出血、毒蛇咬伤、急性化脓性疾病等。

（5）禁忌证：颜面五官部位慎用敷贴，不宜用刺激性太强的药物进行发疱，避免发疱遗留瘢痕。影响容貌活动或功能活动。孕妇腹部、腰骶部以及某些可促进子宫收缩的穴位，如合谷、三阴交等，应禁止敷贴。有些药物孕妇禁用如麝香等，以免引起流产。糖尿病、血液病、发热、严重心肝肾功能障碍者慎用。艾滋病、结核病或其他传染病者慎用。

（6）环境条件：环境温度要适宜，注意患者隐私。

（7）材料：治疗盘、治疗碗里盛配置好的药物、纱布、棉签、0.5% 碘伏、弯盘、治疗巾、必要时屏风遮挡。

五、刺络拔罐疗法

（1）作用：刺络拔罐法又称刺血拔罐，先在施术部位消毒后，用三棱针点刺出血或用皮肤针扣刺出血，再将火罐吸拔于点刺的部位，以加强刺血治疗的作用。主要功效为抵御外邪、保卫机体；活血化瘀、疏通经络；调整气血、平衡阴阳。

（2）操作步骤：根据患者体质、病情，通过辨证论治为患者取穴。

患者做好体位准备，充分暴露患处，三棱针点刺局部，或者皮肤针扣刺局部至轻微出血。

拔火罐、留罐 10~15 分钟后起罐，起罐手法要轻缓。医者以一手抵住罐边皮肤，按压一下，使气漏入，罐即脱下，不可硬拉或旋动。

每周一次或两次。

（3）技术要领：根据所拔部位的面积大小选择合适的罐具。拔罐时，室内需保持适宜温度，最好在避风向阳处。体位要适当，一般以俯卧位为主，充分暴露施术部位。拔罐过程中不要移动体位，以免火罐脱落。拔罐时注意棉球蘸取乙醇不可过多，亦勿在罐口停留，以免罐口烧烫灼伤皮肤。使用多罐时，注意火罐的排列顺序，不宜太近，以免皮肤被牵拉产生疼痛。

拔罐后出现局部红晕或紫色，无须特殊处理可自行消退。若留罐时间过长，皮肤出现水疱，小者当敷以消毒纱布，防止擦破；大的须在无菌操作下用注射器将水抽出并包敷，防止感染。

拔罐期间应密切观察患者的反应，若出现头晕、恶心呕吐、面色苍白、出冷汗、四肢发凉等症状，甚至血压下降、呼吸困难等情况，应及时取下罐具，将患者仰卧位平放，轻者可给予少量温开水，重者针刺水沟、合谷施救。

（4）适应证：银屑病、慢性湿疹、神经性皮炎、带状疱疹后遗神经痛、痤疮、斑秃等皮肤病。

（5）禁忌证：皮肤有过敏、溃疡、破裂、水肿处，不宜拔罐；在疮疡部位脓未完全成熟时，不宜拔罐；颜面部脓肿未成时禁拔罐；孕妇及恶性肿瘤患者不宜拔罐；醉酒、过饥、过饱、过劳及精神失常者不宜拔罐；有出血倾向者不宜拔罐；高热、抽搐、痉挛患者不宜拔罐。

（6）环境条件：舒适、安静、宽敞、明亮的房间，要求通风良好，有取暖设施和病床。

（7）材料：治疗盘、75% 乙醇、95% 酒精棉、打火机、各种口径火罐、三棱针、皮肤针、梅花。

六、梅花针疗法

（1）作用：梅花针是在古代九针中的镵针基础上，经历代医家不断研究、改进而发展起来的一种针法，即《黄帝内经》中的"扬刺"（即五星针）。术者右手握住针柄，在人体皮肤（应刺部位）上，运用一定的手法，只叩击皮肤，不伤肌肉，是疏通经络、调节脏腑、祛邪扶正、防治疾病的一种针刺疗法。又因针后皮肤叩刺部位泛起的红晕形状颇似梅花，故称之为"梅花针疗法"。

（2）操作步骤：暴露叩刺部位，以75%乙醇充分消毒皮肤。术者以右手握住针柄后端，食指伸直压住针柄前端，运用腕关节上下弹力进行由轻到重叩击。

叩刺时要求针尖与皮肤垂直，针尖触及皮肤即迅速弹起，动作连续，一般每分钟约60~90次。根据部位大小，掌握叩刺时间，一般每次5~15分钟。叩刺完毕，再用乙醇消毒叩刺部位。将梅花针用棉球擦净，浸入消毒液中。梅花针针具必须一人一针，严禁交叉使用。

（3）技术要领

①叩刺法

压击法：拇指和中指、无名指握住针柄，针柄末端靠在手掌后部，食指压在针柄上。压击时手腕活动，食指加压，刺激的强度在于食指的压力，适合于硬柄针。

敲击法：拇指和食指捏住针柄的末端，上下颤动针头，利用针柄的弹性敲击皮肤，刺激的轻重应根据针头的重量和针柄的弹力，靠颤动的力量来掌握，适合于弹性针柄。叩刺部位须准确，每叩刺一针之间的距离在0.3~1.0cm之间。一般每日叩刺1次，连续治疗7~10日为1个疗程。如系慢性顽固性疾病，可持续多治疗几个疗程，疗程之间可间隔3~5日。运用梅花针刺血拔罐法治疗各种痛证，疗效特佳。在应用刺血拔罐时，针刺皮肤出血量须适当，成人每次总量以不超过10ml为宜。

②叩击技巧

梅花针叩刺时要灵巧地运用手腕部弹力，使针尖叩击到皮肤后，由于反作用力迅速弹起，仅在表皮上一击而起，急刺速离，要有弹性，弹跳着连续有节律地叩刺，要做到平稳、准确和灵活，叩刺速度要均匀，要防止快慢不一、用力不匀地乱刺。如持针不牢，提针慢或针尖带钩，都容易产生拖刺，容易划破皮肤，形成"一"字形的伤痕，并使患者产生刺痛和畏针。针尖起落要呈垂直方向，即将针垂直地刺下，垂直地提起，如此反复操作。防止针尖斜着刺入和向后拖拉着起针，这样会增加患者的疼痛感。

③刺激强度

轻：腕力轻，冲力也小，叩打到局部皮肤略有潮红的程度。

重：腕力重，冲力大，叩打到局部皮肤明显发红，并可有轻微出血的程度。

中：介于轻、重之间，叩打到局部有潮红、丘疹，但不出血的程度。

（4）适应证：适用于各类皮肤疾病。如病毒性皮肤病带状疱疹、单纯疱疹；感染性皮肤病丹毒、毛囊炎；瘙痒性皮肤病皮肤瘙痒症、结节性痒疹；皮肤附属器疾病斑秃、脂溢性脱发；色素性皮肤病白癜风、黄褐斑等。

（5）禁忌证：重症高血压、心脏病、急性脑血管意外、急慢性心功能不全、严重肺源性心脏病、重度贫血、动脉硬化症等忌用。出血性疾病如血友病、血小板减少性紫癜、过敏性紫癜等忌用。妇女妊娠及月经期忌用。急性传染病忌用。有开放性伤口、感染性病灶、智力低下、年龄过大或体质特别虚弱的人忌用。儿童治疗时需家属陪同。

（6）环境条件：舒适、安静、宽敞、明亮的房间，要求通风良好，有取暖设施和病床。

（7）材料：治疗盘、75% 酒精棉球、无菌梅花针（即以 5~7 枚不锈钢针固定在略有弹性 20~30cm 长的针杆一端制成）、无菌镊子、弯盘。

七、埋线疗法

（1）作用：临床运用上，埋线疗法通过穴位的持续刺激作用，具有协调脏腑、平衡阴阳，疏通经络、调和气血，补虚泻实、扶正祛邪等作用。

（2）操作步骤：根据病情和操作部位，选择不同种类和型号的埋线工具。其中一次性埋线针可由一次性使用无菌注射针配适当粗细的磨平针尖的针灸针改造而成，或选择类似于腰椎穿刺针的一次性埋线针，针尖为坡形，较为锐利，常用的为 7 号、9 号、12 号、16 号。使用前须将相应型号的无菌羊肠线从针头装入针管内备用。

根据中医诊断处方，选择合适体位。选好穴位，做好标记，进针点一般选在穴位的下方 1cm 处。皮肤常规消毒。左手示指和拇指绷紧已消毒的穴位两侧，无名指和小指夹酒精棉球，右手拇指、示指和中指持针，快速进入皮肤，然后缓慢推针到治疗所需的深度，用右手示指边推针芯边退针，到皮下时快速出针，同时左手用棉球按压针眼。

针眼用 75% 乙醇消毒，然后用棉签按压数分钟不出血即可。

（3）操作要领：用"两快一慢"操作方法。"两快"为进针时手腕用力，针尖快速刺至皮下；出针时边退针边放线，退至皮下时，快速出针。"一慢"为过皮后缓慢推针至治疗所需的深度。

严格无菌操作，防止感染。

埋线时如有羊肠线露出皮肤外，一定要拔出，重新定位、消毒，另选合适的线埋入，以免感染。

埋线后一周内如局部出现红、肿、热、痛，说明有感染，轻者热敷即可，重者应做抗感染处理。如已化脓，应放出脓液，再进行抗感染处理。

在胸背部穴位埋线应注意针刺的角度深度，不要伤及内脏、脊髓。在面部和肢体穴位埋线时应注意不要伤及大血管和神经。

在同一个穴位反复多次治疗时，应偏离前次治疗的进针点。

埋线后正常3小时内避免着水，如果采用敷料覆盖，则针眼处当日应避免着水。

埋线后要留观30分钟，如有不良反应须及时处理。

精神紧张、过劳或进食前后30分钟内，一般不做埋线，以免发生晕针。

埋入线体后如果2周左右出现局部红、肿、痒等症状属羊肠线过敏现象，则停止再次埋线，同时进行抗过敏处理，口服抗过敏药物治疗，病情严重者应到皮肤科会诊治疗。

（4）适应证：带状疱疹、慢性荨麻疹、湿疹、黄褐斑、神经性皮炎、痤疮等。

（5）禁忌证：五岁以下的儿童、孕妇、有出血倾向者及蛋白过敏者。皮肤破损处、关节腔内。

（6）环境条件：注意环境清洁卫生，避免污染。

（7）材料：无菌剪刀及镊子、可吸收外科缝线、一次性的镊子、一次性使用的埋线针、75%乙醇、一次性的弯盘、碘伏及无菌棉签等。

八、放血疗法

（1）作用：临床运用上，放血疗法具有活血化瘀、舒经活络、醒脑开窍、泻火解毒等作用。

（2）操作步骤：①点刺法。点刺前，可在被刺部位或其周围用推、揉、挤、捋等方法，使局部充血。点刺前局部用碘伏消毒。用三棱针或采血针点刺时，用一手固定被刺部位，另一手持针，露出针尖3~5mm，对准所刺部位快速刺入并迅速出针，进出针时针体应保持在同一轴线上，点刺后可放出适量血液或黏液，以微出血为度。用干棉签擦去血液，针孔再次消毒。点刺次数依皮损范围而定，皮损较大，则点刺次数相应增多，血自然流出为佳。皮损局部放血后再用碘伏消毒，并用干棉球擦去局部血液。②散刺法（围刺法）。可选取皮损部位、腧穴或瘙痒处散刺。用三棱针或其他针具点刺时，用一手固定被刺部位，另一手持针在施术部位点刺多点，点刺后可放出适量血液或黏液，以微出血为度；散刺局部可配合拔罐，可留罐 5 分钟后，用干棉签擦去血液，针孔再次消毒。散刺范围可依据皮损、腧穴位置及瘙痒范围而定。③梅花针放血。选穴部位多为阿是穴（病变处），或循经取穴，或寻找病变处、附近、经络循行部位的结节、索块等。按常规消毒，用弹刺法，以手腕弹力上下叩打，用力宜轻而匀，以不出血或微出血为度，每次 5~10 分钟，每日 1 次。④火针放血。左手拿点燃的酒精灯，右手持针，靠近施术部位，将针置于火焰的上三分之一处烧灼，针尖烧至白亮，迅速、准确地刺入穴位后快速拔针。

（3）技术要领：严格无菌操作，防止感染。放血手法依病种和皮损而定，手法应以准、稳、快为佳，尽量减少患者痛苦。

放血量根据病种、病情而定，少则数滴，多则数毫升，每日 1 次或数月 1 次。

针刺不可过浅或过深，过浅则出血量过少影响疗效，过深则易导致刺偏、刺穿，过度损伤正常组织。

放血后一般结合拔罐疗法，在局部负压情况下，血出更为通畅，"毒""热""瘀""脓"更好排除。一些不便拔罐的部位，可以采用挤压或反复酒精棉球擦拭的方法促进排血。

放血当日不宜洗澡，局部不可着水，尤其大量放血；面部多处放血后，不宜熬夜或过食辛辣刺激食物，以免加重或诱发局部感染；放血后可贴创可贴，防止感染；放血后出现瘀斑为正常现象，1 周左右可自然吸收。

（4）适应证：痤疮、下肢静脉曲张、瘀积性皮炎、带状疱疹等。

（5）禁忌证：体质虚弱、贫血、低血压、孕产经期、传染病、有自发性出血倾向、有严重系统疾病患者，以及过饥、过饱、有晕血晕针倾向者，或有严重创伤、开放性伤口者不宜放血。凡皮肤红肿、糜烂、溃疡者不宜用。黏膜部位不宜用。瘢痕体质者不宜用。

（6）环境条件：注意环境清洁卫生，避免污染。

（7）材料：三棱针、梅花针、火针、手术刀、火罐、0.5% 碘伏、95% 乙醇、一次性的弯盘、碘伏及无菌棉签等。

九、刮痧疗法

（1）作用：刮痧是指用边缘光滑的器具，如水牛角、瓷匙等工具，在体表的某些部位反复刮动，使皮下出现红色或紫色瘀斑，从而达到治疗疾病目的地一种方法。其主要依据中医十二经络及奇经八脉在体表分布规律，运用刮痧手法刺激经络，使局部皮肤发红充血，从而起到温助阳气、养筋荣脉、逐寒祛湿、消痹止痛、祛瘀止痛、疏通经络的功效。

（2）操作步骤：操作者持握刮痧板，蘸植物油或清水，与皮肤成45°，按照人体血液循环方向，由上而下或由内而外顺序刮拭，以疏通病变部位的血脉。对刮痧部位反复刮拭，力度由轻到重，以患者感受舒适为度，应在30分钟以内为宜，直到刮拭出痧疹为止，每周1~2次。根据病情和施术部位的不同，在患部施以相应的手法，如银屑病患者，可在皮损肥厚处，施以刮、推、电热砭石温熨法等手法，治疗时间因人而异，一般15~20分钟。第二次刮痧应在患处痧疹消退及疼痛消失之后进行。

除在患处操作外，还选择病灶所在经脉通达的远端穴位进行操作。延病灶所在经脉上下范围施以手法，可起到疏通经络的作用。除在患部的操作外，还应在患部对侧施以手法，可起到沟通气血，整体调节的作用。

（3）技术要领：刮痧工具应光滑、圆钝，若有破损及毛糙则不得使用，以免皮肤受损。在操作过程中，应用力均匀，以患者耐受为度，施术者要认真观察受术者的反应情况，经常询问受术者的感觉，观察患者面色、脉象、汗出等情况，必要时调整手法。如有异常应立即停止操作，及时处理。

使用拍法和叩法时，力量不要过大，着力点要浅，次数勿多，以防止软组织损伤。面部有痤疮者或疮疤时，不要使用力度较大的手法，如刮法等。在颈部等侧面进行点揉按压时要注意此处的颈动脉，不可持续按压。

刮痧出痧后最好饮1杯淡盐水或糖水，以补充体内消耗的津液，促进新陈代谢，并休息15~20分钟。出痧后30分钟内忌洗凉水澡，注意保暖，卧床休息。

（4）适应证：痤疮、黄褐斑、银屑病、慢性荨麻疹、瘙痒症、带状疱疹后神经痛。

（5）禁忌证：某些感染疾病或急性传染病，如急性肝炎、肺结核、骨髓炎。有出血倾向者，或血友病或外伤出血者。手法操作区域有烫伤、皮肤病或化脓性感染的患者。妊娠妇女的腰骶部、臀部和腹部在怀孕前3个月和后3个月禁使用。小儿囟门未闭者禁刮。凡遇过饥、过饱、醉酒、大怒、大惊、疲劳过度、精神紧张等情况，不宜立即使用。

（6）环境条件：治疗室保暖避风，注意患者隐私。刮痧时要注意室内保暖，特别是冬季，应避免寒冷与风口；夏季应避免风扇、空调直吹刮痧部位。

（7）材料：水牛角、瓷匙、刮痧板、植物油等刮痧介质。

十、中药倒模面膜疗法

（1）作用：中药倒模面膜疗法是集中医循经络穴位按摩、药物和理疗为一体，用以治疗面部皮肤病和保健皮肤的一种外治法。本法通过选用不同药物进行按摩，以及利用定型粉冷却过程中的收缩、放热等物理作用，加速皮肤血液循环，增强其渗透性，从而有利于药物的吸收。同时，去除面膜时，可将面部松脱的上皮细胞及皮脂、灰尘等一同清除。其功效为清热消疮、活血理气、疏风清热、解毒利湿、收敛生肌、滋养肌肤等。

（2）操作步骤：患者仰卧，用治疗巾包头，铺巾，再用 0.1% 新洁尔灭按皮纹方向做面部清洁。

根据不同病情选择相应药物涂于面部，然后运用摩、揉、推、搓、按、扣、梳等手法进行面部按摩约 20 分钟，以面部潮红、皮温增高为度。

用油纱条对眼、眉、口做保护性遮盖，然后上面膜，倒模粉（或医用熟石膏）250~350g，加 42~46℃清洁水约 200ml 调成糊状，从额、鼻根部迅速向下颏部均匀摊成面具型，留出鼻孔。30 分钟后揭膜，用热毛巾擦净面部，当晚不洗脸。每周 1~2 次，10 次为 1 个疗程。

（3）技术要领：面膜倒模时，眼、鼻、口一定要覆盖纱布，鼻孔不要涂上石膏，以免影响呼吸。倒模用的石膏粉稀稠宜适中，操作时要迅速而均匀，以免石膏过早凝结成块。易出现皱纹的部位及皮损部位应重点按摩。术毕当日勿洗脸，以利药物继续发挥作用。避免强日光暴晒，暂时不要使用化妆品或护肤品等。面膜治疗用药仍然遵循辨证论治的原则。一旦出现面部皮肤发痒、潮红，属皮肤过敏现象者，停用面膜，并及时处理。

（4）适应证：皮脂腺疾病类痤疮、脂溢性皮炎、玫瑰痤疮等。色素沉着类黄褐斑、黑变病、雀斑等。色素脱失类白癜风。

（5）禁忌证：皮肤有破损、渗出倾向、感染时禁用。对药物组成成分或胶布过敏者禁用。孕妇禁用。

（6）环境条件：舒适、安静、宽敞、明亮的房间，要求通风良好，有取暖设施和病床。

（7）材料：治疗巾、0.1% 新洁尔灭、油纱条、倒模粉（或医用熟石膏）、一次性油纱条。

十一、煅石膏粉固定疗法

（1）作用：收敛渗液，促进粘连愈合。

（2）操作步骤：用2.5%碘酒与75%乙醇作局部消毒，用5ml注射器接上6号针头刺入囊肿内，抽尽黄色黏液，外耳道口用棉球塞住，然后用煅石膏粉加少许冷开水调成糊状，外敷患处，用高压纱布固定，拔掉棉球，1周后拆开。若在此期间脱落，则及时用煅石膏重新固定，否则仍可见渗液而达不到治疗效果，1周后未消者可重复之。若并发炎症者可给予中药清热解毒药或西药抗生素。

（3）适应证：渗出性耳郭软骨骨膜炎。

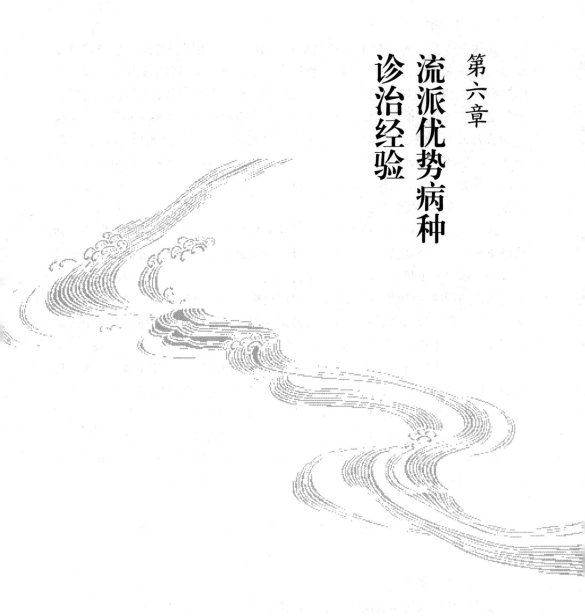

第六章
流派优势病种
诊治经验

第一节 带状疱疹

（一）疾病认识

带状疱疹是一种皮肤上出现簇集性，沿身体一侧周围神经，呈带状分布小水疱，并常伴有显著神经痛的急性疱疹性皮肤病。本病最早见于隋代巢元方《诸病源候论》："甑带疮者缠腰生，状如甑带，因以为名。"因其皮损状如蛇行，故称之为蛇串疮。根据其发病部位不同名称亦有所不同，如缠腰而发者，又称缠腰火丹或缠腰龙；发于胸、腋、背者则称蛇丹；发于头面颈项部称蜘蛛疮；发于少腹部亦叫蟠蛇串；发于四肢叫带火疮等。其以成簇水疱，沿单侧周围神经或带状分布，痛如火燎为特征。多见于成年人，老年人病情尤重。好发于春秋季节，一般愈后极少复发。

西医学认为带状疱疹是由水痘－带状疱疹病毒（VZV）引起的皮肤病，初次感染病毒后可长期潜伏在脊髓后根神经节或脑神经感觉神经节内，当机体受到某种刺激导致抵抗力下降、免疫功能减弱时，水痘－带状疱疹病毒可被激发活化，沿周围神经活动，波及皮肤，出现皮损，并产生显著的神经痛。本病传染性很小，带状疱疹患者不能直接传播带状疱疹病毒，但能在易感人群中造成水痘流行。其传播途径仍为"皮肤－空气－呼吸道"。

闽山昙石中医皮科流派认为其病因病机多为情志内伤，肝气郁结，久而化火致肝胆火盛；或因饮食劳倦，脾失健运，湿热内生，致使经络瘀阻，外攻皮肤所致。肝气郁结，久而化火妄动，流窜于肌肤，阻遏经络，气血不通，燔灼肌表，故皮肤灼热疼痛、口苦咽干、心烦易怒；脾虚湿郁，久而化热，复感毒邪，毒邪化火与肝火、湿热搏结，外溢肌肤，湿聚于肤腠故可见水疱累累如串珠。日久则经脉阻塞，气滞血瘀，经络之气不通，故隐痛或刺痛不休；年老体弱者，也常因正气虚衰，抗邪乏力，致病邪缠绵不去，迁延日久，愈后不佳。

总之，本病初起以湿热火毒为主，后期则以正虚血瘀气滞兼夹湿邪为主要病因。

（二）辨证思路

带状疱疹发病初期其皮损特点为皮肤先出现片状的红紫色斑丘疹，继则出现成簇疱疹，大小如粟米至绿豆样不等，累累如串珠，成带状分布，其疱壁紧张发亮，疱液澄清，灼热疼痛，此时多为湿热火毒蕴结于肌表，灼滞肌肤所致，治疗需重视清热利湿解毒，辅以行气止痛。待水疱干涸，红斑皮疹消退但仍感隐痛或刺痛不休者，多是由于气血瘀滞，经络阻塞不通，不通则痛，或是久病耗伤阴液，气阴不足，机体失于濡养，不荣则痛，故治疗需以行气通络、活血化瘀、养血止痛为主。

闽山县石中医皮科流派治疗带状疱疹，主要是根据病情进行辨证施治，认为导致疾病的病邪为湿、热、火、毒、瘀。因此针对本病主要以清热、泻火、利湿、解毒、化瘀、止痛为法来治疗，治疗用药上多选用萆薢、薏苡仁、茯苓清热利湿，板蓝根、黄芩清热解毒，柴胡、芍药理气疏肝，延胡索、川楝子、全蝎通络止痛。

（三）治疗方案

1. 内治

（1）肝经郁热型

症状：皮疹鲜红灼热，疱壁紧张，周围红晕明显，常分布于胸胁、腰背等部，呈单侧性沿神经走行方向分布，有灼热刺痛感，常伴有明显的口苦咽干，心烦易怒，小便黄，大便秘结。舌质红苔黄，脉弦滑数。

辨证：肝经郁热，久而化火，外溢肌肤。

治法：清肝泻火，解毒止痛。

处方：龙胆泻肝汤加减。

龙胆草 6g	栀子 10g	生地黄 15g	柴胡 10g
赤芍 10g	板蓝根 15g	马齿苋 15g	郁金 10g
茵陈 10g	泽泻 10g	车前子 15g	甘草 6g

加减：发于头面者，加牛蒡子、野菊花清泻风热；皮疹色红，血热明显者，加牡丹皮以清热凉血活血；皮损潮红疼痛明显、有便秘者加酒大黄以清热破瘀，可有釜底抽薪之妙；痛甚彻夜难眠者，加磁石、珍珠母等重镇安神止痛。

分析：此型见于大多数发病初期者，以皮疹红肿热痛为主要表现。肝气郁结，久而化火，循经上扰，则见皮疹分布于胸胁等部；气机阻滞经络，不通则痛，故见皮肤刺痛；肝经风火上冲咽喉则口苦咽干，风火下燔则小便赤黄，大便秘结。方中龙胆草大苦大寒，上泻肝胆实火，下清下焦湿热，为君药。栀子苦寒泻火，与泽泻、茵陈、车前子共奏清热利湿之功，板蓝根、马齿苋清热解毒，郁金凉血化瘀，生地清热凉血、养阴生津，既补肝胆实火所伤之阴血，又可防方中苦燥渗利之品损伤阴液；柴胡疏畅肝胆，与生地黄相伍，正合肝脏

"体阴用阳"之性，共为佐药。甘草调和诸药。

（2）脾虚湿热型

症状：皮损颜色较淡，疱壁松弛，状如绿豆或黄豆大小，排列呈带状，各群疱疹之间夹有正常皮肤，灼热刺痛，或水疱混浊溃破，或伴有脓疱、脓痂，发热，全身不适，口干口苦，大便秘结，小便黄赤。舌红体胖，苔黄，脉滑数。

辨证：脾虚湿蕴，复感毒邪，化热化火，湿热毒邪蕴积肌肤。

治法：健脾除湿，清热解毒。

处方：除湿胃苓汤加减。

白术 10g	茯苓 15g	陈皮 5g	厚朴 9g
枳壳 6g	薏苡仁 30g	泽泻 12g	金银花 12g
板蓝根 24g	龙胆草 6g	黄芩 12g	赤芍 18g
延胡索 9g	川楝子 12g	柴胡 5g	酒大黄 6g
车前草 15g			

加减：小便热、赤痛者加萹蓄、白茅根、金钱草；痒感明显，可加白鲜皮、地肤子祛风止痒。还可根据不同部位，适当加入引经药，如病在头面部加牛蒡子、菊花、蝉蜕，腰部加杜仲，下半身加黄柏、川牛膝。疱疹破溃化脓者加丹参、金银花、大青叶；水疱大而多者，加土茯苓、萆薢、车前草；食少腹胀者加木香、神曲；若疱疹消退，局部疼痛不消，兼肝郁者合柴胡疏肝饮。

分析：素体脾虚或饮食不节伤及脾胃，脾失健运，湿热内蕴，湿聚肌肤则形成水疱，颜色浅淡且疱壁松弛；日久湿蕴化热，湿热蕴蒸肌表则疱液浑浊，形成脓疱、脓痂；湿热上蒸则口干口苦，湿热下行则便秘尿赤。方中白术、茯苓、薏苡仁、泽泻共奏健脾祛湿之功，配伍陈皮、厚朴、枳壳以理气；龙胆草、黄芩、板蓝根、紫草清热除湿解毒，配柴胡疏肝行气解郁；延胡索、川楝子行气活血通络止痛；酒大黄通大便以泄热逐瘀，车前草利小便以助清热利湿，二者相互配合使得湿热之邪得以前后分消。

（3）气滞血瘀型

症状：患处皮损大多消退，水疱已干敛结痂，但局部疼痛不止，或隐痛绵绵，伴心烦，夜寐不宁。舌质暗紫有瘀点，苔白，脉弦细涩。

辨证：气滞血瘀，阻滞肌肤。

治法：活血化瘀，行气止痛。

处方：桃红四物汤加减。

桃仁 10g	红花 6g	当归 10g	赤芍 10g
川芎 10g	生黄芪 15g	丹参 15g	鸡血藤 15g
郁金 10g	延胡索 15g	龙骨 30g	牡蛎 30g
珍珠母 30g	甘草 6g		

加减：疼痛明显者，加蒲黄、五灵脂活血破瘀，通经止痛；心烦不寐者，加酸枣仁、珍珠母；乏力、纳差，仍伴疼痛，乃正气已虚，余毒未解，加黄芪、党参益气健脾而能托毒外出；咳嗽者加半夏、陈皮、枳壳；口渴者加麦冬、天冬；胃腹胀满者加厚朴、木香；胁肋及头痛剧烈者加吴茱萸、羌活。

分析：此型多见于疾病后期，病程日久则经脉阻塞，气滞血瘀，经络之气不通，故疼痛不休、隐痛绵绵；病久损伤阴液，故心烦不寐；经络受阻，血行不畅，故舌质暗紫有瘀点、苔白、脉细涩。方以四物汤去熟地黄养血活血，加桃仁、红花入血分而逐瘀行血，使瘀血行则经脉以流通；又佐之郁金、延胡索行气解郁止痛，气机舒畅，而疼痛自消；生黄芪补气、生津、养血；丹参、鸡血藤补血活血，合则润泽肌肤，滋养经脉；龙骨、牡蛎、珍珠母重镇安神；甘草调和诸药为使。

2. 外治

（1）中药外治

①初期或水疱未破者，用二味拔毒散加味。雄黄 30g，枯矾、五倍子、青黛各 15g，冰片 3g，共研极细末，以 75% 乙醇 150ml 调成稀糊状，再加 2% 普鲁卡因 6ml，混匀用棉签外涂患处，每天 3 次。

②皮疹溃破或渗出多时，用青黛散掺在黄连膏上分块敷贴或四黄膏外涂；有坏死者或脓腐未脱者，酌用九一丹掺在黄连膏上分块敷贴。

③若水疱不破，可用三棱针或消毒针头挑破，使疱液流出，以减轻疼痛。

④闽山昙石萧氏特色制剂大成散膏具有提脓祛腐、燥湿解毒、消肿止痛、收敛生肌等作用。将药膏摊于纱布后，贴创面。若患处有水疱，宜先刺破排除液体后用消毒棉签拭净，再敷药膏。每天换药 1 次，若患处在眼角、鼻腔等处可用棉签蘸药膏少许涂抹。

⑤闽山昙石许氏特色制剂复方藤黄酊、雄黄膏，具有清热解毒、通络止痛的功效，复方藤黄酊组成用法：藤黄 250g，黄连 500g，板蓝根 500g，蟾酥 5g，马钱子 100g，冰片 30g，上药除冰片外，共捣碎成粗末状，浸入 75% 乙醇 5000ml 中，两星期后过滤取汁，再加入冰片、蟾酥备用。据患部的大小，取药液适量外抹患部，每日 4~5 次。

雄黄膏组成用法：白矾 20g，雄黄 20g，大黄 20g，黄连 20g，冰片 5g，研细末过筛，调凡士林成膏，外抹患处，日 1 换。

（2）针灸疗法

①围刺法：在皮疹区四周，用 30~32 号（即 3~4 寸）毫针，呈 15~30°角度针刺 4 针，留针 30 分钟，其间捻转 3~5 次。

②体针：取穴内关、曲池、阴陵泉、三阴交、足三里、合谷，针刺入后采用提插捻转，留针 30 分钟，一般 1 日 1 次。

③耳针：取穴肝区、神门，埋针，每日 1 次，直至疼痛消失为止，有显著的止痛效果。

④刺络放血：可祛除脉络瘀阻的病变，从而达到调和气血，疏通经络的作用。在针刺施术部位加拔罐放血，使瘀血从针刺口流出，即"给邪以出路"，使瘀血排出，经络得通，则疼痛可止；同时也可将针刺时产生的可能停留于皮损局部的血液及时排出，防止产生新的瘀血，从而促进疼痛的缓解。

⑤穴位封闭：可用维生素 B_1 或 B_{12}，或当归液，选穴同体针，每穴注射 0.2~0.5ml，每次总量不超过 4ml，每隔 1~2 日 1 次；或用 25%~50% 普鲁卡因 10~20ml 在患处周围进行皮下封闭或神经节阻断封闭，有止痛、消炎、缩短病程作用。

（四）典型案例

李某，女，65 岁。2020 年 6 月 9 日初诊。

主诉：胸部刺痛 1 周。

现病史：1 周前突发左侧胸部刺痛，肤色如常，可放射至后背，就诊于外院，经系统检查后排除冠心病，随后患者胸部皮肤出现点状红斑，其上可见点状小水疱，个别水疱经衣物摩擦后有破溃渗出，疼痛明显，遂诊断为"带状疱疹"，给予抗病毒、止痛、营养神经等药物口服，患者胸部刺痛症状稍减轻，但服药后出现头痛、失眠、心烦易怒等不良反应。现症见胸部刺痛明显，纳一般，寐差，大便干结。舌质红，苔薄黄，边有齿痕，脉缓滑。

专科情况：左侧前胸沿肋间分布有散在红斑，并出现约绿豆大小的小水疱，个别已破溃，局部有黄色液体渗出。

中医诊断：蛇串疮。

西医诊断：带状疱疹。

辨证：肝经郁热证。

治法：清肝泻火，解毒止痛。

处方：龙胆泻肝汤加减。

龙胆草 10g	栀子 10g	生地黄 15g	牡丹皮 10g
板蓝根 15g	黄芩 10g	车前草 10g	柴胡 10g
赤芍 10g	延胡索 10g	川楝子 10g	全蝎 3g
珍珠母（先煎）30g			

7剂，每日1剂，水煎煮300ml，每剂分2次，早晚饭后温服。

同时可用大成散膏外敷患处，每日2次，早晚各1次。

二诊：服药7剂后，患处红斑较前消退，无新发水疱，疼痛减轻，未见新生皮损，疱液逐渐由澄清转为浑浊，部分皮疹干瘪结痂或破溃露出鲜红色糜烂面，可见少许淡黄色渗出液，大便已解，病情较为稳定。效不更方，续服7剂，外敷大成散膏。

三诊：2周后复诊，患侧胸壁红斑基本消退，疼痛已除，渗液明显减少，糜烂面逐渐结痂愈合，微有痒感。口干尚可，纳可寐安，二便自调。舌淡苔薄白，脉弦。改用六君子汤为主，配伍当归、柴胡、赤芍、首乌藤、珍珠母。

四诊：患者来院复诊，胸壁处红斑已全部消退，皮损处愈合，无渗出，仅遗有少量色素沉着斑，无痛痒。临床痊愈。

案例点评：患者急性起病，左胸壁部皮肤刺痛，随后出现红斑，水疱渗出。证属肝经郁热，湿热火毒外窜肌肤，治当以清热解毒、清肝泻火为主，故方用龙胆草、板蓝根、黄芩、栀子、车前草清利肝胆湿热，泻腑祛浊；生地黄、牡丹皮凉血解毒，活血化瘀；柴胡理气疏肝，赤芍、延胡索、川楝子、全蝎活血通络止痛。二诊，病情明显得到控制，守方续服。三诊，患者病情转好，皮损收敛，故不再予苦寒之剂清热解毒，而改用六君子汤加减以健脾和胃，顾护脾胃之气，又加当归、柴胡、赤芍活血通络止痛，以防止带状疱疹后遗神经痛，加珍珠母、首乌藤安神助眠。

（五）临证经验

闽山昙石中医皮科流派认为带状疱疹的治疗应抓住火毒这一病机要点，同时注重调理肝脾，扶正祛邪，通络镇痛。初起皮损红肿灼热、水疱渗出，法当清热解毒为主，而后病情缓解时，应注重保护脾胃，以防苦寒碍胃，后期皮疹消退，则以行气止痛为主。其中，中医治疗应将降低发疹期和疹退后的疼痛作为治疗时的重点，以减轻患者之苦。

1.辨火毒轻重

带状疱疹的发生和火毒侵袭密切相关，但由于体质不同，火毒轻重不同，治疗方法各异。从临床特点来看，火毒重者，皮疹、水疱面积大，血疱或坏死常见，常发于头颈、五官等特殊部位，疼痛较重，病情严重，如大疱型蛇串疮、出血型蛇串疮、坏疽型蛇串疮、泛发型蛇串疮、眼带状疱疹、耳带状疱疹、蛇串疮性脑膜炎等，常有低热、疲乏、全身不适；火毒轻者，多发生于腰胁、胸部，无明显全身症状，皮损面积小，疼痛轻。火毒重者治疗宜重用清热解毒之品，如大青叶、板蓝根、金银花、马齿苋、白花蛇舌草、黄连、黄芩等，必要时应用刺络放血等攻毒祛邪的方法，或中药汤剂配合西黄丸、梅花点舌丹、片仔癀内服外用，协同作战；火毒较轻者治疗以清热为主，如常用竹叶石膏汤等。

2. 辨皮损部位及特点

皮损发生部位不同，表示火毒所居脏腑经络不同，治疗也有所差异，常在清热解毒方中加引经之品。发于头面、颈部者，病在上，多为感受风热毒气所致，症见红斑、集簇性水疱发于单侧头面部，面颊、眼睑焮红肿胀，眼分泌物增多，视物不清，或耳郭肿胀，头晕恶心，多伴疼痛剧烈，夜不能寐。《素问·太阴阳明论》："伤于风者，上先受之。"风为阳邪，其性趋上，易袭阳位，风胜则肿，热胜则痛，故头面部色红焮肿疼痛。治疗时宜因势利导，疏散上焦风热，清解在上之热毒，故当清热解毒，祛风止痛，可加菊花、牛蒡子等，方选普济消毒饮。发于眼、鼻、口者，病在窍，加升麻、防风、黄连、密蒙花、藿香等；发于腰、胁、胸、阴部者，多为肝经郁热，病在肝胆，或脾虚湿热所致，见皮疹鲜红，灼热刺痛，疱壁紧张，周围红晕明显，常沿单侧神经行走方向分布，常伴有口苦咽干，心烦易怒或食少纳呆、便溏等症状，治疗多清肝泻火、健脾除湿止痛，可加柴胡、龙胆草等，方选龙胆泻肝汤或除湿胃苓汤加减。发于下肢者，多见于老年患者，因肝肾不足，气血两虚，无法濡养筋骨，又外感风热之邪而致，皮疹基本消退后，患侧下肢疼痛明显，伴有麻木不仁、瘙痒、无力、怕冷，患侧屈伸不利、无法负重、跛行，治疗多以补肝肾，益气血，祛风止痛为法，方选独活寄生汤加减。有血疱者，加水牛角、赤芍、牡丹皮，水疱大而多者，加苍术、土茯苓、猪苓。

3. 顾护脾胃阳气

从发病角度看，带状疱疹可由饮食不节，脾失健运，湿邪内生，郁而化热所致；且临床多用寒凉之品，大剂量清热祛火解毒药很容易造成脾胃功能异常，特别是苦寒药物，造成脾胃阳气损伤，对疾病预后不利。在治疗过程中，一方面寒凉药使用要恰当，中病即止；一方面可在大堆苦寒药中加入香橼、山药、炙甘草等药物，清热同时顾护阳气。

4. 重视止痛

疼痛常伴随带状疱疹出现，并在皮疹消退后仍遗留多年，是患者最感痛苦的症状。多数医家认为其病机是瘀阻经络、经脉失养，用活血化瘀、通络止痛的方法可以来治疗本病。《临证指南医案》说："虚实寒热，稍有留邪，皆能致痛。"临床发现单纯活血化瘀只能暂时缓解疼痛，要针对瘀阻的原因制定治则才能根除疼痛。

5. 及时清除水湿

由于疱疹病毒的作用，神经根及皮肤黏膜炎性水肿，表现为大小不等的水疱，而利湿可以减轻组织和神经的水肿，故而清热解毒利湿是治疗本病的关键。临床上运用利湿之法常能减少渗液，促进水疱的吸收消退，加快皮损消退，常用的配伍药物有泽兰、泽泻、土茯苓、车前草等。

（六）零金碎玉

疼痛是带状疱疹最常见的后遗症，彻底解决疼痛问题是治疗该病的主要难点，关键还是辨证论治。临床常用的治疗思路及用药如下。

清火止痛法：常用药物有黄芩、龙胆草、栀子等。

疏肝止痛法：常用药物有柴胡、香附、佛手等。

行气止痛法：常用药物有川楝子、川芎、延胡索。

活血止痛法：常用药物有丹参、红花、桃仁等。

养血止痛法：常用药物有当归、白芍、熟地黄等。

温阳止痛法：常用药物有附子、细辛、生姜等。

祛湿止痛法：常用药物有苍术、黄柏、海桐皮等。

不论辨证如何，修复病损的经络是止痛的重要环节，依据不通则痛的观点来看，能让经络疏通、气血流畅的方法均是有效的止痛方法。在具体应用时，常常不分证型如何，加入徐长卿、秦艽、当归、白芍等通络缓急止痛之品，疗效均显著。

（七）专病专方

（1）清利通络止痛汤（闽山昙石萧氏的自拟经验方）

处方：龙胆草 15g　　柴胡 5g　　黄芩 12g　　栀子 12g

　　　　车前草 18g　　板蓝根 18g　　郁金 12g　　香附 6g

　　　　当归 6g　　赤芍 15g　　丹参 18g　　首乌藤 18g

功效：清肝利湿，理气通络止痛。

主治：蛇串疮属肝胆湿热，蕴郁肌肤所致者。

用法：清水煎服，每日 1 剂，每剂分 2 次饭后半小时至一小时送服。

方解：本方乃龙胆泻肝汤加减而得。方中重用龙胆草、板蓝根、黄芩、栀子清肝泻火，解毒利湿；车前草清热利湿；首乌藤宁心安神除烦；柴胡味苦性凉，入肝经，能疏肝行气。当归有养血活血之功，丹参、赤芍凉血清热，活血破血，消散血中之浮热，三者合用，既能养血和营，又能凉血活血祛瘀，与柴胡为伍、配以郁金、香附使肝气得疏，肝血得养，肝气充而不滞，肝结得消。方中活血通络止痛之品，与疏肝行气止痛之药合用，既入血分又入气分，使气血流畅，血随气行，开塞通瘀而止痛。所谓："气行则血行，气滞则血瘀。"

加减法：疼痛明显者，加蒲黄、五灵脂活血破瘀通经止痛；皮疹色红，血热明显者，加生地黄、牡丹皮以清热凉血活血；皮损潮红疼痛明显，有便秘者加酒大黄以清热破瘀，并有釜底抽薪之妙；痒感明显，可加白鲜皮、地肤子祛风止痒；乏力，纳差，仍伴疼痛，乃正气已虚，余毒未解，加黄芪益气健脾而能托毒外出；夜寐欠安，彻夜不眠，加磁石、珍珠母等重镇安神止痛。

（2）闽山昙石翁氏自拟经验方

处方：草薢 15g　　薏苡仁 30g　　茯苓 15g　　甘草 3g

　　　板蓝根 10g　　黄芩 10g　　柴胡 10g　　白芍 10g

　　　延胡索 10g　　川楝子 10g　　全蝎 6g　　珍珠母（先煎）30g

功效：清热利湿，通络止痛。

主治：蛇串疮之湿热毒蕴郁肌肤所致者。

用法：清水煎服，每日 1 剂，每剂分 2 次饭后半小时至一小时送服。

方解：本方乃草薢渗湿汤加减而得。方中重用草薢、薏苡仁、茯苓除湿；板蓝根、黄芩可清热解毒；柴胡、白芍、川楝子、延胡索疏肝行气止痛；全蝎通络止痛；珍珠母重镇安神。本方既能清利湿热，又与柴胡、白芍等为伍使肝气得疏，肝血得养，肝气充而不滞，肝结得消。方中活血通络止痛之品，与疏肝行气止痛之药合用，使气血流畅，开塞通瘀而止痛。

第二节　荨麻疹

（一）疾病认识

荨麻疹属中医"瘾疹"等范围。是一种常见的瘙痒性、过敏性、血管反应性皮肤病。临床以皮肤黏膜的局部性、暂时性、潮红斑和风团为特征。突然发作，发无定处，时隐时见，瘙痒无定，消退后不留任何痕迹。

中医古籍称本病为"瘾疹""鬼饭疙瘩""赤白游风"等。若发生在眼睑、口唇等组织疏松部位，水肿特别明显者，则称"游风"（血管神经性水肿）。本病任何年龄的人一年四季均可发生，尤以春季为发病高峰。本病发病原因复杂：①肌肤有湿，禀赋不耐，复感风热或风寒之邪，致使营卫不和而起；②肠胃湿热，平素体虚，卫表不固，复感风邪，内不得疏泄，外不得透达，郁于皮毛腠理之间而发；③因肠内有虫或食鱼鲜虾蟹、药物等，导致湿热内生，蕴阻肌肤而发；④冲任之脉系肝肾，冲任不调，营血不足，肌失所养，肝肾失于柔养，生风生燥，风燥阻于肌腠而成本病；⑤久病体弱，气血被耗，灼伤阴血，血虚生风发于肌肤，而成本病。

西医认为本病由于各种外界环境因素的刺激，或食用易过敏食物如鱼虾蟹、过敏药物或肠内寄生虫导致机体过敏，进而导致皮肤组织细胞释放组胺，使小血管扩张，管壁渗透性增加，形成局限性水肿，从而使皮肤表现出风团样损害。

闽山昙石中医皮科流派认为是肌体禀赋不耐，腠理不密，感受风寒、风热或风湿之邪，搏于肌肤；或饮食不节，脾失健运，恣食辛辣肥甘，内生湿热，复感于风，风邪入里，郁而化火，血热生风；或冲任不调，营血不足，血虚生风而成。本病急性起病与外风关系密切，如《金匮要略》述："风气相搏风强则为瘾疹，身体发痒。"如《诸病源候论》述："人皮肤虚，为风邪所折，则起瘾疹，寒多则色赤，风多则色白。甚者痒痛，搔之则成疮。"慢性起病则与脏腑有着密切的关系，如《外科枢要·赤白游风》云："赤白游风属脾肺气虚，腠理不密，风热相搏；或寒闭腠理，内热拂郁；或阴虚火动，外邪所乘；或肝火风热、血热。"《三因极一病证方论·瘾疹证治》云："世医论瘾疹……内则察其脏腑虚实，外则分寒暑风湿……"其中风为致病的关键，风包括外风和内风，外风为外邪，内风则与脏腑虚实有关，特别是心、肺、脾、胃、肠，与本病关系密切。

总之本病的病因是多方面的，部位虽在肌表，但常与心、肺、脾、胃、肠等脏腑病变密切相关。

（二）辨证思路

瘾疹多与风邪以及脏腑病变有关，风邪或从外感，或有内生。外感者，多为卫外不固，风寒、风热之邪侵袭肌表；内生者或因阴虚血燥，虚风内动，或因肠胃湿热，郁久化热生风。治疗上应从风、湿、瘀、虚入手。风寒者，治宜祛风散寒；风热者，治宜祛风清热；湿热之邪阻滞肠胃者，治宜清热除湿，祛风止痒；湿热久羁，化燥入血者，治宜养血祛风，化湿止痒；病久风邪入络，瘀滞不通者，治宜养血活血，祛风通络；阴血亏虚，化燥生风者，治宜滋阴养血，祛风止痒；阳气不足，温煦失职，卫外失固者，治宜益气助阳，祛风固表；肺主一身之表，是抗御外邪的屏障，风邪夹寒或夹热束肺，壅滞于体表经脉之间，则发生瘾疹，故急性瘾疹治在肺；肝气郁滞，失于疏泄，肝气乘犯脾土，内生湿热，郁于腠理，则发生瘾疹，故胃肠型瘾疹治在肝脾；肾阳是人体阳气之本，脾依赖肾阳温煦而运化水谷，肾阳虚弱则水谷不能化生精微，营卫不足则发生瘾疹，故慢性瘾疹治在肾。

（三）治疗方案

1. 内治

（1）风寒型

症状：风团色白，遇冷风吹则加剧，得热则减，冬寒夏轻，恶寒，口不渴，苔薄白，脉浮紧。

辨证：风寒束表，营卫不和。

治法：疏风散寒，调和营卫。

处方：桂枝麻黄各半汤加减。

桂枝 6g	麻黄 1.5g	白芍 15g	荆芥 9g
羌活 6g	独活 6g	炙甘草 3g	生姜 2 片
大枣 5 枚			

加减：若伴畏寒怕冷者，加玉屏风散；恶心欲呕者，加法半夏、陈皮等。

分析：此型多见于冬春季，风寒外束，腠理闭塞，卫阳被郁，营阴郁滞，气血无法正常达表，故见风团色白。治宜疏风散寒，调和营卫。方中麻黄、桂枝、生姜辛温发汗，令寒邪外散，开毛窍而令营卫出入无阻；荆芥散风散寒；芍药味酸，柔肝；甘草、大枣味甘，可缓急，令脉络舒缓；羌活上行、独活下行，二者相配引药达四肢全身。

（2）风热型

症状：风团色红，自觉灼热瘙痒，遇热加重，遇冷减轻；多伴有恶心、心烦、口渴、咽部肿痛。舌质红，苔薄黄，脉浮数。

辨证：风热袭表，郁于肌肤。

治法：清热疏风，辛凉透表。

处方：消风散加减。

当归 6g	生地黄 6g	防风 6g	白术 6g
蝉蜕 6g	知母 6g	苦参 6g	胡麻仁 6g
荆芥 6g	苍术 6g	牛蒡子 6g	石膏 6g
木通 3g	甘草 3g		

加减：若伴咳嗽痰黄者，加桑白皮、苦杏仁；大便干结，加冬瓜仁；心烦者，加生山栀；咽痛者，加板蓝根、山豆根。

分析：此型多见于夏秋季，乃风热之邪侵袭人体，浸淫血脉，内不得疏泄，外不得透达，郁于肌肤腠理之间所致，故见皮肤瘙痒不绝、疹出色红。治宜清热疏风，辛凉透表。痒自风而来，止痒必先疏风，故以荆芥、防风、牛蒡子、蝉蜕、苍术之辛散透达，疏风散邪之功，使风去则痒止。配伍苦参、木通、石膏、知母清热泻火，是为治热邪而用。然风热内郁，易耗伤阴血，故以当归、生地黄、胡麻仁养血活血，并寓"治风先治血，血行风自灭"之意。甘草清热解毒，和中调药。

（3）气血两虚型

症状：风团色白或淡红，遇冷风冷水加剧，伴见素体虚弱、乏力、面色苍白、少气懒言，舌淡苔白脉缓。

辨证：气血两虚，卫表不固，风邪侵袭。

治法：益气固表，养血祛风。

处方：
黄芪 30g	防风 9g	白术 15g	白芍 12g
何首乌 15g	当归 6g	蒺藜 12g	蝉蜕 6g
桂枝 6g	甘草 3g	地肤子 15g（布包）	

加减：慢性瘾疹，久病伤正，加党参以增益气健脾扶正之功；风团频发，瘙痒明显，加僵蚕、乌梢蛇、全蝎以活血化瘀，祛风搜剔，进一步疏泄郁于肌肤之风邪；皮损鲜红，加生地黄、牡丹皮以凉血清热；风团夜间为甚，寐差则加牡蛎重镇安神，养阴固本。

分析：气血两虚，卫表不固，风邪侵于肌表，故遍身风团瘙痒不止；卫外不固故遇风寒则加剧。方中重用黄芪益气固表，旨在扶正，防风走表祛风，二者相畏相使，黄芪得防风固表而不稽邪，防风得黄芪祛风而不伤正。配伍白术益气健脾固中，具有益气固表健脾功效。诸邪犯病，风邪首当其冲，故在基本方中，加入蝉蜕、蒺藜、地肤子祛风；加桂枝开腠理，辛温疏风散邪，透疹止痒；同时加用当归、白芍、何首乌养血活血通络和营，取"治风先治血，血行风自灭"之意。合方可益气固表，养血祛风。

（4）心经郁热型

症状：风团色鲜红，夜间尤甚，伴见心烦不寐、小便黄、手足心热、舌尖红，苔薄白，脉数。

辨证：心经郁热，血热生风。

治法：凉血清热，消风解毒，安神止痒。

处方：
生地黄 15g	当归 9g	赤芍 15g	蛇床子（布包）15g
紫草 18g	荆芥 6g	防风 6g	蝉蜕 5g
蒺藜 12g	车前草 15g	甘草 3g	

加减：瘙痒明显者，加苦参、蜂房以增疏风止痒之功；大便干结，加胡麻仁润肠通便止痒；皮肤瘙痒，夜寐不安，加首乌藤、远志养心安神除烦；自觉灼热，抚之肤温升高，加知母、石膏意在清热泻火除烦。

分析：此型系内有血热，外有风邪，两者相搏，蕴郁于肌肤所致。故方中以生地黄、当归、赤芍、紫草活血化瘀，凉血解毒；荆芥、防风、蒺藜、蛇床子、蝉蜕祛风止痒，则宗"治风先治血，血行风自灭"之说；车前草清热利水；甘草则调和诸药。上述诸药组方共成凉血清热，祛风解毒，安神止痒之功。

（5）冲任不调型

症状：风团色暗，时轻时重，多在月经前数天出现，随月经干净而缓解，风团出现与月经周期有关。可伴有经期腹痛，月经不调，面色晦暗。舌色暗或有瘀斑，脉细涩。

辨证：冲任不调。

治法：调摄冲任，养血祛风。

处方：
当归 10g	川芎 8g	芍药 12g	熟地黄 12g
仙茅 10g	淫羊藿 15g	巴戟天 12g	黄柏 12g
知母 12g	防风 10g	蒺藜 12g	

加减：若伴有失眠、多梦、健忘，加酸枣仁、龙骨、首乌藤；经来腹痛者，加三七、鸡血藤；月经不调量少色淡者，加桑寄生、阿胶。

分析：此型多因胎产、经期失血，冲任不调，失于调理；或情志不畅，肝郁化火，灼伤阴血，致使肝肾不足，肌肤失养，生风生燥。治宜调摄冲任，养血祛风。淫羊藿、仙茅、巴戟天、当归调摄冲任，培补肝肾；盐知母、盐黄柏、熟地黄、白芍益肝肾之阴而抑制上药之燥性；川芎活血行气开郁；防风、蝉蜕、白蒺藜祛在表之风邪以止痒。

2.外治

（1）取荆芥穗面，由患者自己撒在患处，然后用手掌来回反复揉搽，至有热感为止。轻者每月 1~2 次，重者 2~4 次。

（2）蝉蜕、白矾、地肤子各适量，煎汤熏洗。

（四）典型案例

吴某，男，32 岁，2008 年 9 月 12 日初诊。

主诉：患者 10 余年来不断见四肢、躯干皮肤瘙痒，时起时落，搔抓后即起成片风团或隆起呈条索状。每早晚发诊较重，无一定部位，遇冷风加重，得热减轻；发作时风团此起彼伏，冬重夏轻。曾服中药、抗过敏药并用针灸、钙剂等治疗，疗效不佳。面色苍白，夜寐一般，饮食自调，口干，大便时溏，小便清长。检查见四肢躯干散在指盖或铜币大不等的淡红色风团。舌质淡红，边有齿痕，苔薄白，脉浮弦。

中医诊断：瘾疹。

西医诊断：慢性荨麻疹。

辨证：卫表不固，风邪外袭。

治法：益气固表，养血祛风。

处方：黄芪 30g　　　防风 9g　　　白术 15g　　　党参 18g
　　　白芍 12g　　　当归 6g　　　蒺藜 12g　　　蝉蜕 6g
　　　生地黄 15g　　何首乌 15g　　牡丹皮 9g　　　地肤子（布包）15g
　　　僵蚕 6g　　　乌梢蛇 5g　　　全蝎 3g　　　牡蛎（先煎）30g
　　　桂枝 6g　　　甘草 3g

7 剂清水煎服，每日 1 剂，每剂分 2 次，早晚饭后半小时至一小时送服 1 次。

二诊：服 7 剂后，皮疹明显减少，仅早上外出后出现少数皮疹，晚上已基本不发，且瘙痒大减，见凉仍痒，但已减轻，口干尚可，夜寐，饮食、二便自调，舌红苔薄，脉弦。效不更方，宜守前法上方，僵蚕改用 4.5g，乌梢蛇改用 3g，全蝎改用 2g，追服 7 剂，服法同上。

三诊：患者继服上方 7 剂后复诊，皮疹完全不发，瘙痒进一步大减，遇冷风，遇水痒感不甚，其他一切正常。后又重服 5 剂，临床已痊愈。随访半年，今年冬季严寒亦未见复发。

案例点评：患者慢性起病，全身风团瘙痒，遇冷加重，得热减轻。证属卫表不固，风邪外袭。法当益气固表，养血祛风。由于患者久病耗血伤气，营阴耗损失养，故酌加党参、生地黄、牡蛎以益气养阴，安神固本；并用僵蚕、乌梢蛇、全蝎活血化瘀，祛风搜剔，进一步疏泄郁于肌肤之风邪。

一诊治疗后，瘙痒大减，但见凉仍痒，口干仍在，舌红苔薄，脉弦，故二诊中宜守前法，但瘙痒大减遂减僵蚕、乌梢蛇、全蝎之量，以免伤正。三诊患者皮疹完全不发，瘙痒进一步大减，且遇冷风、遇水痒感不甚，其他一切正常，效不更方故继服上方以固卫表而愈。

（五）临证经验

中医对荨麻疹的诊治过程中，应掌握如下论述的5个要点，方可做到章法分明，切中病机，使皮疹得愈。

1. 瘾疹与风邪有关

风邪或从外感，或有内生。外感者，多为卫外不固，风寒、风热之邪侵袭肌表；内生者或因阴虚血燥，虚风内动，或因肠胃湿热，郁久化热生风。治疗上应从风、湿、瘀、虚入手。风寒者，治宜祛风散寒；风热者，治宜祛风清热；湿热之邪阻滞肠胃者，治宜清热除湿，祛风止痒；湿热久羁，化燥入血者，治宜养血祛风，化湿止痒；病久风邪入络，瘀滞不通者，治宜养血活血，祛风通络；阴血亏虚，化燥生风者，治宜滋阴养血，祛风止痒；阳气不足，温煦失职，卫外失固者，治宜益气助阳，祛风固表。

2. 瘾疹与脏腑功能

瘾疹病虽在肌表，但多与脏腑病变有关，急性瘾疹治在肺，肺主一身之表，是抗御外邪的屏障，风邪夹寒或夹热束肺，壅滞于体表经脉之间，则发生瘾疹；胃肠型瘾疹治在肝脾，肝气郁滞，失于疏泄，肝气乘犯脾土，内生湿热，郁于腠理，则发生瘾疹；慢性瘾疹治在肾，肾阳是人体阳气之本，脾依赖肾阳温煦而运化水谷，肾阳虚弱则水谷不能化生精微，营卫不足而发生瘾疹；肾阴不足时，精血的供养亦受损。

3. 慢性瘾疹从湿和虚论治

慢性瘾疹之所以反复发作，风邪之所以缠绵难去，关键在于有"湿""虚"的存在。湿性黏滞，风与湿合，则风邪难去；虚则正不胜邪，风邪稽留。没有"湿"，则"风"无所依附，没有"虚"，则"风"可被正气及时祛除。慢性瘾疹虚实夹杂，先实后虚，以虚为主。"虚"可以表现为卫气虚、血虚、卫阳虚，这些"虚"的存在，是机体正气不足的表现，也是风邪留恋的根源。风邪致病先伤卫气，渐入营血，最终常阻滞经络，血脉不通则风邪难祛，故早期邪在表易疏易散，但后期则宜活血通络，治风治血。

4. 寻找过敏原

避免过敏原接触，去除病因，是防止荨麻疹反复发作的根本方法。但是很多患者不能明确过敏原，或虽然查到了过敏原，注意避免，但病情仍然反复发生，这与患者的自身因素即超敏体质有关。通过中医学辨证论治，去除外邪，调理气血及脏腑功能，可以改善患者机体的超敏状态，从而缓解症状，减少复发。

5. 注重标本缓急

皮肤病虽属肌表疾病，但究其病机多是脏腑病变的外在表现，故以"治外必本诸内"为原则，治疗上多着眼于本。急则治其标，是权宜之计。若标证较急，不及时治疗，可使病情加重，此时应先治其标病，常用清热疏风止痒法。缓则治其本，是根本之图，适用于病势较缓，病程较长的慢性瘾疹，治疗针对疾病的本质，才能解决根本问题。标本兼顾，旨在扶正祛邪，适用于正气不足，复感外邪，病情较轻者。在标本俱急的情况下可根据临床具体情况有所侧重。

（六）零金碎玉

闽山昙石中医皮科流派治疗荨麻疹，充分发挥中医中药祛风止痒、固表除湿兼调脏腑气血的优势，既有效控制病情的发展，又能改善机体超敏状态。以下介绍治疗本病时使用对药的临床经验及特点。

1. 黄芪、防风

（1）单味功用：黄芪，味甘，性微温，归脾、肺经，能补气固表，托毒排脓，利尿，生肌。防风，其味辛、甘，性微温，归膀胱、肺、脾、肝经，能祛风解表，胜湿止痛，止痉。

（2）伍用经验：黄芪益气固表，防风走表祛风。二药伍用，相畏相使。在治疗荨麻疹卫表不固，风邪外袭证型中，黄芪得防风固表而不稽邪，防风得黄芪祛风而不伤正。

2. 首乌藤、远志

（1）单味功用：首乌藤，味甘、微苦，性平，归心、肝经，能养心安神，祛风，通络。远志性味苦、辛、温，归心、肾、肺经，能安神益智，祛痰，消肿。

（2）伍用经验：首乌藤、远志均能养心安神，且首乌藤还可祛风，二药伍用相得益彰，用于心经郁热，血热生风证型中，共奏安神止痒之功。

3. 紫草、赤芍

（1）单味功用：紫草，味甘、咸，性寒，归心、肝经，既能凉血、活血，又能解毒透疹。赤芍，味苦，性微寒，入肝经，有清热凉血、活血祛瘀的功效。

（2）伍用经验：紫草既能凉血、活血，又能解毒透疹；赤芍有清热凉血、活血祛瘀的功效。二药伍用则宗"治风先治血，血行风自灭"之说，用于血热生风证中起凉血息风之功。

第三节　湿疹

（一）疾病认识

湿疹是由各种内外因素引起的与变态反应有关的浅层真皮及表皮的炎症病变。因皮损总有湿烂、渗液、结痂而得名，男女老幼皆可罹患。本病以多形性皮损、对称分布、有渗出倾向、自觉瘙痒、反复发作、易成慢性为临床特征。

中医依据其皮损特点、发病部位而有不同名称，若泛发全身浸淫遍体者，称"浸淫疮"；以身起红粟，瘙痒出血为主者，称"血风疮"或"粟疮"；发于耳郭者，称"旋耳疮"；发于乳头者，称"乳头风"；发于脐部者，称"脐疮"；发于阴囊者，称"肾囊风"或"绣球风"。根据病程，临床可分为急性、亚急性、慢性等三种类型。

西医认为湿疹发病因素复杂，内因可能与患者肠道寄生虫、代谢功能或内分泌功能失调、神经精神因素、过敏体质等有关，外因可能为接触化学、粉尘、花粉、染料等因素。

中医以其禀赋不耐，外受风、湿、热邪为主要病因。闽山昙石中医皮科流派认为湿疹常在禀赋不耐的基础上，因饮食不节，过食辛辣鱼腥动风之品或嗜酒，伤及脾胃，脾失健运，致湿热内生，复外感风湿热邪，内外合邪，两相搏结，浸淫肌肤；或因素体虚弱，脾为湿困，肌肤失养；或因湿热蕴久，耗伤阴血，日久益甚，虚热内生，致阴虚血燥，肌肤甲错而成。急性以湿热为主；亚急性者多与脾虚湿恋有关；慢性者则多病久耗伤阴血，血虚风燥，乃致肌肤甲错。发于小腿者则常由经脉弛缓，青筋暴露，气血运行不畅，湿热蕴阻，肤失所养导致。

（二）辨证思路

本病多因禀性不耐，饮食失节，脾胃受损，失其健运，湿热内生，又兼感外邪，风湿热之邪客于肌肤，内外两邪相搏而成。也可由心绪烦扰，心火内生，湿与热互结，外走肌肤而致。

治疗本病，首当抓住风、湿、热3个病机要点，同时注重调理脾胃，扶正祛邪，控制瘙痒。

（三）治疗方案

1.内治

（1）湿热蕴肤型

症状： 发病快，病程短，皮损潮红，有丘疱疹，灼热瘙痒无休，抓破渗液流汁；伴心烦口渴，身热不扬，大便干，小便短赤；舌红，苔薄白或黄，脉滑或数。

辨证： 湿热内结，蕴滞肌肤。

治法： 清热利湿止痒。

处方： 龙胆泻肝汤合萆薢渗湿汤加减。常用龙胆草、黄芩、萆薢、生薏苡仁、茵陈、白鲜皮、六一散等。

加减： 水疱多，破后流滋多者，加土茯苓、鱼腥草；热盛者，加黄连解毒汤；瘙痒重者，加紫荆皮、地肤子。

分析： 本证多见于急性湿疮或慢性湿疮急性发作期。方中龙胆草善泻肝胆之实火，并能清下焦之湿热为君。黄芩、栀子、柴胡苦寒泻火，车前子、木通、泽泻清利湿热，使湿热从小便而解，均为臣药。肝为藏血之脏，肝经有热则易伤阴血，故佐以生地黄、当归养血益阴；萆薢、滑石、泽泻、通草清利湿热于下；薏苡仁、赤茯苓健脾渗湿于中；黄柏清热燥湿，解气分之热毒；牡丹皮凉血散瘀，泻血分之伏火。甘草调和诸药为使。两方相合，具清热利湿、凉血解毒之功效。

附： 闽山昙石萧氏予自拟解毒渗湿汤加减：防风6g，苦参12g，白鲜皮9g，地肤子（布包）15g，蒺藜12g，蝉蜕6g，金银花12g，黄芩9g，苍术9g，黄柏9g，龙胆草12g，生薏苡仁30g，萆薢12g，车前草15g，六一散12g。

加减： 大便秘结，加酒大黄，通腑泻火，散瘀通络；夜寐欠安，加首乌藤宁心安神止痒；皮损肥厚，干燥脱屑，加白芍、生地黄、当归、赤芍，既能滋阴养血，清热凉血，润燥祛风以止痒，又防过用苦寒而伤阴；亦可加丹参、鸡血藤养血活血止痒，乃"血行风自灭"。

分析： 闽山昙石萧氏认为此证之病因系内蕴湿热，复感邪毒所致。故方中以苦参泄血中之热，燥湿解毒，祛风止痒；与黄芩、黄柏合用能加强清热燥湿，泻火解毒之功；防风祛风除湿；蒺藜、蝉蜕祛风止痒；地肤子、白鲜皮燥湿利湿止痒，善除皮肤湿疹、疱疹、疮毒；龙胆草、薏苡仁清热解毒祛湿；黄芩、栀子、金银花清热解毒，凉血通瘀，燥湿除烦；车前草、六一散清热利湿消肿；黄柏、萆薢清热利湿。若皮疹糜烂渗液较多时就得加重银花、黄柏、苍术、萆薢的用量。合方具有清热解毒利湿、祛风通络止痒之功。

（2）脾虚湿蕴型

症状：发病较缓，皮损潮红，有丘疹，瘙痒，抓后糜烂渗出，可见鳞屑；伴纳少，腹胀便溏，易疲乏；舌淡胖，苔白腻，脉濡缓。

辨证：脾虚失运，湿邪内生。

治法：健脾利湿止痒。

处方：参苓白术散加减。常用苍术，白术，茯苓，薏苡仁，陈皮，白鲜皮，泽泻，大腹皮，白花蛇舌草，炒麦芽，紫荆皮，六一散等。

加减：胸闷腹胀者，加豆蔻厚朴；倦怠乏力者，加党参，黄芪。

分析：本方证是由脾虚湿盛所致。脾胃虚弱，纳运乏力，故饮食不化；水谷不化，清浊不分，故见肠鸣泄泻；湿滞中焦，气机被阻，而见胸脘痞闷；脾失健运，则气血生化不足；肢体肌肤失于濡养，故四肢无力、形体消瘦、面色萎黄；舌淡，苔白腻，脉虚缓皆为脾虚湿盛之象。

方中人参、白术、茯苓益气健脾渗湿为君。配伍山药、莲子肉助君药以健脾益气，兼能止泻；并用白扁豆、薏苡仁助白术、茯苓健脾渗湿，均为臣药。更用砂仁醒脾和胃，行气化滞，是为佐药。桔梗宣肺利气，通调水道，又能载药上行，培土生金；炒甘草健脾和中，调和诸药，共为佐使。综观全方，补中气，渗湿浊，行气滞，使脾气健运，湿邪得去，则诸症自除。

附：闽山昙石萧氏自拟祛风健脾除湿汤加减：厚朴6g，薏苡仁30g，枳壳6g，鸡内金15g，瓜蒌15g，防风6g，蝉蜕6g，地肤子（布包）15g，白鲜皮9g，生地15g，牡丹皮6g，赤芍15g，紫草9g

加减：皮损色红，滋流黄水，重用生地黄、牡丹皮，加金银花、黄芩、紫草，以抗炎清热，凉血解毒；夜寐不安，加首乌藤，宁心安神止痒；喜伏睡、磨牙，去赤芍，加白芍、地龙，养血柔肝兼清肝热；便秘不通，加瓜蒌润肠通便。

分析：此证乃饮食辛辣荤腥膏粱厚味之品，损伤脾胃，或因先天不足，胃强脾弱，运化失职，湿浊凝聚肌肤，复感风热、邪毒，两者相搏所致。故方中以防风、蝉蜕、地肤子、白鲜皮祛风胜湿止痒；生地黄、牡丹皮、紫草凉血活血解毒；赤芍、草薢、薏苡仁健脾渗湿利水；车前草清热利水祛湿；胃肠积滞，湿热内蕴，则以厚朴、枳壳理气和中导滞；鸡内金消食健胃化积，可使滞热得去，湿热得解。诸药合用，共奏疏风止痒，凉血解毒，健脾燥湿之功。

（3）血虚风燥型

症状：病程久，反复发作，皮损色暗或色素沉着，或皮损粗糙肥厚，剧痒难忍，遇热或肥皂水洗后瘙痒加重；伴有口干不欲饮，纳差，腹胀；舌淡，苔白，脉弦细。

辨证：血虚风燥，虚实夹杂。

治法：养血润肤，祛风止痒。

处方：当归饮子或四物消风饮加减。常用当归、生地黄、丹参、鸡血藤、荆芥、防风、乌梢蛇、徐长卿等。

加减：瘙痒不能入眠者，加珍珠母（先煎）、首乌藤、酸枣仁。

分析：本证多见于老年患者或病程日久者。发病日久，或年老体虚，阴血耗伤，日久益甚而成。本证以血虚为本，风燥为标。

方中之当归、川芎、白芍、生地黄为四物汤组成，滋阴养血以治营血不足，同时取其"治风先治血，血行风自灭"之义；何首乌滋补肝肾，益精血；防风、荆芥穗疏风止痒；白鲜皮、白蒺藜平肝疏风止痒；黄芪益气实卫固表；甘草益气和中，调和诸药。诸药合用，共奏养血润燥，祛风止痒之功。全方配伍严谨，益气固表而不留邪，疏散风邪而不伤正，有补有散，标本兼顾。

附：闽山县石萧氏自拟养血祛风止痒汤加减：生地黄15g，熟地黄15g，白芍15g，赤芍15g，白鲜皮12g，蒺藜12g，苦参15g，丹参12g，益母草12g，鸡血藤12g。

加减：瘙痒明显，加全蝎，善能走窜，消肿散结，止痛止痒，功能最捷，并忍冬藤清热解毒，祛风通络；纳差，乏味，则加陈皮、茯苓理气健脾，燥湿调中；鸡内金消食健胃化积；大便秘结，加酒大黄攻下通便，同时具有活血通瘀，解毒泄热之效，有釜底抽薪之妙；寐差，加首乌藤养血安神止痒。

分析：此型系病久耗伤营血，化燥生风，肤失濡养而致。故方中以生地黄、熟地黄、赤芍、白芍滋阴养血，清热凉血，润燥祛风以止痒；丹参、益母草、鸡血藤养血活血止痒，使粗糙肥厚之皮损，得以润薄软柔，并共奏"治风先治血，血行风自灭"之效；苦参泻血中之热，燥湿止痒；白鲜皮苦寒燥湿，清热止痒；合方共奏养血润燥，祛风止痒之功。

2. 外治

（1）急性湿疹

常以水煎作外洗、湿敷、浸泡的方药有如下8种。①三子汤，蛇床子、地肤子、苍耳子、枯矾、黄柏、防风、荆芥、金银花各9g。②苦参30g，苍术、黄柏、白鲜皮各15g。③狼毒、五倍子、蛇床子各30g，苦参12g，加水煎取浓汁，再加入白矾、雄黄各15g，和浓汁洗。④渗水严重者，用生甘草煎水，或野菊花煎水，或生地榆煎水，做冷湿敷。⑤糜烂渗出黄水，用青黛散或青蛤散调麻油或茶油搽患处。⑥糜烂严重、渗液多者，用黄柏煎水作冷敷，不宜热水烫洗。⑦仅有丘疹小疮，而不糜烂者，用祛湿散干扑。⑧湿疹面积较大严重，流水不止者，用乌蛇骨焙为黄色，去硬壳碾为细末，撒于患部即可。

湿疹发病后，在急性期，要避免局部任何刺激，如搔抓摩擦，热水烫，涂肥皂以及内服、外涂刺激性药物等。饮食上宜少食辛辣及荤腥食物。发作期间不宜作预防接种。

（2）慢性湿疹

可用如下方药。①祛湿膏即祛湿散，用麻油调匀，用时以棉签蘸药，涂布患处，每日1~2次。②湿疹方外涂。⑧白鲜皮酊每日搽3~4次。

（3）闽山昙石萧氏特色外用制剂

①疯油膏

组成：轻粉4.5g，广丹3g，辰砂3g，松香6g，麻油120g，黄蜡30g。

功用：润燥杀虫止痒。

适应证：鹅掌风、牛皮癣、慢性湿疮、皮肤皲裂、干燥作痒等症。

用法：将药膏薄薄涂抹患处皮肤上，轻轻地揉擦5分钟或有条件者加上电吹风热烘10分钟。这样更能使药膏深透肤内，即达效果，每日1~2次。

②复方紫草油

组成：紫草45g，当归18g，白芷15g，僵蚕3g。

功用：消炎退肿，清热解毒，止痒燥湿。

适应证：婴儿湿疹、烫伤及中耳炎等症。

用法：用时将药油涂抹患处皮肤上，若用于中耳炎则将药油滴入耳内。

（四）典型案例

付某，女，38岁，2003年5月15日初诊。

现病史：患者于1个月前四肢皮肤潮红，渐次出现小片集簇红色丘疹，发痒，遂起水疱，搔抓后形成糜烂渗水。经市某医院诊断为急性湿疹，采用多种方法治疗，效果不明显。范围越见扩大，波及全身，夜间瘙痒增剧，影响睡眠；口干、口臭，纳食欠佳，大便不畅，小便赤少。遂来我院门诊。检查示体温37.6°，颜面胸腹、背及四肢可见成片针尖至米粒大的红色斑疹、丘疹及水疱，出现糜烂、渗水，湿水淋漓，浸淫成片，搔痕结痂，部分呈暗褪色，瘙痒无度，舌质红，苔薄而腻，脉弦滑。

中医诊断：浸淫疮。

西医诊断：泛发性湿疹。

辨证：蕴湿化热证。

治法：祛风清热，解毒利湿。

处方：自拟解毒渗湿汤加减。

防风 6g	苦参 12g	金银花 12g	黄芩 9g
白鲜皮 9g	蒺藜 12g	蝉蜕 6g	地肤子（布包）15g
苍术 9g	龙胆草 12g	薏苡仁 30g	车前草 15g
酒大黄 6g	六一散 12g	首乌藤 18g	黄柏 9g
萆薢 12g	赤芍 15g		

7剂。清水煎服，每日1剂。每剂分两次，早晚饭后1小时左右各送服1次。

外用：先用清解燥湿止痒洗方（龙胆草45g，地榆45g，艾叶15g，苦参30g，防风12g，刘寄奴30g，蒜秸5根），水煎后温洗患处，每日1次，每次30分钟，每剂药可洗两天，然后用冰黛三黄散，在有渗水部位用粉末薄薄地干撒，没有渗水的患处用粉末调茶油（或其他植物油）薄涂。每日早晚换药各1次。

二诊：上方服7剂后，瘙痒均减，湿水减少，口干尚可，睡眠安宁，饮食略增，大便通畅，小便淡黄，舌质红，苔薄黄微腻，脉弦。守前法，继上方加减。照前方去酒大黄、六一散，加当归6g、生地黄12g，续服7剂，服法同上，外用药照旧。

三诊：前方7剂服完后，患者再服7剂后来院门诊诊治。服前14剂后，湿疹皮损已基本消失，皮肤干燥脱屑，偶有微痒，唯体力较弱，动作无力而微汗，舌红，苔薄，脉弦。此时治之，仍守前法，去苦寒之药加扶正养阴之品以善其后。前方去金银花、龙胆草、苦参、黄芩、黄柏，加党参9g、黄芪9g、丹参9g、白芍15g、鸡血藤6g、石斛15g，7剂水煎服，服法用上。外用药改用冰黄肤乐软膏与多磺酸粘多糖乳膏交叉涂擦，早晚各1次。患者共服涂药35剂后，临床治愈。

案例点评：本病案系内蕴湿热，复感邪毒所致。故方中以苦参泄血中之热，燥湿解毒，祛风止痒；与黄芩、黄柏合用能加强清热燥湿，泻火解毒之功；防风祛风除湿；蝉蜕祛风止痒；地肤子、白鲜皮清热火，利湿止痒，善除皮肤湿疹、疱疹、疮毒；蒺藜、苍术祛风化湿；龙胆草、薏苡仁清热解毒祛湿；黄芩、栀子、金银花清热解毒，凉血通瘀，燥湿除烦；车前草、六一散清热利湿消肿；黄柏、萆薢清热利湿，若皮疹糜烂渗液较多时就得加重金银花、黄柏、苍术、萆薢的用量；白芍、生地黄、当归、赤芍滋阴养血，清热凉血，润燥祛风以止痒，又有行血灭风之功，可防过用苦寒而伤阴；首乌藤养心安神；丹参、鸡血藤养血活血止痒；党参健脾补血生津，黄芪益气托毒，两者合用，有扶正固本之功。

从整个方解中可以看出本病治则虽以祛风清热、解毒利湿为主，但在临证时，还要根据用药过程病情的变化进行调整，做到方证一致，才能收到满意疗效。

（五）临证经验

闽山昙石中医皮科流派认为中医临床上对于湿疮的治疗应该抓住风、湿、热三个病机要点，同时注重调理脾胃，扶正祛邪，控制瘙痒。

1. 辨明风、湿、热

湿疮的发生和风、湿、热邪侵袭密切相关，在疾病的发展过程中，每个阶段风、湿、热邪的轻重不同，治疗方法各异。从临床特点来看，风邪重者，皮损善行易变，发展迅速，丘疹常见，渗出较少，皮损多泛发，容易发生在上部；湿邪重者，皮损位置相对固定，缠绵难愈，渗出较多，易发生在下部；热邪重者，皮损色鲜红，斑疹、斑片常见；湿热入血者，皮疹以鲜红色丘疹为多，抓痕累累。风邪重者，治宜祛风除湿；湿邪重者，宜健脾除湿，或者清热除湿；热邪重者，宜清热凉血，祛风除湿。

2. 分清湿重于热，热重于湿

湿邪贯穿湿疹发病始终，重视祛湿在湿疹治疗中具有重要意义。湿邪往往和热邪混杂为病，分清湿、热孰轻孰重直接关系到临床疗效。从临床特点来看，湿重于热者，皮损往往肥厚，色泽暗红或晦暗、渗出较多；热重于湿者，皮损色泽鲜红，水肿较重，容易继发感染。对于热重于湿者，常用龙胆草、车前草、黄柏、茵陈蒿、土茯苓等药物清利湿热；对于湿重于热者，常用茯苓皮、冬瓜皮、陈皮、白扁豆、萆薢等药物健脾利湿。

3. 顾护脾胃

脾主运化，胃主受纳，湿邪的产生往往和脾胃功能异常有密切关系。湿疹的发生多由于湿蕴于内，外受风、湿、热邪侵袭而发病。单纯风、湿、热邪侵袭，而无内湿者，病情容易控制；兼有内湿者，缠绵难愈。所以在湿疹治疗过程中，不仅要除湿，更需要顾护脾胃，防止内湿的产生；同时湿疹治疗周期长，患者长期服用药物，容易造成脾胃功能异常，特别是清热除湿的苦寒药物。在治疗过程中可以加入生白术、生稻叶、荷叶、大豆黄卷等药物，健脾而不妨碍清热。

4. 重视止痒

瘙痒是湿疹患者最痛苦的症状，及时控制瘙痒是控制病情发展的关键。常用的止痒方法有如下7种。

（1）除湿止痒法：常用药物有白鲜皮、地肤子、苦参等。

（2）祛风止痒法：常用药物有荆芥、防风、苍耳子、白蒺藜等。

（3）搜风止痒法：常用药物有全蝎、蜂房、僵蚕、乌梢蛇等。

（4）养血润燥止痒法：常用药物有鸡血藤、首乌藤、秦艽等。

（5）息风止痒法：常用药物有川牛膝、天麻、钩藤、羚羊角（代）等。

（6）重镇安神止痒法：常用药物有珍珠母、生龙骨、生牡蛎等。

（7）杀虫止痒法：常用药物有百部、蛇床子、艾叶等。

5. 慢性湿疮治疗应守和变

慢性湿疮是一种反复发作的皮肤疾病，治疗周期长，故在长期的治疗过程中存在着治疗方法守和变的问题。守则抓住主要病机，基本治疗方法贯彻始终，从本论治；变则根据病情变化，急则治其标，从标论治。守则要坚持，是建立在对疾病本质的深刻认识上，建立在丰富的临床经验基础上，建立在和患者的互信上，我们在临床上常常看到一些老中医坚持一方到底，坚持数月或更长时间治愈某些疾病，这是年轻医生所欠缺的。变则要灵活，通过对患者进行全面了解，在治疗中逐渐认识到疾病的根本病机，及时调整治疗方法，以求更好的疗效。守和变在临床上辨证统一，既不能墨守成规，也不能慌张变法。

6. 湿疮治疗过程中使用动物药

在湿疮的治疗过程中，很多情况下会用到动物药，如全蝎、僵蚕、蜂房、乌梢蛇、白花蛇舌草、蝉蜕等，有祛风止痒、解毒通络的作用，其功效比植物药作用强。但是由于湿疮是一种变态反应性疾病，动物蛋白常常是过敏原之一，所以在湿疮急性发作时，应尽量避免使用，防止病情加重。慢性湿疮可根据具体情况选用。

（六）零金碎玉

1. 白鲜皮、刺蒺藜

（1）单味功用：白鲜皮味苦，性寒，归脾、胃、膀胱经。可清热燥湿，祛风解毒。刺蒺藜味辛、苦，性微温，有小毒。归肝经。可平肝解郁，活血祛风，明目，止痒。

（2）伍用经验：两者均为祛风止痒之品，刺蒺藜辛散苦泄，轻扬疏散，既能宣散外束风热、祛风明目止痒，又能平肝息内风、疏肝行气解郁；白鲜皮苦寒，既能清热解毒，又擅祛风除湿。二者相合，相辅相成，散风清热，除湿止痒。

2. 薏苡仁、茯苓

（1）单味功用：薏苡仁味甘、淡，性凉，归脾、胃、肺经，宜炒用。功效为利水渗湿、健脾止泻、除痹、排脓、解毒散结。茯苓味甘、淡，性平，归心、肺、脾、肾经。功效为利水渗湿、健脾宁心。

（2）伍用经验：二者均归脾经，都能健脾利水渗湿，对于脾虚湿盛之证，常相须应用。但薏苡仁性凉能除痹、排脓、解毒散结，可治湿痹拘挛、肺痈、肠痈、赘疣、癌肿。而茯苓性平和缓，为利水渗湿之要药，其利水渗湿、健脾之力较薏苡仁为强，治寒热虚实之水，均可配伍使用。因茯苓有利水健脾之功，常用治痰饮病眩晕、心悸、咳嗽等，为痰饮病之要药；又有宁心作用，常用治心悸怔忡、失眠多梦等。

第四节　结节性痒疹

（一）疾病认识

结节性痒疹又称结节性苔藓，是一种慢性炎症性瘙痒性（即神经功能障碍性）皮肤病。其皮损特点为初起淡红色风团样丘疹，迅速变为半球性结节，黄豆至蚕豆大小，高出皮肤，顶端角化明显，成疣状外观，表面粗糙，角质肥厚，呈红褐色或灰褐色，散在孤立，触之有坚实感。周围的皮肤有色素沉着或增厚，呈苔藓样改变，由于剧烈搔抓，发生表皮剥脱、出血及血痂。多见于成年人，尤以中年妇女为多。皮疹数目可由几个逐渐增多至十几个，慢性，往往经年累月不愈，甚至久达 1~20 年。

本病于中医属"马疥""痒风""顽湿积聚"范畴，好发于四肢，尤以小腿伸侧最常见，表现为淡红色或褐色，黄豆大小，坚实结节，表面粗糙，高低不平，根硬结而剧痒，顽固难消。其病因病机多为体内蕴湿，兼感外邪风毒，结聚肌肤；或昆虫叮咬，毒汁内侵，湿邪风毒凝聚，经络阻隔，气血凝滞，形成结节；或妇女由于忧思郁怒，七情所伤，冲任不调，营血不足，脉络瘀阻，肌肤失养所致。

西医认为本病与变态反应有关，多见于蚊虫、臭虫等虫类叮咬之后发病，也可能与胃肠功能紊乱及内分泌障碍有关。

闽山昙石中医皮科流派认为本病乃体内湿蕴，兼外邪风毒结聚肌肤，阻于经络肌表所致，故见皮肤出现坚实状结节，皮疹呈红褐色或灰褐色，角质肥厚，触之有坚实感；风邪甚者，"风盛则痒"，故瘙痒明显，粗糙脱屑；湿邪甚者，瘙痒尤剧，渗出明显，大便溏泄不畅，病情缠绵；邪毒壅滞，燥热内生，可见肌肤脱屑明显，大便干结，舌红苔黄，脉数；肝气郁滞或久病不愈，亦气滞血瘀，脉络瘀阻，故肌肤失养，皮损色暗，周围皮肤出现色素沉着或增厚，呈苔藓样改变。

总之，本病初起多由湿热风毒聚结皮肤，日久造成气滞血瘀痰结。

（二）辨证思路

结节性痒疹早期，皮疹初起常表现为淡红色风团样小丘疹，瘙痒明显而脱屑不多，为外感风毒邪气，内与湿邪相搏结，壅聚于肌肤，化热生风而致，其病程较短，治疗以祛风清热、化湿止痒为主，以免病情拖延。若失治误治，迁延至晚期，皮疹日久不愈，呈坚实结节，褐黑色或灰褐色，表皮粗糙，脱屑，奇痒难忍，此为邪气久稽，阻滞经络肌肤，使得气机停滞，血流不畅，瘀阻肌肤所致，治需行气活血化瘀，配合软坚散结，同时需注意养血润燥，滋养肌肤。

结节性痒疹的治疗以止痒消肿为目的，需注重中西结合，内外合治的原则。疾病早期或稳定期，以中药对证论治同时配合外治疗法为主，有助于缩短病程，促进皮疹消退，并且选择膏药外贴，有助于防止搔抓引起的皮损抓破、粗糙肥厚等；若出现皮损范围较大，泛发全身，瘙痒剧烈时，需及时配合西药系统治疗，病情较重时可短期使用糖皮质激素类药物，快速有效控制病情。

（三）治疗方案

1. 内治

（1）风湿热聚型

症状：病程较短，皮疹初起，色淡红或暗红，呈黄豆大小半球形，剧烈瘙痒，脱屑不多，伴有纳呆腹胀，烦躁失眠，小便色黄，大便溏泄不畅。舌质红，苔黄，脉数。

辨证：风湿热聚，生风化火。

治法：祛风化湿，清热止痒。

处方：清风散加减。

防风 15g	白蒺藜 15g	白鲜皮 15g	生地黄 15g
僵蚕 12g	赤芍 12g	土茯苓 20g	茵陈 20g
苦参 10g	荆芥 10g	黄柏 10g	苍术 10g
甘草 6g			

加减：若瘙痒剧者，可加地肤子等止痒；难以入眠者，加龙骨、牡蛎首乌藤、珍珠母等；纳呆腹胀者，加陈皮、厚朴；大便溏泄加山药、白术；若结节难消，可加入莪术、三棱等。

分析：此型多见于发病早期，体内湿蕴，兼外邪风毒结聚肌肤，阻于经络肌表而成，皮肤可见黄豆大小淡红或暗红色半球形结节；风湿凝于肌表，故剧烈瘙痒，脱屑不多；湿邪内甚，妨碍脾胃可见纳呆腹胀。方中防风、白蒺藜祛风止痒；白鲜皮、茵陈、苦参、黄柏清热燥湿止痒；生地黄、赤芍清热凉血，僵蚕搜风散结，茯苓祛湿解毒，荆芥疏风消疹，苍术祛风燥湿，甘草益气和中，调和诸药。

（2）风毒血瘀型

症状：病程较长，皮疹日久不愈，反复发作，呈坚实结节，褐黑色或灰褐色，表皮粗糙，脱屑，奇痒难忍，口干，夜寐不安，大便干结。舌暗有瘀斑，少苔或薄黄苔，脉细或细数。

辨证：风毒血瘀，阻滞肌肤。

治法：搜风活血，化瘀软坚。

处方：当归饮子加减。

刺蒺藜 20g	丹参 20g	生地黄 20g	僵蚕 12g
桃仁 12g	乌梢蛇 15g	赤芍 15g	首乌藤 15g
合欢皮 15g	当归 10g	红花 5g	甘草 5g

加减：痒甚者，加地肤子；大便干结者，加酒大黄；女性月经不调，加益母草、泽兰；上肢重者，加姜黄；下肢重者，加牛膝；病程日久耗伤阴液，口干者加以玄参；结节坚硬，经久难消加全蝎、鸡血藤等。

分析：此型多见于发病中后期，邪气久稽，阻滞经络肌肤，使得气机停滞，血流不畅，瘀阻肌肤可见褐黑色或灰褐色坚实结节，表皮粗糙；血瘀于经脉，津液疏布不畅，可见皮肤干燥脱屑、口干、大便干结等症。方中之当归、芍药、生地黄为四物汤组成，滋阴养血以治营血不足，同时取其"治风先治血，血行风自灭"之义；刺蒺藜平肝疏风止痒；丹参活血祛瘀，养血安神；僵蚕、乌梢蛇搜风通络，消肿散结；桃仁、红花活血行血，化瘀生新；首乌藤、合欢皮疏肝解郁，宁心安神；甘草益气和中，调和诸药。全方配伍严谨，疏散风邪而不伤正，活血化瘀而又注重补血润燥，有补有散，标本兼顾。

2. 外治

（1）中药外治

①用25%百部酊外搽；用10%明矾水外搽；复方土槿皮酊外搽。

②路路通水洗剂或苍肤水洗剂。

③结节较大、浸润较深，则宜用黑色拔膏棍加温外贴。

④轻症可用雄黄洗剂、止痒药膏，重症可贴百草膏等祛湿鲜毒、软坚散结类外用药。为使药力易于透达，可先用海螵蛸磨去角化肥厚的表层。敷药后再贴

敷曲安奈德新霉素贴膏覆盖，有双重作用。一方面可在局部发挥角质剥脱、软化结节的治疗作用，另一方面硬膏胶布可保护皮肤，避免搔抓，避免瘙痒——搔抓——皮肤抓破粗糙肥厚以后更痒——搔抓的恶性循环，发挥保护性治疗作用。

（2）火针疗法

碘伏消毒患者皮损处，将毫针或多头火针放置酒精灯外焰烧至发红，迅速刺入结节基底部，快进快出，密集针刺，针间距约 2mm，覆盖整个皮损表面，嘱患者 24 小时内不碰水，待痂自然脱落，每周 1 次。

（四）典型案例

刘某，女，45 岁，2016 年 8 月 25 日初诊。

现病史：患者自诉 1 年前于乡下田间劳作时，双侧小腿部位被小飞虫叮咬过，回家后先在双小腿伸侧发现散在分布的淡红色丘疹，孤立存在，瘙痒明显，经搔抓后皮疹增加至十几个，呈黄豆至蚕豆大小表面光滑的坚实结节，而后范围逐渐扩至四肢、躯干，并随病情发展，结节不断增多，反复难愈。后由于长期阵发性剧烈瘙痒，搔抓后结节呈红褐色或灰褐色疣状外观，表面粗糙，角质肥厚，周围皮肤呈苔藓样改变，可见抓痕和血痂。期间曾到外院诊治，诊断为"结节性痒疹"。经口服并肌内注射脱敏药，外用激素类药膏，局部封闭、冷冻、激素等治疗，均未能根治。1 周前病情加重，瘙痒阵发频率较前缩短，频次增多且瘙痒感较甚，遂来本院门诊诊治。辰下见上述皮疹瘙痒剧烈，致夜不能寐，不思饮食，神疲乏力，面色晦暗，性情急躁，小便色黄，大便质干。

检查：双下肢、前臂、胸背均散在黄豆至蚕豆大小的灰褐色坚实结节，高出皮肤，结节四周表面粗糙增厚，部分呈苔藓样变，遍布抓痕、血痂，并见少量细屑。舌质淡红，苔薄白，脉弦涩。

中医诊断：马疥。

西医诊断：结节性痒疹。

辨证：湿毒凝结，气血凝滞。

治法：除湿解毒，疏风化痒，活血通坚。

处方：自拟方七虫三黄汤加减。

全蝎 5g	蜈蚣 3g	乌梢蛇 5g	蜂房 5g
僵蚕 9g	地龙 5g	炮山甲 3g	黄连 6g
黄柏 9g	黄芩 12g	丹参 12g	红花 5g
夏枯草 18g	苦参 15g	白鲜皮 12g	首乌藤 18g
川芎 6g	当归 6g		

14剂清水煎服,每天1剂,每剂分2次,早晚饭后1小时左右各送服1次。并配大黄䗪虫丸每天2次,每次1丸,以汤药送服。外用祖传百草膏(具有祛湿解毒、破瘀消肿、软坚通络之功效)外敷结节处,每天换药2次,早晚各1次。

二诊:患者内服外敷上方14天后,诉瘙痒减轻,仅四肢仍较瘙痒,夜间可睡4~5小时,精神好转,未见有新抓痕,效不更方,守前方继服14剂,服法同上,外用药照旧。

三诊:又半月后,患者自诉瘙痒发作次数减少,时间缩短,有缓解趋势,但未消除,小结节已基本变平,大结节变小,未见抓痕及新生的结节,二便正常,舌红苔白腻,脉弦滑。用药守前法化裁追之,大黄䗪虫丸停服。在上方的基础上删去大半虫类药蜈蚣、全蝎、炮山甲、蜂房、地龙,及苦寒之品黄芩、黄连、黄柏,改为祛风止痒,调和气血为主。

处方:僵蚕6g   乌梢蛇5g   苦参12g   丹参12g
　　　白芍15g   生地黄12g   当归6g   首乌藤18g
　　　夏枯草15g   白鲜皮12g   土茯苓12g   牡丹皮12g
　　　蒺藜12g   赤芍15g   何首乌15g

续服28剂后瘙痒消失,结节全部消除,一切恢复正常而告愈。

案例点评:患者慢性病程,皮疹呈灰褐色疣状外观,表面粗糙,角质肥厚,周围皮肤呈苔藓样改变,瘙痒难忍,为湿毒瘀阻所致,治当以除湿解毒,活血止痒。故方中以全蝎、蜈蚣息风解毒,通络散结;僵蚕祛风止痒,解毒散结;蒺藜疏肝祛风止痒;蜂房祛风攻毒杀虫,乌梢蛇祛风攻毒通络,二药配用增强祛风通络、攻毒杀虫之力;黄芩、黄连、黄柏"三黄"并用,清热燥湿,泻火解毒;炮山甲祛瘀通络,地龙息风通络,二者相辅相助,增强祛瘀通络之功;丹参、红花、夏枯草活血化瘀,软坚散结;苦参、白鲜皮清热燥湿止痒;首乌藤宁心安神;当归、川芎合用,行气活血、养血润燥相济,有"治风先治血,血行风自灭"之意。三诊之后瘙痒减轻,病情大有改善缓解,丘疹结节小的变平,大的变小变软,故此时治则宜随症变而变,改用散风止痒,调和气血法,在上方的基础上做了调整,删掉大半虫类药,以防长期使用耗损气阴,不利善后。故除保留原方大部分除烦、祛风、软坚散结之药外,加生地黄、赤芍、白芍、牡丹皮、何首乌滋补肝肾、养血凉血、活血化瘀,以畅通血脉;土茯苓利湿祛热,能入络,搜剔湿毒之蕴毒,与上方保留之药品合用共奏疏风止痒,活血软坚,除湿解毒之功,同时加强了活血化瘀、养血安神的作用,故得以痒止病除,一切恢复正常而告愈。

（五）临证经验

闽山昙石中医皮科流派认为，对于结节性痒疹的治疗关键在于早期清热燥湿、祛风止痒，后期活血化瘀、养血润燥。此病特点一为瘙痒剧烈，故治疗时祛风止痒贯穿全程，用药时以虫类药为首选；虫类药为血肉有情之品，其窜透性强，具有深搜细剔之特性，治疗时多种虫类药联合应用，相互配合，在搜风通络上疗效显著，对于治疗顽固的皮肤疾病常有良效。特点二为病程迁延，日久者易瘀阻经络，须配合活血化瘀之法；又因其皮肤干燥，长期失养的原因，活血同时还须注重养血润燥，二者配合得当，既可活血化瘀、润肤止痒，又有"治风先治血，血行风自灭"之效。虫类药力猛，不可长期使用，应中病即止。最后需要注意的一点是，本病用药恐过于寒凉，中病即止以防耗伤气阴，不利于愈后恢复。

（六）零金碎玉

结节性痒疹临床治疗多用虫类药物搜风除湿解毒

乌梢蛇、蜂房

（1）单味功用：乌梢蛇甘平，归肝经，功能祛风、通络、止痉，本品性走窜，能搜风邪，又能解毒止痒，外彻皮肤能收一切皮肤风邪，为皮肤科常用之品。蜂房质轻且性善走窜，能祛风止痛，攻毒杀虫。

（2）配伍经验：临床常用乌梢蛇配伍蜂房治疗结节性痒疹，二药配用增强祛风、攻毒、杀虫、通络之力。

（七）专病专方

七虫三黄汤作为闽山昙石萧氏的自拟经验方，在临床上治疗结节性痒疹多有良效。

组成：全蝎 5g，蜈蚣 3g，乌梢蛇 5g，蜂房 5g，僵蚕 9g，地龙 5g，炮山甲 3g，黄连 6g，黄柏 9g，黄芩 12g，丹参 12g，红花 5g，夏枯草 18g，苦参 15g，白鲜皮 12g，首乌藤 18g，川芎 6g，当归 6g。

功用：除湿解毒，疏风化痒，活血通坚。

主治：结节性痒疹属湿毒凝滞、经络阻隔、气血凝滞者。

用法：水煎服，每天 1 剂，每剂分 2 次，早晚饭后一小时左右各送服 1 次

方解：其方中以全蝎、蜈蚣相须为用，息风解毒，通络散结，功效倍增。《医学衷中参西录》："蝎子，善入肝经，搜风发汗……其性虽毒，转善解毒，消除一切疮疡，为蜈蚣之伍药，其力相得益彰也。"僵蚕疏散风热、祛风止痒、解

毒散结。正如《医学启源》载："去皮肤间诸风。"白蒺藜长于平肝、疏肝、祛风止痒，与僵蚕配对能增强祛风止痒之力，又有解毒散结之功；蜂房祛风、攻毒、杀虫；乌梢蛇祛风、攻毒、通络。与蜂房相配伍增强祛风、攻毒、杀虫、通络之力；黄芩、黄连、黄柏"三黄"组合并用，清热燥湿，泻火解毒作用显著；炮山甲祛瘀通络，其走窜之性，故能宣通脏腑，贯彻经络，透达关窍，凡血凝血聚为病，皆能开之；地龙清热息风、通络利水，与炮山甲合用会起相辅相助作用，祛瘀通络功效大大增强；丹参、红花、夏枯草可活血化瘀、软坚散结；苦参、白鲜皮清热燥湿止痒；首乌藤宁心安神；当归、川芎配对，可活血、养血、行气，且三者并举，润燥相济，使祛瘀而不伤气血，养血而免致血壅气滞，共奏活血祛瘀、养血和血之功，与活血通络之品配合，有"治风先治血，血行风自灭"之意。合用成方，能除湿解毒、疏风化痒、活血通坚。

第五节　酒渣鼻

（一）疾病认识

酒渣鼻，是一种好发于面中部，累及面部血管及毛囊皮脂腺单位的慢性炎症性疾病。酒渣鼻出自《魏书·王慧龙传》，古称鼻赤，又名鼻齄、肺风粉刺、赤鼻、酒鼻、鼻疮。指鼻准发红，久则呈紫黑色，甚者可延及鼻翼，皮肤变厚，鼻头增大，表面隆起，高低不平，状如赘疣的疾病。酒渣鼻病程长，病因常常不明确且易复发，大多需要长期治疗。

中医多认为该病是因肺、胃、肝、脾为主的脏腑失调，感受外邪，内热上浮，发为红赤，久之热郁化为痰热、血瘀所致。中医学对本病的认识可以追溯到战国至秦汉时期，《黄帝内经》就有"劳汗当风，寒薄为渣，郁乃痤"的记载，并载其症由热所起，"苛轸鼻，索皮于肺，不得索之火，火者心也""脾热病者，鼻先赤。"《诸病源候论》描述对此是现在文献里第一个记录酒渣鼻的医书，言其"鼻面生齄，赤疱，为饮酒，热势冲面，而遇风冷之气相搏所生"。《三因极－病症方论》从内因阐述"酒"为"肺热"致"鼻发赤瘰"，"酒客多有之"。而《丹台玉案》言"瘰，皆犹于痰毒风热所致先起之于少阳，因不守禁忌，延及阳明经，缘是食味之浓，郁气之积，故发此症也"。陈实功亦认为此病不仅与肺相关，与脾也相关，"鼻属脾"，从气血上论述属血热瘀滞不散。《古今医统》言"酒气邪热，熏蒸面鼻，血热壅滞而成"。丹溪言酒渣鼻乃血热入肺所致，非饮酒者亦病之。鼻者肺之窍，而足阳明挟鼻上至目内，其位居面之中，中又属土，为呼吸气息出入之门户。然气血之精明，皆上注于面，入于其窍，是故胃中湿热与中焦所化之血，上输于肺，随呼吸之息，熏蒸鼻端，凝结皮肤，遂成红赤，甚则盈面不独在鼻也。

西医认为其发病系综合性因素所致，局部血管舒缩神经失调，导致毛细血管长期扩张是主要原因，毛囊虫及局部反复感染是发病的重要因素之一。食用辛辣食物、饮酒、高温和寒冷刺激、精神紧张及情绪激动、内分泌障碍等均可作为本病的诱发和加重因素。

闽山昙石中医皮科流派认为本病因起居不慎、素食辛辣、饮酒致脾胃湿热，湿热传导至肺，久则化为痰热、血瘀，加之外感风寒，则营卫失调，郁于肌肤而成。福建地区地处东南亚沿海，部分属盆地，气候湿度大，此病初期多为肺胃热盛、脾胃湿热所致，久则转为气滞血瘀、肝郁化火证。

（二）辨证思路

热盛熏蒸面部是酒渣鼻的主要机制。本病主要由于内热所致，久热伤津耗液，血行不畅，瘀热互结；或多食辛辣油腻，脾受湿困，以致脾失健运，胃肠湿热蕴结，复感风寒外袭，营卫失调，浊气上行，郁于皮毛而形成红斑、丘疹、瘙痒、灼热，邪郁日久，则毒热滞盛，气血瘀阻，导致结节、鼻赘。此病由脾胃湿热上熏于肺所致，治宜清热、凉血、散结，形成鼻赘可手术。

（三）治疗方案

1. 内治

（1）肺胃热盛型

症状：鼻尖两翼的毛细血管扩张，并且毛孔打开，油腻性粉汁可以挤出，面颊散在红色丘疹、颜面部红斑、丘疹脓疱，汗多，口渴多饮，口臭，便干，多食易饥，舌质红，舌尖有黄刺，苔黄，脉洪数。

辨证：肺胃热盛，熏蒸面部。

治法：清泄肺胃积热。

处方：枇杷清肺饮加减。

桑白皮 15g	枇杷叶 15g	赤芍 15g	黄芩 20g
白花蛇舌草 15g	生甘草 10g	金银花 15g	生地黄 20g
牡丹皮 15g	玄参 20g	陈皮 20g	知母 15g
白茅根 15g			

加减：有囊肿结节者，加连翘、紫花地丁、夏枯草；面色发红加紫草；便秘加瓜蒌、火麻仁。

分析：肺经阳气素盛，易郁而化热，热与血相搏入肺窍，使鼻发红，脉络充盈。禀赋阳盛，血热相搏。肺为娇脏，外合皮毛，主呼吸，邪之首犯。当外邪侵犯，表寒未解，走入燥地，化为燥邪，依次相传及阳明，经气上壅。

（2）脾胃湿热型

症状：颜面部淡红，少气懒言，肌肉酸痛，便黏滞不爽，舌质淡红，苔黄腻，脉滑。

辨证：脾虚湿蕴，湿浊化热。

治法：清泻肺热，祛湿化痰。

处方：除湿解毒汤加减。

赤芍 30g	生石膏 30g	知母 30g	生地黄 15g
当归 15g	陈皮 15g	柴胡 15g	郁金 15g
桃仁 10g	甘草 15g		

加减：大便秘结者，加大黄；丘疹疱疹明显者，加金银花、连翘、野菊花、蒲公英以清热解毒消炎；伴有腹泻者加用炒薏苡仁；毛细血管扩张及红斑明显者，加用牡丹皮、紫草；湿热蕴结重者加茯苓。

分析：嗜食辛辣肥厚，或先天脾虚不受者，运化失司。脾之失调，湿浊凝聚，久则化热，湿热熏蒸。阳明胃经挟鼻上至目内，居于面之中，是故脾胃之湿热与中焦所化之血，熏蒸鼻端，寒邪外束，凝结遂成红赤。此乃脾虚为本，肺胃湿热为标。

（3）气滞血瘀型

症状：鼻部组织增生，呈结节状，毛孔扩大，舌质略红，略暗，脉沉缓。

辨证：肝郁气滞，血瘀不行。

治法：行气解郁，活血化瘀。

处方：疏肝活血汤加减。

当归 6g	川芎 6g	赤芍 12g	生地黄 24g
牡丹皮 12g	红花 9g	黄芩 9g	甘草 5g
蒲公英 10g	柴胡 12g	陈皮 6g	莪术 9g
黄连 9g			

加减：常用治疗药物有当归、赤芍、川芎、红花、苍耳子、七叶一枝花、墨旱莲、五灵脂、白茅根、延胡索等。如果患者合并出现乳房胀痛，可加王不留行、瓜蒌等治疗；合并痛经，加土鳖虫、三棱及莪术。

分析：久病入络，久病致瘀。此型多由肺胃热盛、脾胃湿热、痰凝血瘀发展后期出现，由病程迁延，久病入络，迁延不愈，造成瘀证出现，或者是风寒客于肌肤，寒凝而血瘀。可见舌苔厚腻，舌紫暗，脉弦数。

（4）肝郁火旺型

症状：面部有潮红、红斑、丘疹甚至脓疱等皮损，伴有焦虑、急躁易怒、两胁胀满或窜痛、胸闷不舒，且胁痛常随情绪变化而增减。

辨证：肝郁化火，血热内积上犯。

治法：疏肝行气，凉血泻火。

处方：丹栀逍遥散。

柴胡 10g	白芍 15g	当归 10g	茯苓 15g
白术 15g	生姜 3 片	甘草 6g	栀子 15g
牡丹皮 10g	薄荷 3g		

加减：火热明显，伤及阴液，可加女贞子、墨旱莲滋补肝肾，养阴生津，且墨旱莲还可加强凉血之功；郁金行气疏肝；益母草性微寒，不仅可加强清热凉血之功，还可活血调经，加强当归、白芍养血和血之功。妇女经前期，乳房胀痛，行经不畅，伴有血块者，可加红花、川芎等。面部红斑色红且明显者，可酌情添加蒲公英、桔梗等清热解毒，轻清上浮之物，载药上行。

分析：肝郁一是脾土虚不能升木，二是血虚不能濡养肝所致。肝之调达，赖土以滋培，水以灌溉。肺胃热盛，久则伤脾，脾虚生湿，脾之统血、运化之能降低致肝郁，久则肝郁化热；肝病及脾，木横侮土，又可致脾胃湿热证。所以病程久，易反复。

2. 外治

（1）颠倒散，凉开水调涂患处，1 日 3~4 次。

（2）硫黄、雄黄各 3g，绿豆 9g，共研细末，以人乳调敷患处，每晚 1 次。

（3）明矾、硫黄、乳香各等份，研末，临睡前用凉开水调搽患处。

（4）50% 百部酊：将百部用水洗净，泡于 95% 乙醇中，比例为 1g 百部用 2ml 乙醇，一般泡 5~7 天即可搽用。每日搽 2~3 次，1 个月为一疗程。

（5）绿豆 450g，荷花边 60g（晒干），滑石、白芷、白附子各 15g，上冰片、密陀僧各 6g。上药 7 味，共研细末为一料。用时将患部洗净，白天则以此药搽之，晚上则以温水将药调成糊状，涂于患处，晨起则洗去之。用此药至愈为止。

（四）典型案例

郭某，女，42 岁，2005 年 4 月 22 日初诊。

现病史：患者3年前不明原因，鼻准及鼻翼开始出现粟米粒样皮疹潮红，有皮脂溢出现象，继则出现脓疱，且逐渐发展扩大，延至两颊，前额起红色米粒大之丘疹，鼻尖部有红丝，自觉微痒。精神紧张、情绪激动和进餐时潮红更见明显。曾在多家省市医院皮肤科及中医内外科求治。均诊为"酒渣鼻""寻常性痤疮"，内服中西药，外用洗剂、膏（霜），还用过封闭疗法、针刺疗法，均疗效不显。常伴口干欲饮凉，大便干结，小便赤。检查见鼻端肥大，毛囊皮脂腺和结缔组织明显增生，鼻翼两旁潮红，皮脂溢出，并有明显的毛细血管扩大及毛囊孔扩大，表面凹凸不平，鼻周面部散在豆粒大小的丘疹和稍大之坚硬结节，舌质红，苔黄厚少津，脉滑近数。

中医诊断：酒渣鼻（鼻赘期）。

西医诊断：酒渣鼻。

中医辨证：肺胃湿热，熏蒸于肺，蕴结肌肤，气滞血瘀所致。

治则：清肺泻热，祛痰化湿，解毒散结。

处方：自拟清利逐瘀汤加减。

金银花18g	蒲公英18g	紫花地丁15g	桑白皮18g
葶苈子12g	生石膏24g	栀子15g	防风9g
白芷6g	生地黄18g	牡丹皮12g	赤芍18g
山楂18g	赤茯苓18g	车前草18g	

14剂清水煎服，每日1剂，每剂分2次早晚饭后1小时左右各送服1次。

外用二白二黄散（方中白芷30g、百部30g、大黄30g、硫黄30g、丹参18g、冰片5g、轻粉2g各研细末混匀，放入玻璃瓶内，瓶口密封备用）清热燥湿，消炎消肿，杀虫止痒，化瘀散结。

用法：每日外涂2次，每次均用新鲜的瓜蒂蘸粉剂少许外搽患处半分钟至1分钟。

二诊：服药3剂后大便通，但欠畅，14剂后，面赤明显改善，油脂分泌减少，鼻部颜色变淡，鼻赘轻减，鼻尖部弥漫性皮肤潮红及毛细血管扩张亦见改善好转。但大便时仍见隔日1行。效不更方，宜守前方继服追之。照上方续服14剂，服法同上，外用照旧。

三诊：服药28剂后，丘疹结节消失，脓疱干燥结痂，鼻尖部弥漫性皮肤潮红及毛细血管扩张均明显改善好转，多年之便秘消失，小便自如。治疗仍守前方化裁追之。照前方去生石膏、栀子、赤茯苓、车前草，加夏枯草15g、丹参12g、菊花12g、毛冬青12g、三七3g、元参15g、麦冬12g，继服14剂，服法同上，外用照旧。

四诊：来院检查，服药 42 剂后鼻尖部及面部皮肤恢复如常人而告愈。嘱患者平素坚持清淡饮食，戒烟酒，保持大便通畅。

案例点评： 本案例系肺热胃热上攻，血瘀成齄所致。故方中重用金银花、蒲公英、紫花地丁清热解毒，去其热毒以救其急；桑白皮、葶苈子清肺涤痰；生石膏辛寒，栀子苦寒，清降并用，直清肺胃之火热；生地黄、赤芍、牡丹皮凉血活血，化瘀消斑；重用防风，升散脾胃伏火，取其"火郁发之"之意；白芷是手太阴肺经和足阳明胃经的共同引经药，通过白芷的引导作用，清泻肺胃积热的诸药可以直接作用于肺胃两经，同时白芷还有解毒消肿散结的作用；山楂消食化积有助于调节皮脂的代谢；赤茯苓、车前草引热下行，诸药合用共奏清肺泻热、祛痰化湿、邪去正安之功效。三诊之时，把方中偏重清肝泻热，苦寒泻下之品删掉，加入鼻齄期必用之丹参、毛冬青、菊花、夏枯草、三七之类活血化瘀，解毒消肿之品。因为从中医学角度来看，痰浊内停日久可致瘀，故应兼以活血化瘀治疗。从西医学角度来看，活血化瘀药物可改善微循环，能抑制胶原的成熟和合成，且使胶原降解增加，有利于鼻尖增生，以及肥大之皮脂腺和结缔组织所形成的结节和肿瘤样隆起的消失；玄参、麦冬甘凉濡润，既能清热泻火，解毒散结，又能滋阴生津。在本病诊治过程中，由于能随证变而用药亦变，丝丝入扣，证药合理配用，故获满意疗效。

（五）临证经验

闽山昙石中医皮科流派认为热是本病的关键病机，内有热邪积聚，外有风寒之邪，风热相搏，郁于肌肤而致本病。治疗宜内外兼治，外解表邪，内清热邪。治疗时根据病程特点，有所侧重，早期以祛血热症状为主，晚期会以化血瘀症状为主。需要注意的是，女性不适合长时间应用苦寒清热制品，故合并妇科疾病患者，需要增加补肾益气之品。

临床治疗方法多样一般来说红斑鲜红，病程较短，鼻部组织增生，病程长。中医治疗讲究辨证，亦讲究人与自然、人与社会的整体性，治疗时以人为中心。现代女性由于生活、工作压力大，外加胎、产、带、经，女性患者在治疗上应兼顾养血柔肝。长夏湿气重，外加福建地处东南亚亚热带气候，在辨证施治的基础上，常加车前草、白术、薏苡仁等健脾利湿之品。除了汤药治疗，还用一些中医外治，疗效可观。针刺治疗可疏泄三经郁热，进而清热通络。火针作用于皮损局部，可以借助火力强开外门，以热引热，使郁结之火毒直接外泄，同时温通经脉，促进气血运行。针灸可取患者双侧穴位曲池、列缺、外关、合谷、足三里、太冲、迎香，行毫针泻法；用三棱针散刺鼻齄处，以鼻部出现筛状出血为度，可泻热解毒，疏通局部经络，促进局部气血运行，改善局部微循环。

（六）零金碎玉

本病治疗时讲究药物间的配伍，使清热解毒、活血化瘀而不伤阴，标本兼治。

1. 黄芩、桑白皮

（1）单味功用：黄芩，古又名"腐肠""空肠""内虚""妒妇""经芩""黄文""印头"。味苦，性平，无毒。好古曰：气寒，味微苦而甘，阴中微阳，入手太阴血分。元素曰：气凉，味苦、甘，气浓味薄，浮而升，阳中阴也，入手少阳、阳明经。酒炒则上行。疗痰热胃中热，小腹绞痛，消谷，利小肠，凉心，治肺中湿热，泻肺火上逆，疗上热，目中肿赤，瘀血壅盛。黄芩之中枯而飘者，泻肺火，利气，消痰，除风热，清肌表之热；细实而坚者，泻大肠火，养阴退阳，补膀胱寒水，滋其化源。桑白皮味甘、辛，性寒。主要有泻肺火、降肺气、利小便的作用。

桑白皮入肺经气分，泻肺中实火，兼能利水消肿。桑白皮用蜜炙后，可稍减其寒性，并可有润肺的功用。

（2）配伍经验：黄芩降痰，借其降火也。凡去上焦湿热，须以酒洗过用。黄芩泻肺火，须用桑白皮佐之。在治疗酒渣鼻早期红斑明显时，常常两药相伍，中、上焦之火同泻，同时利水健脾。

2. 桔梗、蒲公英

（1）单味功用：桔梗，又名"白药""梗草""荠"，味辛、微温、有小毒，归肺经。有清化热痰之功，治痰热嗽喘、口舌生疮等。蒲公英，又名"耨草""金簪草""黄花地丁"。味甘、性平、无毒，归肝经、胃经。有清热解毒、消痈散结、利湿退黄、通淋止痛之功，治乳痈红肿、疖疮疔毒。

（2）配伍经验：蒲公英、桔梗两者相伍，共奏清肺胃之热，桔梗、蒲公英又可载药上行，清面部之热毒、痰热、湿热。

3. 槐花、紫草

（1）单味功用：槐花，又称"豆槐""金药树""护房树"。味苦，性平，无毒，归肝、大肠经。有凉血止血，清肝泻火之功，主治血热证。紫草，又名"紫丹""紫芺""地血"，味苦，性寒，无毒，有凉血、和血、解毒、滑肠之功，主治婴童疹痘、痈疽便闭、便淋、恶虫咬伤。

（2）配伍特点：酒渣鼻患者血热明显，后期多血热伴血瘀，临床常常以凉血为主，同时又要兼顾止血、和血，两者协同作用，共同凉血、止血、和血，使凉血且血自和，血行通畅，气自行。

第六节　扁平疣

（一）疾病认识

扁平疣是一种常见的人类乳头瘤病毒感染皮肤黏膜所引起的皮肤良性赘生物。该病主要发生于青少年，大多骤然出现，为米粒大到绿豆大扁平隆起的丘疹，表面光滑，质硬，浅褐色或正常肤色，呈圆形、椭圆形或多角形，好发于颜面、手背及前臂等处，可沿抓痕分布排列成条状。一般无自觉症状，但影响美观。

中医谓之"扁瘊""千日疮""枯筋病""晦气疮"等，属中医外科"疣"病范畴，古代医家对该病有不同的认识。《薛氏医案》指出："疣属肝胆少阳经，风热血燥，或怒动肝火，或肝客淫气所致。"明代陈实功《外科正宗》则指出："枯筋箭乃忧郁伤肝，肝无荣养，以致筋气外发。"隋代巢元方《诸病源候论》曰："晦气疮，其疮生皆两两相对，小儿多患也，是风邪搏于肌肉而变生也。"现代医家认为本病属内虚外感，气血失和，腠理不密，外感风热毒邪，凝聚肌肤所致，或湿热内蕴，气血阻滞，筋气不荣，遂生赘疣，或肝旺血燥，筋气不荣，气滞血瘀，郁于肌肤所致，而外伤、摩擦是其诱因。

闽山吴石中医皮科流派多认为本病的发生是由于腠理失于固密，风热夹毒乘隙侵袭，日久毒热蕴结于皮肤腠理所致。毒热和气血瘀滞是本病的关键。

（二）辨证思路

扁平疣的病因多为各种内因和外因的总和，结合临床辨证，其主要致病因素为风、热、虚、瘀，该病在内主责之于肝，与肺、肾相关，情志不舒或怒动肝火，致使气机不畅，瘀血内生，郁于肌表；在外多因复感风热毒邪，风热血燥或素体营卫不和，与肺胃郁热搏结，内外相合，发为本病。

治疗上应以清热解毒、活血散结为大法，并随证加减。肝郁者，佐以疏肝理气；脾虚湿盛者，佐以健脾除湿；脾肺气虚者，佐以补脾益肺；风热郁肤者，佐以祛风散邪。治疗本病病程短，疗程亦短；病程长，起效亦慢。坚持服药及勤外擦洗者，起效快，疗程相对亦会缩短。部分患者中间自行停药数天后，皮疹有增多复发倾向，但再用药仍有效。扁瘊采用中药治疗优势是疗效好、根治率高且不良反应少。此外本病在治疗期间，最好停用或少用其他内服、外用药物，忌食生冷、油腻及辛辣食物，应劳逸结合，防止感冒，并避免反复搔抓，以防自身传染扩散。

（三）治疗方案

（1）风热毒蕴型

症状：皮疹淡红，数目多，口干不欲饮，身热，大便不畅，尿黄。舌红，苔白或腻，脉滑数。

辨证：风邪搏肌，外感毒邪，热毒蕴结而成。

治法：疏风清热，活血解毒，化瘀散结。

处方：自拟祛疣软坚汤加减。

板蓝根 15g	马齿苋 15g	蒲公英 15g	木贼 15g
丹参 15g	赤芍 15g	紫草 15g	制香附 6g
蜂房 5g	防风 5g	薏苡仁 30g	生黄芪 18g

加减：肝火炽盛者，可倍马齿苋，加夏枯草、桑叶、菊花、代赭石清肝泻火，软坚散结；疣子色灰褐，质硬而难消，可加三棱、莪术活血化瘀散结；疣子质软，可加生牡蛎、磁石、珍珠母软坚化积，重镇平肝潜阳。

分析：此证型属热毒蕴结，复感风热之邪搏于肌肤而赘生。方中板蓝根、蒲公英、马齿苋清热解毒，现代药理研究显示板蓝根有抗感染作用，马齿苋能增强人体免疫功能，可防扁瘊愈后复发；木贼疏散风热；丹参、赤芍、紫草凉血解毒，活血化瘀；制香附行气活血，软坚消斑；蜂房以毒攻毒，祛风止痒与蒲公英等清热解毒药配伍，药力剧增，并可助防风止痒，缓解症状。重用薏苡仁、生黄芪以健脾渗湿，且有透表作用，可引药直达肌肤。合方既可清热解毒，祛风凉血，又能疏肝行气，活血化瘀，而达散结消聚之功。

（2）热瘀互结型

症状：病程较长，皮疹黄褐或暗红，可有烦热。舌暗红，苔薄白，脉沉缓。

辨证：经络血分血瘀，风热之邪外搏而致。

治法：通经活络，祛风化瘀。

处方：自拟祛风通经活络汤加减。

桃仁 5g	红花 4.5g	板蓝根 9g	土贝母 4.5g
马齿苋 6g	生薏苡仁 12g	夏枯草 9g	木贼 6g
丹参 6g	制香附 4.5g	皂角刺 4.5g	北沙参 30g

加减：疣体表面粗糙，加当归、川芎、赤芍养血活瘀；伴疼痛者，加三棱、莪术以加强破血散结止痛之功；肝气郁结，气郁化火，加夏枯草清肝泻火。治瘰瘤可加牡蛎、昆布、浮海石，以平肝软坚散结。

分析：方中桃仁、红花增强通经活血行瘀之力；板蓝根、土贝母清热解毒；现代药理研究其有抗病毒作用；薏苡仁、马齿苋、木贼、香附清热解毒，活血化瘀，软坚散结，平肝息风，对疣体有一定作用；丹参活血化瘀，破血行气，使凝聚消散，同时又能清解瘀热；皂角刺具有散结作用，与夏枯草入肝经并引药直达病所。合方既能加强通经活血、行瘀祛风之功效，使皮肤之瘀随风去，而疣瘊消失，又能清热解毒，软坚散结，使经络肌肉之气行、血活、结散。

（四）典型案例

病案 1

罗某，男，24 岁，2012 年，4 月 9 日初诊。

现病史：患者 1 年前颜面部出现芝麻至米粒大小扁平丘疹，边缘清楚，色淡褐，质坚，有轻度痒感。逐渐加重，遍及脸颊部，手背部亦见淡褐色粟米大小扁平丘疹，夜寐饮食自调，二便自如。当地医院诊为"扁平疣"。先后多次用多种中西药及接受冷冻、激光等治疗，屡治屡发，疗效不佳。遂来我院门诊诊治。自诉面部及手背密集褐色扁平丘疹，有微痒已一年余。检查见患者颜面、双手背、手指散在淡褐色，芝麻至米粒大小扁平丘疹，质坚，表面光滑，部分成线状排列。舌质红，苔薄黄微腻，脉弦。

中医诊断：扁瘊。

西医诊断：扁平疣。

辨证：风邪搏肌，外感毒邪，热毒蕴结而成。

治法：疏风清热，活血解毒，化瘀散结。

处方：用自拟的祛疣软坚汤加减。

板蓝根 15g	木贼 15g	马齿苋 15g	薏苡仁 30g
蒲公英 15g	赤芍 15g	生地黄 15g	紫草 15g
制香附 6g	蜂房 5g	丹参 15g	莪术 9g
夏枯草 18g	防风 5g	当归 6g	生牡蛎 30g（先煎）
生黄芪 18g	磁石 60g		

14 剂清水煎服，每日 1 剂，每剂煎 2 次，合并药液浓缩至 400ml，早晚饭后半小时至 1 小时分服。12 岁以下患者药量可减半，服法同上。其渣加明矾 6g 再煎后，外熏洗患处局部。即第三煎取汁 600ml 后，在药汤中加入白米醋半斤，先熏后洗，用纱布或毛巾蘸药汁轻擦患处，以皮损发红微痛或发现针头大小的结痂为度，每日 1 次，每次 30 分钟。通过温热药汤熏洗局部能使毛细血管扩张，有利于药物吸收且直达病灶。这样口服加上药渣外熏洗，可提高疗效，缩

短疗程，达到事半功倍之效果。

二诊：内服外洗上方14剂为1个疗程后，扁瘊明显消退，不痒，仅留少许疣状物。继服14剂，外熏洗改隔日1次，每次减至15分钟，不加明矾与白醋。2个疗程后，扁瘊全部消退，面部手背等处皮肤恢复如常，随访半年未复发。

案例点评： 本案例属热毒蕴结，复受风热之邪搏于肌肤而赘生。方中板蓝根、蒲公英、马齿苋、清热解毒，且马齿苋能进一步清热解毒，增强人体免疫功能，可防扁瘊愈后复发；木贼疏散风热；夏枯草平肝泻火，软坚散结；当归、生地黄、赤芍、紫草凉血解毒，活血化瘀；制香附行气活血，软坚消斑；蜂房以毒攻毒，祛风止痒与蒲公英等清热解毒药配伍，药力剧增，并可助防风止痒，缓解症状。莪术、丹参均能活血化瘀，同时丹参又可清解瘀热；生牡蛎、磁石软坚化积，重镇平肝潜阳；重用薏苡仁、黄芪以健脾渗湿，且有透表作用，可引药直达肌肤。本方诸药合用既可清热解毒，祛风凉血，又能疏肝解郁，活血化瘀，使结聚消散。故扁瘊得以消除，皮肤恢复正常。

病案2

刘某，女，13岁，2008年8月4日初诊。

现病史： 患者双手背、手指出现扁平丘疹，渐次蔓延至面部已2个多月。手背、手指、手腕、颜面散发浅褐色扁平丘疹，质坚，有轻度瘙痒，曾注射维生素B12，聚肌胞；煎服多次，迄今未愈。同时伴有颈项胀闷、眼球轻度憋胀、头晕、心烦，口干尚可，夜寐时欠宁，饮食二便自调，曾经某医院诊断为扁平疣、甲状腺功能亢进，决定手术，家长不肯，愿服中药治疗。遂来我院门诊。检查见面部、双手背、手指、手腕等处遍布芝麻至米粒大小浅褐色扁平丘疹，边缘不齐，质坚，观其喉旁略显隆起，眼球轻度突出，舌红苔薄，脉弦近数。

中医诊断： 扁瘊并瘿病。

西医诊断： 扁平疣并甲亢。

辨证： 经络血分血瘀，风邪外搏而致。

治法： 通经活络，祛风化瘀。

处方： 祛风通经活络汤加减。

当归 6g	赤芍 6g	川芎 4.5g	桃仁 5g
红花 4.5g	板蓝根 9g	土贝母 4.5g	马齿苋 6g
生薏苡仁 12g	夏枯草 9g	木贼 6g	制香附 4.5g
莪术 4.5g	丹参 6g	皂角刺 4.5g	牡蛎 12g
昆布 5g	浮海石 9g		

14剂清水煎服为1个疗程。并将药渣第三煎先熏后洗患处。

二诊：患者自述在第一疗程口服外洗汤药第 5 天后，疣体部位出现瘙痒加剧，但扁瘊丘疹脱皮明显。继续服洗完余下药剂。现在手部疣瘊部分消失，面部疣瘊完全消失，而脖项憋胀、头晕、心烦、眼球不适亦随之减轻，大有好转。方药已见效，继治宜守前法化裁追之。照前方去莪术、皂角刺，加白蒺藜 5g、蝉蜕 3g 继服 7 剂，服洗法同上。

2008 年 8 月 26 日来院告之，扁瘊全部消失，脖项憋胀、头晕、心烦、眼球不适也随之而愈。

案例点评：本案例扁瘊生于面部、手背、手指、手腕等处，究其病因，亦无非是血瘀夹风邪相搏于肌肤而赘生。采用通经活络，祛风行瘀之法。方中当归、川芎、赤芍养血活瘀；桃仁、红花增强通经活血行瘀之力；板蓝根、土贝母清热解毒，对病毒有抑制作用；薏苡仁、马齿苋、夏枯草、木贼、香附、红花清热解毒，活血化瘀，软坚散结，平肝息风，对疣体有一定作用；莪术、丹参活血化瘀，破血行气，使凝聚消散，丹参又能清解瘀热；生牡蛎软坚散结；昆布、浮海石化痰软坚；皂角刺具有散结作用，与夏枯草分别入肝经并引药直达病所。本方诸药合用，既能加强通经活血，行瘀祛风之功效，使皮肤之瘀行风去，而疣瘊消失，又能清热解毒，软坚散结，使经络肌肉之气行、血活、结散。而西医确诊之甲状腺功能亢进之病亦因之而愈。

（五）临证经验

闽山昙石中医皮科流派在治疗扁平疣方面主要抓住以下几个要点。

1. 从热论治，奠定大法

此病或责之于外感风热毒邪，或责之于内伤妄动肝火，或责之于气血不和、肺胃郁热，多以"热邪"贯穿始终，故以清热解毒作为此病的治疗大法。因此，在治疗上遵循"热者寒之"的治疗原则，方选马齿苋合剂为基础方，以马齿苋为君药，清热解毒、凉血消肿。《新修本草》曰："主诸肿瘘疣目，捣揩之。"《滇南本草》载："益气，清暑热，宽中下气，润肠，消积滞，杀虫，治疗疮红肿疼痛。"《本草纲目》记载："散血消肿、利肠滑胎、解毒通淋，治产后虚汗。"临床发为本病者多挟热邪，然仍须辨病位，以肺热、肝热、肾阴虚化热分而论之。

2. 顾护脾胃，尤重调肝

结合古今医家对本病的认识，本病病位在肝，肝客淫气或怒动肝火，皆可引起本病的发生发展，因此治法尤重调肝。肝，五行属木，主条达；肝失疏泄，气滞血瘀，郁于肌表而发为本病。明代陈实功《外科正宗》则指出："枯筋箭乃忧郁伤肝，肝无荣养，以致筋气外发。"临证时多佐以疏肝理气之品，如香附、柴胡，以条达肝木。脾胃为后天之本，本病多以清热药为主，苦寒败胃，胃气强则五脏俱盛，胃气弱则五脏俱衰，且脾虚则湿邪自生，湿邪黏腻，恐病程缠绵难愈，故临证时应注重顾护脾胃，常用鸡内金消食健脾、陈皮理气健脾、茯苓健脾化湿等。

3. 标本同治，贯穿始终

瘀血是本病发生发展过程中的主要病理产物，肝失条达，气滞血瘀，或风热血燥，煎熬血液，血流不畅，瘀血内生，故临证可见"舌暗红，苔薄，脉弦"。因此临证时遵循标本同治的原则，以清热解毒为大法的同时，常佐以红花、牡丹皮、虎杖等活血化瘀之品，以治其标。《医学真传气血》曰："人之一身，皆气血之所循行。气非血不和，血非气不运，故曰气主煦之，血主濡之。"《温病条辨》曰："善治血者，不求之有形之血，而求之无形之气。盖阳能统阴，阴不能统阳；气能生血，血不能生气。"故活血必先理气，常辅以川芎、香附理气活血，共奏其效。

4. 随证加减，三因制宜

由于影响疾病发生、发展与转归的因素十分复杂，因此在诊疗过程遵循整体审查、四诊合参的原则，因时、因地、因人进行药物加减。扁平疣多为实证，但病久则必虚实夹杂，正虚则无力透邪以出，故若兼气血虚弱者，善用黄芪、白术之品益气固表、补气生血。《素问·六元正纪大论》云："用凉远凉，用热远热，用寒远寒，用温远温，食宜同法。"临证时注重结合季节气候变化情况加减用药，如暑多夹湿，因此夏季用药善予藿香等化湿之品。南方相较北方气候潮湿，故在治疗本病时善用茯苓、薏苡仁健脾化湿。叶天士《临证指南医案》云："女子以肝为先天。"故遇到女性患者时尤重疏肝。

（六）零金碎玉

闽山昙石中医皮科流派对扁平疣的研究颇有造诣，探索出一套中医辨证论治的方法，充分发挥中医中药疏风清热，活血解毒，软坚祛疣的优势。这里介绍流派治疗扁平疣时使用对药的临床经验及特点。

1. 马齿苋、板蓝根

（1）单味功用：马齿苋，味酸，性寒，归肝、大肠经，能清热解毒，凉血止血，止痢。板蓝根，味苦，性寒，归心、胃经，能清热解毒，凉血，利咽。

（2）伍用经验：两者均能清热解毒，其中板蓝根现代药理研究有抗感染作用，马齿苋能增强人体免疫功能，二药伍用，互相促进，在治疗扁平疣时，共奏清热解毒之功效，并能防止扁瘊愈后复发。

2. 露蜂房、蒲公英

（1）单味功用：露蜂房，味甘，性平，归肝、胃、肾经，有祛风、攻毒、杀虫、止痛、抗过敏的功效。蒲公英，味苦、甘，性寒，归肝、胃经，具有清热解毒、清肝明目、利尿除湿的功效。

（2）伍用经验：露蜂房以毒攻毒，祛风止痒；蒲公英清热解毒。二药伍用，相得益彰，药力剧增，使清热解毒、祛风止痒之功益强。

3. 桃仁、红花

（1）单味功用：桃仁，味苦、甘，性平，归心、肝、大肠经，有活血祛瘀、润肠通便、止咳平喘之功效。红花，味辛，性温，归心、肝经，有活血化瘀、通经之功效。

（2）伍用经验：桃仁入血分，破血行瘀，质润多油脂，润燥滑肠；红花活血通经，祛瘀止痛。桃仁破瘀力强，红花色赤，行血力胜。在治疗扁平疣热瘀互结证型中，二药配伍，相互促进，活血通经，祛瘀生新，消肿止痛之力增强。

第七节　疖

（一）疾病认识

疖是指毛囊深部及周围组织的急性化脓性炎症，常由金黄色葡萄球菌诱发。好发于头面部、颈部和臀部，偶可发生于四肢。以皮损色红、灼热疼痛、突起根浅，肿势局限，范围在 3cm，脓出即愈为特征。疖多为单发，若数目较多且反复发作，经久不愈则称为疖病，患者多存在免疫力低下、长期饮酒、中性粒细胞功能障碍等。

疖名首载于《肘后备急方》。《诸病源候论·小儿杂病诸候·疖候》曰："肿结长一寸至二寸，名之为疖。亦如痈热痛，久则脓溃，捻脓血尽便瘥。亦是风寒之气客于皮肤，血气壅结所成。"首次指出了疖肿出脓即愈的特点，并阐述了疖的形成原因。《外科理例》详细描述了疖的临床特征："疖者，初生突起，浮赤无根脚，肿见于皮肤，止阔一二寸，有少疼痛，数日后微软，薄皮剥起，始出青水，后自破脓出。"根据其临床特征及发病特点，疖可分为有头疖、无头疖、蝼蛄疖、疖病等。其中初起分"有头疖""无头疖"两种，因治疗或护理不当形成的"蝼蛄疖"，呈遍体或特定部位反复发作，缠绵难愈的"疖病"。而生于发际处的又称"发际疮"，生于臀部的又称"坐板疮"。

闽山昙石中医皮科流派认为本病的发病主要因内郁湿火，外感风邪，两相搏结，蕴阻肌肤所致；或夏秋季节感受暑湿热毒而生；或因天气闷热，汗出不畅，暑湿蕴蒸肌肤，引起痱子，复经搔抓，破伤染毒而成。如《外科集验方》所云："夫痈疽疮疖者，皆由气血不和，喜怒不时，饮食不节，寒暑不调，使五脏六腑之气怫郁于内，以致阴阳乖错，气血凝滞而发也。"并指出患疖后若处理不当，疮口过小引起脓毒潴留，或搔抓染毒，致脓毒旁窜，在头顶皮肉较薄处易蔓延、窜空而成蝼蛄疖。凡体质虚弱者，由于皮毛不固，外邪容易侵袭肌肤，若伴消渴、习惯性便秘等慢性疾病阴虚内热者，或脾虚便溏者，更易染毒发病，并可反复发作，缠绵难愈。

（二）辨证思路

本病主要是因外感风热火毒，内有脏腑蕴热或气阴两虚，毒邪壅滞于肌肤所致，故治疗上以清热解毒为主，若夏秋发病者则须兼清暑化湿。疖病以正虚为本，以热毒蕴结为标，实火与虚火互助为虐，多为虚实夹杂之证，故治疗宜扶正固本与清热解毒并施，并应坚持治疗以减少复发。对伴消渴病等慢性病者，则须积极治疗原发疾病，对症状轻微者可单纯应用外治法。

本病常须内外兼治，外治法主要是根据疮形、破溃及流脓情况分期论治。根据"初期箍毒消肿，中期提脓祛腐，后期扶正生肌"的原则，初期可用大成散膏等外敷以清热解毒、活血消肿，中期及时切开引流，脓肿破溃后可外敷白玉膏等敛疮生肌。

（三）治疗方案

1.内治

（1）热毒蕴结型

症状：好发于项后发际、背部、臀部。轻者疖肿只有一两个，多则可散发全身，或簇集一处，或此愈彼起；伴发热、口渴、溲赤、便秘；舌苔黄，脉数。

辨证：外感热毒，热毒蕴结。

治法：清热解毒。

处方：五味消毒饮加减。

紫花地丁 30g	蒲公英 30g	野菊花 15g	金银花 15g
赤芍 10g	牡丹皮 10g	黄芩 12g	甘草 6g

加减：热毒盛者，加黄连、栀子；大便秘结者，加生大黄；疖肿难化，加僵蚕、浙贝母。

分析：此型多见于气实火盛患者。感受热毒之邪，热毒蕴于肌肤以致营卫不和，经络阻隔，气血凝滞，故见疖肿；热毒内蕴，蒸腾营阴，故有发热、口渴、溲赤、便秘等症；苔黄、脉数均为热毒炽盛之征。

（2）暑热浸淫型

症状：发于夏秋季节，以小儿及产妇多见。局部皮肤红肿结块，灼热疼痛，根脚很浅，范围局限；可伴发热、口干、便秘、溲赤等；舌苔薄腻，脉滑数。

辨证：外感暑邪，暑湿蕴热。

治法：清暑化湿解毒。

处方：清暑汤加减。

佩兰 10g	青蒿 15g	金银花 15g	连翘 10g
赤芍 10g	泽泻 10g	紫花地丁 15g	六一散（包煎）15g
竹叶 10g	甘草 6g		

加减：疖在头面部，加野菊花、防风；疖在身体下部，加黄柏、苍术；大便秘结者，加生大黄、枳实，或予凉膈散加减。

分析：暑湿热毒之邪蕴阻肌肤而成暑疖；暑湿蕴遏，体内热气不得外泄，湿热内郁而有心烦、胸闷、口苦、咽干、便秘、溲赤等症。

（3）体虚毒恋，阴虚内热型

症状：疖肿常此愈彼起，不断发生，或散发全身各处，或固定一处。疖肿较大，易转变成有头疽；常伴口干唇燥；舌质红，苔薄，脉细数。

辨证：素体阴虚，易感邪毒，毒热蕴结。

治法：养阴清热解毒。

处方：仙方活命饮合增液汤加减。

生地黄 15g	天花粉 15g	赤芍 10g	黄芪 15g
玄参 20g	麦冬 15g	金银花 15g	白芷 12g
知母 15g	甘草 6g		

加减：口渴甚者，加天冬、玄参、麦冬养阴生津；如有消渴等病者，应积极治疗原发疾病。

分析：正气虚损则卫外不固，抗邪无力，易感受邪毒而致皮肤疖肿；正虚毒恋，故此愈彼起；口干唇燥、舌红、苔薄、脉细数为阴虚内热之征。

（4）体虚毒恋，脾胃虚弱型

症状：疖肿泛发全身各处，成脓、收口时间均较长，脓水稀薄；常伴面色萎黄，神疲乏力，纳少便溏；舌质淡或边有齿痕，苔薄，脉濡。

辨证：素体气虚，无力托毒，复感毒邪。

治法：健脾和胃，清化湿热。

处方：五神汤合参苓白术散加减。

党参 15g	黄芪 20g	茯苓 12g	白术 12g
山药 12g	薏苡仁 20g	扁豆 15g	金银花 10g
甘草 6g			

加减：脓成溃迟，加皂角刺、川芎。

分析：正气虚损则卫外不固，抗邪无力，易感受邪毒而致皮肤疖肿。气血不足，不能酿化，故脓水稀少；正虚毒恋，故迁延不愈；面色萎黄，神疲乏力，纳少便溏等均为脾气亏虚之象。

2. 外治

（1）初起未溃时，一切疖、疔、痈肿等热毒红肿的，可用大成散膏、玉露膏，以清热消肿止痛。

（2）疖已开始化脓将破未破，四周尚有硬肿，未完全软化时，可用下方。

①治热疖，痈肿、肌肤赤肿，可用如意金黄散，以消肿止痛。

②疖、疔和一切恶疮、无名肿毒，当脓头将溃时，可用千捶膏，促其化脓出毒消肿。

③促使疔、疖拔出脓水，可用红膏药、太乙膏、拔毒膏等。

④疖、痈当肿痛流脓，化脓较熟，施以切开排脓，可用九一丹引流。

⑤一切疮疡溃后宜拔毒去腐，生长新肉，可用白玉膏；若疮口坚硬，肉暗紫黑，可用红升丹，以使肉色红活。

⑥疮口周围作痒，抓破后津水相延成片，形类黄水疮，可用青黛散，尚有青蛤散、碧玉散，治疗湿盛者。

（四）典型案例

病案1

魏某，男，8岁，2003年3月12日初诊。

现病史：患者1年前在头顶发现数个小脓疙瘩，渐至发展成"疖肿"，曾多次口服抗生素，外用鱼石脂软膏，并切开排脓。脓肿时轻时重，一直未愈。半年前逐渐增大，红肿热痛形如梅李，三五相连。溃后脓出而疮口不敛。日久头皮窜空如蝼蛄窜穴之状。肤色紫褐。自觉疼痛且痒，伴有精神不振，饮食欠佳，大便干，小溲色赤。检查见头顶及枕部10余个蚕豆大小的脓肿，部分压之有波动感，可流出少量脓性分泌物，质稠色黄。患处毛发脱落，多处呈秃发性瘢痕。舌淡，苔薄黄，脉滑。

中医诊断：蝼蛄疖。

西医诊断：脓肿性穿掘性头部毛囊周围炎。

辨证：素体有湿，并感邪毒，毒热蕴结所致。

治法：清热除湿，扶正托毒。

处方：五味消毒饮合仙方活命饮加减。

野菊花 6g	天葵子 6g	地丁草 6g	金银花 9g
连翘 6g	蒲公英 6g	当归 3g	赤芍 6g
夏枯草 6g	茯苓 6g	白术 6g	黄芪 6g
泽泻 6g	天花粉 6g	浙贝母 5g	瓜蒌仁 15g
陈皮 5g	皂角刺 4.5g		

14 剂清水煎服，每日 1 剂，每剂分 2 次饭后半小时至 1 小时送服。

外用：先以具有清热解毒除湿、收敛、祛瘀、消炎作用的马齿苋 50g，艾叶 18g，绿茶 45g，食盐 5g 煎汤外洗，每日 1 次。然后以清热燥湿、排脓消肿、祛腐生肌的大成膏外敷患处，每日早晚换药 1 次。

二诊：经过 1 个多月的治疗（在此期间，患者照上方继服外洗半个多月），头部较大的疖肿显著消退，疮口分泌物减少，周围小疖肿也缩小。留有硬结瘢痕，成脓疖肿大部分溃破流脓，新生的脓肿频率降低，痛痒逐渐减轻，精神好转，夜寐饮食尚可，二便自如，舌脉无明显变化。内治宜守前法化裁追之。照前方去天葵子、地丁草、野菊花，瓜蒌仁减至 9g，加白芷 3g、乳香 1.5g、没药 1.5g 来加强前方中活血透脓的作用。外用同上，唯外洗改每周 2 次。

三诊：经过两月余的治疗，头部疖肿大部分回缩，基本复平，部分形成瘢痕，未见新生脓肿。夜寐饮食自调，二便自如，舌淡，苔薄脉弦。此时治应以益气养阴为主，清热解毒为辅。故在上方中去瓜蒌仁、蒲公英、皂角刺，乳香、没药，加党参 5g、山药 6g、沙参 5g、黄精 5g、生地黄 5g，清水煎服，外用同上。

四诊：继服上方 10 剂，脓肿全部消退，基本痊愈。半年后随访未复发。

案例点评：本案例患儿系先天禀赋不足，脾虚健运失常。湿热内蕴，复感邪毒，毒热郁阻经络，气血瘀久化热，热盛肉腐而成。由于病情迁延不愈，导致正气愈虚，邪气恋而不尽。故治宜清热除湿，扶正排毒。方中以金银花、野菊花、冬葵子、地丁草、蒲公英、连翘来清热解毒，凉血通瘀，燥湿除烦；当归、赤芍、白芷、浙贝母、皂角刺来活血透脓，散结化瘀；夏枯草、陈皮、泽泻、天花粉清热除湿，平肝解毒散结；生黄芪、茯苓、白术、当归益气养血，健脾除烦，使"正气内存，邪不可干"。后期加上益气养阴之品沙参、党参、黄精、生地黄等药品，是减少复发的关键之法。诸药合用，就会收到扶正托毒、清热除湿益气养阴之功效。

此外，本病除治疗外，还应注意头部的卫生，勤于洗涤，切勿挤压。患病期间禁食辛辣刺激物及发物；采用综合防治措施，方可痊愈并预防复发。

病案2

孙某，男，47岁，2000年5月15日初诊。

现病史：臀部常起疖肿已3年。患者3年前，臀部经常有小瘰或小疱，略觉发痒，触之刺痛，旋即红肿硬结，基底潮红疼痛，渐即破溃，有脓性分泌物。发作时常用青霉素、链霉素肌内注射，或红霉素、头孢菌素等口服，局部用四环素软膏、莫匹罗星软膏等治疗，不久就消退，但均未控制根除。常常一处将愈，他处又发，屡次复发，从未超过半个月，如此缠绵至今已达3年之久。每次发作时有不同程度发热恶寒、患处功能障碍等症状，伴口干时有，夜寐一般，饮食尚可，大便时偏干，小溲自如。臀部双侧皮肤疖肿，大小十余处，有的已溃烂化脓，表面有脓性分泌物，有的硬结发红，中央有脓点，有的米粒大小红肿突起。检查血糖正常，分泌物培养有链球菌和四联球菌生长。患者体质虚弱，面色萎黄，舌质暗红，苔薄白，脉沉细。

中医诊断：坐板疮。

西医诊断：多发性疖肿。

辨证：湿热下注，蕴而成毒。

治法：清热解毒，祛湿消疮，活血止痛。

处方：自拟清解燥湿汤加减。

金银花 15g	皂角刺 9g	当归 6g	白芷 6g
土茯苓 18g	薏苡仁 30g	蜂房 6g	车前草 15g
炮山甲 5g	乳香 3g	没药 3g	白鲜皮 15g
生黄芪 10g	白术 12g	丹参 15g	赤芍 15g
野菊花 12g	木瓜 9g		

14剂清水煎服，每日1剂，每剂分早晚两次，饭后1小时送服。

外用：大成散膏敷患处，早晚各换药1次。换药前以清热解毒，燥湿收敛之龙胆草45g、地榆45g、艾叶15g、蒜秸5根煎汤熏洗患处，每日1次。

二诊：内服外洗14剂后，臀部疖肿大部分脓出肿消痛止。其中在服药1周时右臀部又起疖肿2个。继服药外洗后，很快就消退。体质亦见改善好转，面色转淡红，余无它见。方药已见效，宜守前法去炮山甲、乳香、没药、加党参12g、生地黄12g、北沙参12g，继服14剂，外用药同上，外洗改每周2次。

三诊：臀部皮损干燥脱痂，肿消痛止。但仍有残留少数表浅的粟粒大结节。余无他见。追服上方7剂。外用改用金黄散调蜜水外敷患处，每日1次。

四诊：患者来院复查，臀部疖肿全部消退，恢复正常而告愈。

案例点评：本例因治疗不力致使湿热之毒邪流窜，凝滞肌肤经络之间久而不去，必耗伤阴血。故治疗上应注意正邪关系。攻伐过胜则正气更伤，邪不得去，腐肉不去，新肉不生；扶正过胜则又助湿毒化火而加重病情。方中以蜂房之祛风定痉、解毒疮、散肿定痛等作用，对未成脓者消散，使已成脓者自溃，使已溃者拔毒生肌，以促进创口早日愈合，既可内服、又可外敷。与金银花、野菊花、白鲜皮配伍，除湿清热解毒、消痈疮肿毒更显著。土茯苓、薏苡仁、车前草除湿解毒散瘀，利水消肿。黄芪、白术健脾益气，扶正以祛邪；丹参、赤芍活血化瘀，助黄芪、白术共达托里生肌之效。炮山甲、皂角刺、白芷、乳香、没药、当归等配伍使用，除具活血定痛、拔毒消肿排脓功效外，并可调和气血、祛湿，能迅速改善皮肤微循环有效血流量，是加促痊愈的因素。更用木瓜除湿引药下行而至病所。诸药合用共奏清热解毒、祛湿消疮、活血止痛、益气养血，托里生肌之效果。所以坐板疮得以痊愈。

（五）临证经验

闽山昙石中医皮科流派对于疖病的诊治有其独到的见解，总的可以归纳为以下三个方面。

1. 清热解毒是治疗的基本大法

中医学认为疖是由于内蕴湿热，外感毒热之邪，热毒不得外泄，阻于肌肤而发。湿热毒邪不去，久则耗气伤阴，正气日虚，无力托毒外出，使疖反复发生，而成疖病。在治疗早期，清热解毒是最基本的治疗大法。在药物的选择上，依据红肿热痛程度，选择不同强度的清热解毒药物。五味消毒饮、黄连解毒汤、仙方活命饮等均为常用方剂。如脓性结节明显，在此类解毒药的基础上常加入白花蛇舌草、草河车、土茯苓等解毒之品，协同治疗；红肿明显，宜加入利湿消肿的药物，如赤小豆、冬瓜皮、茯苓皮等；皮疹鲜红或灼热明显，治疗须加入清热凉血之品，如赤芍、牡丹皮、紫草、水牛角等。

2. 活血透脓是治疗的重要环节

疖与疖病一旦成脓，透脓外出是缩短疗程、加速痊愈的重要步骤。促破促溃也是中医治疗疖病的特色。在治疗中，一旦认识到疖肿不能消散吸收，即须要透脓外出，以利于痊愈。当脓液排出后，疖病一般会很快痊愈。在用药上，活血透脓是常用的手段。药物有红花、桃仁、浙贝母、地龙、白芷、皂角刺、乳香、没药等，可酌情使用。

3. 益气养阴是减少复发的关键

名老中医均认为疖与疖病的发病原因是湿热火毒，壅滞肌肤，阻塞气血，化腐成脓而发，日久耗气伤阴，致反复发作。疖病多见于老年人，或有慢性病、阴虚内热或气阴两虚，纯用清热解毒，虽可取效于一时，但不能解决复发问题，应以益气养阴为主，清热解毒为辅。治疗原则首推益气养阴，扶正培本。常用生黄芪、太子参、党参、白术、茯苓、山药等益气固本，生地黄、玄参、天冬、麦冬、女贞子、枸杞子、天花粉、何首乌、沙参、黄精、山茱萸等养阴培本。在人体正气得到康复后，酌情可加入祛邪的黄连、黄芩、蒲公英、紫花地丁、野菊花、金银花、连翘、白花蛇舌草等药物方能奏效。

（六）零金碎玉

闽山昌石中医皮肤科流派对疖及疖病有丰富的临床经验，在长期的诊疗中总结出一套内外兼治的治疗方法，充分发挥中医扶正祛邪、标本兼顾的优势。这里主要介绍它治疗本病时使用对药的临床经验及特点。

1. 紫花地丁、蒲公英

（1）单味功用：紫花地丁，味苦、辛，性寒，入心、肝经，能清热解毒、凉血消肿。蒲公英，其味苦、甘，性寒，入肝、胃经，能清热解毒、消肿散结、利湿通淋。

（2）伍用经验：紫花地丁为治疗血热内盛、痈肿疮毒、红肿疼痛的常用药物；而蒲公英既能清解火热毒邪，又能泄降滞气，为清热解毒、消痈散结之佳品。二药相伍，清热解毒、散结消肿之力增强，可用治一切化脓性炎症。

2. 金银花、连翘

（1）单味功用：金银花，味甘，性寒，入肺、心、胃经，能清热解毒，疏风散热。连翘味苦，性微寒，入肺、心、小肠经，能清热解毒，消痈散结，疏散风热。

（2）伍用经验：金银花质地轻扬，气味芳香，既能清气分之热，又能解血分之毒，为治疗内外痈的常用药；连翘既能解疮毒，又能消散痈肿结聚，素有"疮家圣药"之称；二药合用，除了能清热解毒外，尚能消肿散结之痛。

3. 黄芪、知母

（1）单味功用：黄芪，味甘、性微温，入脾、肺经，能健脾补中，升阳举陷，益卫固表，利尿，托毒生肌。知母，味甘、苦，性寒，入肺、胃、肾经，能清热泻火，生津润燥。

（2）伍用经验：黄芪甘温，善补气生血、扶助正气，既能托脓毒外出，又能生肌敛疮；知母苦寒，既升又降，养肺胃之液，润肾燥。二药相伍，一温一凉，温补凉润，相辅相成，适用于正虚毒恋型疖病。

第八节　斑秃

（一）疾病认识

斑秃是一种精神因素主导，与自身免疫相关的非瘢痕性毛发脱失疾病，以头发突然发生斑块状成片脱落，脱发区皮肤正常，无自觉症状为特征。头发全部脱落称为全秃，全身毛发均脱落则称为普秃。本病可发生于任何年龄，以青壮年为多见，男女均可发病。

中医古籍称本病为"油风""鬼剃头""油风毒""鬼薙刺"等。早在《黄帝内经》即已有相关论述，如《素问·五脏生成论》："肾之合骨也，其荣发也，其主脾也。"《诸病源候论》："足少阴肾经之经也，其华在发，冲任之本脉为十二经之海……若血盛则荣于须发，故须发美；若血气衰弱，经脉虚竭，不能荣润，故须发薄。"《外科正宗·油风》："油风乃血虚不能随气荣养肌肤，故毛发根空，脱落成片，皮肤光亮，痒滞如虫行，此皆风热乘虚攻注而然。"《医宗金鉴·外科心法要诀》："此证毛发干焦，成片脱落，皮红光亮，痒如虫行，俗名鬼剃头。由毛孔开张，邪风乘虚袭人，以致风盛燥血，不能荣养毛发。"综上，发之营养来源于血，但发的生机源于肾，精血同源，故本病的发生与肝、肾、气血等因素相关。

闽山昙石中医皮肤科流派中亦认为引起本病的原因较多，其中台江陈氏认为本病为血虚肾亏，外邪侵袭，风盛血燥，发失所养所致。萧氏认为本病病位虽在毛发，但与五脏关系密切。首先肝藏血，发为血之余；肾藏精，其华在发；肝肾不足，精血亏虚，无以上荣头发。其次脾胃为后天之本，气血生化之源；脾胃失健，生化乏源，气血亏虚则发失所养。最后心主血脉，而肺朝百脉、主治节、主皮毛，且能助心行血；若心肺功能异常，血行不畅，气血瘀滞则头发失荣，故五脏受损皆可致本病。陈鳌石陈老提出在临床上脱发主要为虚与湿热，脏腑虚弱和血瘀，易使毛发失去滋养；血热易损耗阴血，毛发得不到濡养而脱落；湿热内蕴，循经上扰，易致濡养不足，头发油腻，且随着社会发展、工作节奏、生活方式等外部环境的变化，不仅仅是由虚而致，更是由于精神压力的增加以及饮食的失衡所导致的一种虚实夹杂的脱发病证。

（二）辨证思路

闽山昙石中医皮肤科流派认为本病有虚实之分，血热、血瘀所致者多属实证；肝肾不足、气血两虚者多属虚证。故实证当以清热通瘀为主，血热清则血循其经，血瘀祛则新血易生；虚证以补摄为要，精血得补则毛发易生。并选用适当的外治或其他疗法以促进毛发生长。另外，萧氏认为本病虚实之间亦可相互转化，如证属血瘀者，日久瘀血不去，新血不生，可由实转虚；又如证属心脾两虚者，气血亏虚日久，血行不畅而致气虚血瘀，则因虚致实。陈鳌石陈老提出治疗脱发时，养血生发可贯穿始终，根据证型的不同，或养肝肾之阴，以生阴血；或补后天脾胃，使气血生化有源，另外对于兼症则可随证加减。

（三）治疗方案

（1）血热风燥型

症状：突然脱发成片，偶有头皮瘙痒，或伴头部烘热，心烦易怒，急躁不安；舌质红，苔薄，脉弦。

辨证：血热生风，风热上攻，发失所养。

治法：凉血息风，养阴护发。

处方：四物汤合六味地黄汤加减。

生地黄 20g	玄参 20g	当归 15g	赤芍 10g
川芎 10g	牡丹皮 10g	茯苓 10g	泽泻 10g
山药 15g	山茱萸 10g	白鲜皮 9g	炙甘草 6g

加减：若风热偏胜，脱发迅猛者，可加天麻、黑橹豆，或以神应养真丹加减；瘙痒明显者，加白鲜皮；头部烘热者，加地骨皮；烦躁易怒者，加栀子。

分析：过食辛辣炙煿，或情志抑郁，可化火耗伤阴血，血热生风，风热上窜巅顶，气血失和，发失所养，故突然脱发成片，头皮瘙痒，头部烘热；肝郁化火则心烦易怒，急躁不安；舌红、苔薄、脉弦为血热风燥之象。

（2）气滞血瘀型

症状：病程较长，头发脱落前先有头痛或胸胁疼痛等症；伴夜多噩梦，烦热难眠；舌质暗红，有瘀点、瘀斑，苔薄，脉沉细。

辨证：气机不畅，血行瘀滞，发失所养。

治法：通窍活血，祛瘀生发。

处方：通窍活血汤加减。

当归 15g	赤芍 12g	川芎 9g	红花 3g
香附 9g	茜草 12g	泽兰 12g	牛膝 15g

侧柏叶 15g 　　　炙甘草 6g

加减：头痛者，加白芷、藁本、天麻；胸胁疼痛者，加郁金、柴胡、延胡索；烦热难眠多梦者，加栀子、丹参。台江陈氏巧用通窍活血汤加减，以赤芍、桃仁各 9g，川芎、红花各 3g，老葱切碎 3 根，鲜姜 9g，红枣去核 7 个，白芷（后下）3g。将上药煎后，加黄酒 150g 煎沸，每晚睡前服，借酒性上行、葱姜发散之力，可以上达巅顶，以润肌肤；白芷芳香宣窍、润泽肌肤，祛头面皮肤之风。

分析：忧思郁结气滞、跌仆或久病成瘀，阻滞于头窍胸胁，故病程较长，头发脱落前先有头痛或胸胁疼痛等症；气滞血瘀，发失所养，故头发脱落；瘀滞郁热，内扰心神，故伴夜多噩梦，烦热难眠；舌有瘀斑、脉沉细为气滞血瘀之象。

（3）气血两虚型

症状：多在病后或产后头发呈斑块状脱落，并呈渐进性加重，范围由小而大，毛发稀疏枯槁，触摸易脱；伴唇白，心悸，气短懒言，倦怠乏力；舌质淡，舌苔薄白，脉细弱。

辨证：气血亏虚，精血不足，发失所养。

治法：益气补血，养血生发。

处方：八珍汤加减。

黄芪 20g	当归 10g	川芎 12g	熟地黄 20g
白芍 12g	党参 20g	白术 15g	茯苓 15g
陈皮 9g	炙甘草 6g		

加减：乏力、气短明显者，加黄芪；神志不安者加五味子、首乌藤。

分析：病后产后，气血虚弱，发失所养，故头发呈斑块状脱落，并呈渐进性加重，范围由小而大，毛发稀疏枯槁，触摸易脱；血虚，心失所养则心悸；气虚则气短懒言，倦怠乏力；唇白、舌淡、脉细弱为气血两虚之象。

（4）肝肾不足型

症状：病程日久，平素头发焦黄或花白，发病时呈大片均匀脱落，甚或全身毛发脱落；伴头昏，耳鸣，目眩，腰膝酸软；舌质淡，苔薄，脉细。

辨证：肝肾亏损，精不化血，发失所养。

治法：滋补肝肾，养阴生发。

处方：七宝美髯丹加减。

制首乌 15g	牛膝 12g	补骨脂 15g	茯苓 12g
菟丝子 9g	当归 15g	女贞子 12g	墨旱莲 15g

枸杞子 12g　　　炙甘草 6g

加减：头晕耳鸣者，加天麻；腰膝酸软者，加杜仲、桑寄生；阴虚火旺、潮热遗精者，加知母、黄柏，或可配合杞菊地黄丸、知柏地黄丸；阴虚心神不交者，可配合补心丸或柏子养心丸。

分析：禀赋不足，或劳损久病，致肝肾不足，精血亏虚，发失滋荣，故平素头发焦黄或花白，发病时呈大片均匀脱落，甚或全身毛发脱落；肝肾不足，清窍、筋络失养，故头昏、耳鸣、目眩、腰膝酸软；舌淡、苔剥、脉细为肝肾不足之象。

（四）典型案例

病案 1

徐某，女，31 岁，2010 年 7 月 17 日初诊。

现病史：患者自 2008 年 7 月初开始无意中发现头部小片头发脱落，嗣后日渐加重，由初时梅大发展为大片如李如桃大，呈圆形或椭圆形脱落，无自觉症状，自用生姜外搽效果不明显。到某医院皮肤科诊治时，诊断为斑秃，并配给中西药物内服及多种乙醇制剂外搽，效果均不理想。脱发已 2 年，现眉毛、睫毛也开始脱落，伴口干微有，心情懊恼，忧郁不舒，夜寐欠宁，梦多，倦怠无力，饮食不香，二便尚可。月经错后。余无不适，遂来本院门诊诊治。现头发及眉毛、睫毛约 2/3 已脱落，头皮发亮，可见散在小白毳毛，残存之毛发稍触动即可脱落，舌质淡红，苔薄白，脉细弦。

中医诊断：油风。

西医诊断：斑秃。

辨证：肝肾不足，精血不荣。

治法：补益肝肾，养血生发。

处方：自拟首乌侧柏生发汤加减。

何首乌 18g	生地黄 15g	熟地黄 15g	黑芝麻 15g
墨旱莲 15g	女贞子 12g	当归 9g	侧柏叶 15g
首乌藤 18g	合欢皮 15g	茜草 9g	紫草 15g
姜黄 6g	白鲜皮 12g	川芎 9g	菊花 12g
柴胡 5g	制香附 5g		

30 剂，清水煎服，每日 1 剂，每剂分 2 次，早晚饭后半小时至 1 小时各送服 1 次。

外用：侧柏合剂，用来外涂擦患处，每天早晚各 1 次，每次涂擦时按摩 1

分钟，再用头梳，梳头两分钟。如果时间允许的话，也可以把内服药渣三煎后隔日外洗1次头发，能改善头皮微循环，增加血流量，促进头发新陈代谢，营养发根。

二诊：服药和外治1个月后，脱发停止，过去脱落处已有少许毳发新发生长，效不更方，治宜守前法照上方继服2个月，服法同上，外用照旧。

三诊：经服上方3个月后，脱发区长出细软黑发，并渐渐增多，眉毛、睫毛新发已长，恢复正常。精神、睡眠、饮食均有好转，患者信心大增，治仍守前法稍作加减追之。照前方去茜草、紫草、姜黄，白鲜皮，加入生黄芪15g、山药15g、茯苓15g、黄精12g等益气健脾、滋阴填精之品，继服60剂，外用照旧。

案例点评：本案例系由多种原因导致精血不能畅荣毛发所致。追其源盖因肾藏精，其华在发，肝藏血，发为血余之余，是以脱发与肝肾二脏关系最为密切，当为临床调护之重点。肖老根据其病机特点，故方中以何首乌、生地黄、熟地黄、黑芝麻入肝肾两经，滋补肝肾，生精养血，为生发乌发之要药；女贞子、墨旱莲为二至，甘凉而养阴血、补肝肾，乌须发助养血生发之能；当归祛瘀生新，养血活血，以其温通之性，以助滋养药物畅荣毛发；侧柏叶为"补阴之要药"，其性多燥，久得之，最益脾土，大滋其肺，有凉血活血疏风清热解毒之功，能生须发，并可防前药过于阴柔滋腻碍脾之弊，古今多用此药治疗脱发；茜草、紫草凉血活血；姜黄、白鲜皮活血行气止痒消风，血行风自灭，故可起到促进毛发生长的功效；首乌藤、合欢皮镇静、宁心安神；川芎行气，上行头目，引药入经；菊花疏肝清热，引药上行头部；柴胡、制香附疏肝解郁，活血化瘀。诸药合用，共奏祛风活血，疏肝理气，滋养肝肾，补益精血，养血生发的作用，所以取得了满意的疗效。与外用药内外同治，改善头皮血液循环，促进机体新陈代谢，调整内分泌系统，增加人体免疫功能，从而达到乌发、生发的治疗目的。

病案2

林某，女，36岁。2011年7月9日初诊。

现病史：患者近半年来出现脱发量明显增加、头发稀疏、初起可见数个绿豆大小脱发区、无明显瘙痒等自觉症状。就诊于当地医院，诊断为斑秃，并配给西药内服外擦，未见明显改善。脱发区数量逐渐增多，并扩大为黄豆至硬币大小。伴面色苍白，倦怠无力，经期延长，经血滴沥，点滴不尽，夜寐多梦，倦怠乏力，饮食二便尚可。检查见头发稀疏，可见数个黄豆至硬币大小脱发区，未见新生毳毛，脱发区周围毛发稍触动易脱落，舌淡苔白，脉细。

中医诊断：油风。

西医诊断：斑秃。

辨证：气血两虚。

治法：补益气血，调经生发。

处方：阿胶 10g　　女贞子 20g　　墨旱莲 20g　　五味子 10g

　　　远志 10g　　合欢皮 20g　　生龙骨 30g　　生牡蛎 30g

　　　紫草 15g　　珍珠母 60g

水煎服，日两次。

二诊：服上方 10 剂，经血量多，发仍易脱。予养血生发，调经安神。方予何首乌 30g，生黄芪 30g，黄精 15g，生龙骨 30g，生牡蛎 30g，百合 20g，茯神 10g，女贞子 15g，墨旱莲 15g，桑椹 15g，枸杞 10g，山茱萸 15g。

三诊：服上方 20 剂，项后肤痒，脱发有所改善。予凉血止痒，养血生发。方予何首乌 30g，生地黄 15g，女贞子 18g，墨旱莲 18g，蝉蜕 6g，白蒺藜 15g，牡丹皮 15g，白芍 12g，苄环干 15g，白鲜皮 15g。

四诊：服上方 5 剂，头皮瘙痒，脱发减轻，经量多变为滴沥，少腹痛。予凉血止痒、养血安神巩固疗程。方予何首乌 30g，生地黄 30g，苄环干 15g，白鲜皮 15g，蝉蜕 6g，白蒺藜 10g，蛤蟆干 6g，牡丹皮 15g，肉泥根 30g，紫背天葵 10g，紫草 15g。7 剂，水煎服。

案例点评：本病患者频繁脱发，伴有经血滴沥问题，陈老以为，患者经血滴沥，倦怠乏力为气不摄血，长期失血，导致气血亏虚。《诸病源候论》指出："冲任之脉，为十二经之海，谓之血海，其别络上唇口，若血盛则荣于须发，故须发美；若血气衰弱经脉虚竭，不能荣润，故须发秃落。"以上皆说明毛发的生长有赖于气、血、精。故患者脱发与其经期经量关系密切。陈老初诊仅用少量滋阴之品，而侧重使用五味子、龙骨、牡蛎等收敛之药，意在减少经血滴沥而致的气血亏虚，后再以气血双补为治疗大法，经过数次加减，取得了良好治疗效果。

（五）临证经验

闽山昙石中医皮肤科流派在斑秃诊治过程中，强调掌握如下三个要点。

1. 辨明病位

斑秃是临床常见的皮肤病，根据中医学脏腑理论毛发的生长，主要和肝、肾、肺有关。肝藏血，发为血之余；肾藏精，其华在发；肺主一身之气，主皮毛。但由于脾胃是后天之本，是气血生化之源，毛发的生长主要依赖于气血精微，而这些物质都要通过脾胃的运化功能来产生；心为五脏六腑之大主，心动则五脏六腑皆摇。所以说，毛发生长的营养和动力直接来源于肝血和肾精，间接来源于脾胃运化的水谷精微，并且依赖心主血、肺朝百脉的功能将这些营养物质运输到全身。

2. 辨明虚实

临床上对本病的治疗应抓住肾虚精血不足这个根本，辨别虚实。油风病有实，有虚，有虚实夹杂或本虚标实，而虚证为多，论治中应灵活掌握。急者治其标，治疗多偏泻实为主，可选用清热、疏肝、理气、活血、祛瘀等治法，以治其标；缓者多偏补虚为主，可选用补气、养血、滋肝、益肾、健脾、益胃等治法以治其本，缓缓图之。治疗时，更应注重中医学整体观念的基本特点，辨证施治，充分有效地发挥脏腑之间的相互制约、相互资生、相互协调平衡的作用（效应），以达到最终的治疗目的。

3. 从血论治

从血论治应注意血热、血瘀、血虚三个病机，并重视活血化瘀，重视整体疗法。以滋补肝肾、养血消风、益气养血、理气活血、凉血消风等内治法为主，重在治本；以外搽、熏洗、湿敷、针灸、按摩等外治法为辅，重在治标；内外结合，急则治标，缓则治本，各取所长，标本兼治。

王清任在《医林改错》的通窍活血汤中提出血瘀为脱发的重要原因后，后世医家多从之，活血化瘀成为治疗脱发的一个重要原则。瘀血导致脱发可从两方面理解，瘀血既是发病之因，亦为发病之果。中医学认为瘀血不去，新血不生，瘀血阻滞了气血精微的转输，使毛囊局部失养，故毛发脱而不生。而瘀血的产生可源于外伤、气滞、气虚、血热、血虚、湿热等，所以在治疗中不仅要活血化瘀，还要注重瘀血产生的原因，从本论治。气虚致瘀者加益气药，气滞致瘀者加行气药，血热致瘀者宜凉血散血等。中医学认为久病入络，对于严重脱发（如普秃、全秃）及病程长的脱发，更应注重活血化瘀，并宜加用通络之品，如地龙、僵蚕、全蝎、蜈蚣等。针灸治疗脱发多注重局部选穴，或用梅花针治疗，其目的主要是调和气血及活血化瘀。外用药中应用酒类或辣椒类刺激药物，其目的也是促进血液运行。通窍活血汤原方煎服法用黄酒半斤，其目的还是促进血行，因为酒为辛散之品，善通血脉。汪昂说："用为向导，可通行一身之表，行药至高之分。"

总之，脱发证虽见证多端，但以肝肾不足为本，血瘀、血热、湿热为标。故在治疗时急则治其标，先以活血化瘀、清热凉血祛风、清热除湿祛其标实之证；再以滋补肝肾、养血益气治其本，缓缓图之。

（六）零金碎玉

闽山昙石中医皮肤科流派对斑秃的治疗有其独到的见解，在临证中采用内外合治的治疗方法，既可有效地控制病情，又能促进新发的生长。在药物上选择亦有考究，多使用入肝肾之经的药物，从而可以直达病位，补得其所。这里介绍治疗本病时常用的中药配伍。

1. 侧柏叶、生姜

（1）单味功用：侧柏叶，味苦、涩，性寒，入肺、肝、脾经，能凉血止血，化痰止咳，生发乌发。生姜，其味辛，性微温，入肺、脾、胃经，能解表散寒，温中止呕，温肺止咳。

（2）伍用经验：现代临床研究表明，生姜汁中含有姜辣素、姜烯油等成分，这些成分能促进血液循环及血管扩张、毛孔舒张。侧柏叶善生发乌发，二药配伍外搽，可温通血脉，血行通畅则气血可上荣于发。若搭配使用梅花针，生发效果更佳。

2. 女贞子、墨旱莲

（1）单味功用：女贞子，味甘、苦，性凉，入肝、肾经，能滋养肝肾、乌须明目。墨旱莲，味甘、酸，性寒，入肝、肾经，能滋补肝肾，凉血止血。

（2）伍用经验：女贞子与墨旱莲虽皆为补阴药物，但其皆可通过补益肝肾而生精养血、助生发。正如《本草纲目》中记载："女贞子，强阴，健腰膝，变白发，明目。"又如《新修本草》："汁涂发眉，生速而繁。"故二药相须为用，互相促进，乌须生发之力增强，尤宜于肝肾阴虚型斑秃。

3. 制首乌、白蒺藜

（1）单味功用：何首乌味苦、甘、涩，性微寒，入肝、肾经，本品制用能补益精血，生用能解毒、截疟、润肠通便。白蒺藜味苦、辛，性微温，入肝经，本品既可平肝疏肝，又能祛风明目。

（2）伍用经验：制首乌养血益肝，固精益肾，乌须发；白蒺藜性升而散，专走头目，通络止痛。首乌善补，以守为主，白蒺藜辛散温通，以走为要。二药合用，一守一走，相互制约，相互为用，适用于斑秃伴头皮瘙痒者。

第九节　白癜风

（一）疾病认识

白癜风亦名曰"白驳风"，是一种后天性局限性或泛发性的皮肤黏膜色素脱失症。本病是由于皮肤黑色素细胞减少或缺失而引起的，影响美容，易诊而难治的常见多发皮肤病。人群中至少有1%~2%的人有患白癜风。本病常始于夏季，可发生在任何年龄，但多发于青年。可单发或泛发，全对称或不对称发病，形态各异，大小不等，数目不定为其特征。病程缓慢，不易治愈。

中医古籍称本病为有"白处""白毋奏""龙舐""白癜""白癜风""白驳""白驳风""白定""白点风"等。中医学认为，七情内伤，肝气郁结，气机不畅，复感风邪，搏于肌肤，令气血不和，瘀血阻络，血不滋养肌肤可发为本病。七情内伤，风邪外袭是本病的诱发因素；肝肾不足，脉络阻滞为本病病机特点。

风邪相搏、气血失和、脉络瘀阻，致肌肤失养，褪色成白斑，如《太平圣惠方》曰："夫肺有壅热，又风气外伤于肌肉，热与风交并，邪毒之气伏留于腠理，与卫气相搏，不能消散，令皮肤皱生白点。"《诸病源候论·瘿瘤等病诸候·白癜候》中有"……此亦是风邪搏于肌肤，血气不和所生也"。王肯堂的《证治准绳·疡医》："夫白驳者，是肺风流注皮肤之间久而不去所致。多生颜面，点点白斑，但无疮及不瘙痒，不能早疗，即便浸淫也。"《医宗金鉴·外科心法要诀》："此证自面及颈项，肉色忽然变白，状如斑点，亦不痛痒，由风邪搏于肌肤，致令气血失和。施治宜早，若因循日久，甚者遍及全身。"《普济方》："白癜风是有壅热，风邪乘之，风热相并传流营卫，壅滞肌肉久不消散，故成此也。"

闽山昙石中医皮肤科流派认为此病初发多因正气不足，感受外邪侵袭所致。病久则入里，影响脏腑，其主要影响肝肾。而气滞血瘀的病机贯穿始终。总之，白癜风的病因病机，以风湿侵袭为标，肝肾阴虚为本，久则气血瘀滞。

（二）辨证思路

白癜风的病机特点是肝肾亏虚，气滞血瘀，气血失和，不能濡养肌肤。病位在肝、脾、肾。病程短，发病和精神情绪有关，时有瘙痒者为肝郁气滞证；病程长，白斑色白如瓷，泛发全身或发于肝肾经络循行部位者为肝肾不足证；病程长，白斑少而局限，舌暗有瘀斑者为气血瘀滞证。根据白癜风疾病分期，进行期治疗以祛风除湿、活血解毒为法；缓解期治疗以补益肝肾、活血通络为原则。在辨证过程中要抓住"气滞"和"风邪"这两个主证。闽山昙石中医皮肤科流派采用中医疗法治疗本病，以调和气血为治疗大法，在临床治疗中取得了明显的疗效。

（三）治疗方案

（1）肝郁气滞型

症状：皮损呈乳白色圆形或椭圆形，数目多少不定，可局限也可散发，边界可不清，亦可呈节段性分布；患者发病前体质较弱或有精神刺激，心烦易怒，胸胁胀痛，夜眠不安，女子月经不调。舌淡红，脉象弦滑。

辨证：肝气郁结，外感风邪，搏于肌肤，气血失和。

治法：活血祛风，疏肝解郁，补肾养血。

处方：

川芎 6g	当归 6g	生地黄 15g	赤芍 15g
何首乌 15g	丹参 12g	桃仁 9g	沙苑子 15g
白芷 6g	防风 9g	乌梢蛇 6g	柴胡 6g
郁金 12g	墨旱莲 18g	女贞子 18g	

加减：心烦易怒、口苦咽干，加牡丹皮、栀子；月经不调，加香附、益母草；胸胁胀满不舒，加川楝子、紫苏梗；发于头面，加蔓荆子、菊花；发于躯干，加枳壳；发于下肢，加木瓜、川牛膝。

分析：本病属肝气郁结，外感风邪，搏于肌肤，气血失和所致。法当活血祛风，疏肝解郁，补肾养血。故方中以川芎、当归、生地黄、赤芍、何首乌、丹参、桃仁养血而行血中之气，具行气活血化瘀之效。沙苑子、白芷、防风三药具祛血中之风之效，使阻滞之经脉畅通，且沙苑子亦能补肝肾；乌梢蛇祛风通络，以协助他药活血化瘀，通经活络；柴胡、郁金疏肝解郁；补骨脂补肾消白增色；墨旱莲、女贞子补阴液，益肝肾，与何首乌相配亦能生精补血，养阴血而不滋腻。

（2）肝肾不足型

症状：平素体虚或有家族史，白斑局限于一处或泛发各处，静止而不扩展，境界清楚，边缘整齐；伴头晕耳鸣，失眠健忘，腰膝酸软。舌淡无华，脉细无力。

辨证：肝肾不足，营血亏虚，肌肤失于濡养。

治法：滋补肝肾，养血祛风。

处方：

熟地黄 15g	山茱萸 15g	牡丹皮 10g	山药 15g
鸡血藤 9g	补骨脂 9g	首乌藤 15g	女贞子 30g
墨旱莲 30g	枸杞子 15g	当归 10g	蒺藜 10g
防风 9g			

加减：神疲乏力者，加党参、黄芪、白术；腰背酸楚者，加杜仲、桑寄生、续断；妇女伴有崩中下血者，加阿胶；男子遗精者，加生龙骨、生牡蛎。

分析：此型多见于肝肾亏虚，或亡精失血者。墨旱莲、女贞子、熟地黄、补骨脂、山茱萸、枸杞子、山药滋补肝肾，填精补髓。用当归、牡丹皮、鸡血藤养血活血。用首乌藤、蒺藜、防风祛风通络。全方共奏滋补肝肾，养血祛风之功。

（3）气滞血瘀型

症状：白斑局限一处或泛发全身，或有外伤、跌仆史，病程久长。白斑呈地图形、斑片状，境界清楚而易辨，局部可有刺痛。舌质紫暗有瘀点或瘀斑，脉涩滞。

辨证：气滞血瘀。

治法：行气活血，祛风通络。

处方：

赤芍 6g	川芎 6g	桃仁 12g	红花 9g
生姜 9g	大枣 7 枚	老葱 3 根	麝香（包）0.15g
丹参 15g	郁金 9g	香附 9g	当归 9g

加减：跌仆损伤后引发者，加乳香、没药；局部刺痛者，加姜黄；发于下肢者，加川牛膝、威灵仙；发于上肢者可加桑枝；病程日久者，加苏木、蒺藜、补骨脂、全蝎。

分析：此型多由跌仆损伤，或化学烧伤，使气机郁滞，络脉瘀阻，毛窍闭塞，肌肤腠理失养所致。方中赤芍、川芎、郁金、香附行气活血，桃仁、红花、丹参、当归活血通络，葱、姜通阳，麝香开窍，佐以大枣缓和芳香辛窜药物之性。全方共奏行气活血，祛风通络之功。

（四）典型案例

病案 1

冯某，女，28 岁，2002 年 6 月 5 日初诊。

现病史：患者在 3 年前与男朋友争吵分手后，一段时间出现心情不畅，心烦性急，夜寐欠宁，饮食略减，二便尚可等症状，继之洗澡受风后，右额、颧部、右颈及背腋等处起白斑如钱币大小，部分有微痒感。曾在某医院诊断为白癜风，服中药汤剂及外涂擦白灵酊后，症状时轻时重，但未控制住。近半年多来，白斑扩大，头晕心烦、夜寐欠宁、梦多、纳呆等症有所加强，二便尚可，腰酸，并伴月经不调。右额颧部、颈部及背腋等处皮肤可见散在 8 片大小不等、形状不规则的色素脱失斑，中心有绿豆大小的色素岛，边界清楚，周围有色素沉着晕，头、颈、背、腋部其他皮肤正常，舌质暗红，苔薄白，脉弦滑。

中医诊断：白驳风。

西医诊断：白癜风。

辨证：肝气郁结，外感风邪，搏于肌肤，气血失和所致。

治法：活血祛风，疏肝解郁，补肾养血。

处方：

川芎 6g	当归 6g	生地黄 15g	赤芍 15g
何首乌 15g	丹参 12g	桃仁 9g	沙苑子 15g
白芷 6g	防风 9g	乌梢蛇 6g	柴胡 6g
郁金 12g	墨旱莲 18g	女贞子 18g	

30 剂清水煎服，每日 1 剂，每剂分 2 次早晚饭后半小时至 1 小时各送服 1 次。

外用复方补骨脂酊（方组为补骨脂 60g，肉桂 15g，菟丝子 30g，白芷 30g，具有祛风利湿，补血温阳，活血消斑的作用）每日 2 次，用药每 2 周观察（测量）1 次皮损大小范围。

二诊：经过 1 个月治疗和外涂复方补骨脂酊剂后，白斑明显减退，中央色素岛扩大，自觉头晕眼蒙，心烦、心悸、夜寐欠宁、梦多纳呆、腰酸等症减轻，精神较振，效不更方，守方续服。照上方续服 30 剂，服法同上，外用药不变。

三诊：前后共服上方 60 剂及外搽复方补骨脂酊剂 60 天后，精神大有好转，其他伴见症状已无不适感，白斑 70% 基本消退，治宜守前法稍作变更。照前方去柴胡、郁金，加黄芪 18g、五加皮 12g，再服 30 剂，服法同上，外用药照旧以巩固疗效。门诊随访，3 个月来病无复发，身体恢复健康。

案例点评：肖老认为本患者慢性起病，为七情内伤，耗伤阴血，复感风邪，气血凝滞，毛窍闭塞，瘀阻经络，搏于肌肤，气血失和所致。证属肝气郁结，外感风邪。法当活血祛风，疏肝解郁，补肾养血。故方中以川芎、当归、生地黄、赤芍、何首乌、丹参、桃仁养血而行血中之气活血化瘀。沙苑子、白芷、防风三药具祛血中之风之效，使阻滞之经脉畅通，且沙苑子亦能补肝肾；乌梢蛇祛风通络，以协助他药活血化瘀，通经活络；柴胡、郁金疏肝解郁；补骨脂补肾消白增色；墨旱莲、女贞子补阴液，益肝肾，与何首乌相配亦能生精补血，养阴血而不滋腻；黄芪补气固表，与当归为伍能益气生血，五加皮祛风，且以皮走皮，有引诸药至皮肤之妙。

病案 2

金某，男，27 岁。2011 年 7 月 24 日初诊。

现病史：患者 5 年前无明显诱因出现腰部硬币大小白斑，无明显痒痛，未予重视及诊治，后白斑数量及面积逐渐增加，皮损延及躯干、下肢及面部，边界清楚，白斑淡红，皮损散在约硬币至鹅卵石大小，皮肤干燥、脱屑。常伴有腰膝酸软、潮热盗汗。夜寐欠宁，饮食、二便尚可。检查见右面部、腰背部及双侧大腿部等处皮肤散在大小不等、形状不规则的色素脱失斑，边界清楚，周围有色素沉着晕，其他皮肤正常，舌绛无苔，脉细数。

中医诊断：白驳风。

西医诊断：白癜风。

辨证：阴虚血热证

治法：凉血滋阴清热化斑。

处方：元参 30g　　　生地黄 30g　　　豨莶草 30g　　　何首乌 30g

牡丹皮 15g　　　赤芍 10g　　　白芍 10g　　　马齿苋 30g

板蓝根 30g。

二诊：服上方 7 剂。齿痕舌。予健脾胜湿。马齿苋 30g，土茯苓 15g，紫草 10g，白术 30g，白芍 12g，板蓝根 15g，生黄芪 15g，丹皮 15g，甘草 6g，薏苡仁 15g。

三诊：上方服 20 剂。齿痕舌渐清。予健脾胜湿。桑白皮 12g，地骨皮 12g，茜草 15g，紫草 15g，当归 10g，白术 15g，赤芍 10g，白芍 10g，豨莶草 15g，茯苓 15g，马齿苋 30g。

四诊：上方服 20 剂。脾虚湿重，阴部亦发。予健脾胜湿化斑。豨莶草 10g，紫草 15g，茜草 15g，苍术 10g，白术 10g，牡丹皮 15g，赤芍 15g，板蓝根 15g，浮萍 6g，地骨皮 15g，五味子 12g，薏苡仁 15g。

五诊：上方服 20 剂。苔浊。予健脾胜湿化斑。豨莶草 15g，水牛角 15g，生地黄 18g，桑叶 6g，枇杷叶 9g，桑白皮 15g，地骨皮 15g，丹参 10g，砂仁 6g，紫草 15g，茜草 10g，甘草 6g。

六诊：服上方 20 剂。白癜风经治已消退，予疏风解毒化斑。水牛角 15g，生地黄 30g，首乌 18g，紫草 10g，牡丹皮 15g，马齿苋 30g，豨莶草 15g，紫背天葵 10g，金银花 15g，甘草 6g。

七诊：上方服 20 剂。偶热时并发丘疹，唇红舌绛。予凉血清热化斑。水牛角 15g，生地黄 18g，赤芍 10g，白芍 10g，豨莶草 15g，天花粉 20g，马齿苋 20g，紫背天葵 10g，紫草 12g，紫花地丁 15g，板蓝根 15g，牡丹皮 10g。20 剂，水煎服。

案例点评：本例白癜风患者慢性起病，病程较长，症见腰膝酸软、潮热盗汗，舌绛无苔，脉细数，属阴虚血热之证，由肝肾不足，营血亏虚，肌肤失于濡养所致。陈老以生地黄、元参清热凉血滋阴，何首乌补肝肾、益精血。牡丹皮、赤芍清热凉血，马齿苋、板蓝根清热利湿，白芍养血敛阴。诸药共奏调和气血，滋阴清热凉血。后期患者脾虚湿盛之症明显，陈老予健脾利湿治之，以苍术、白术、薏苡仁等药健脾利水。

（五）临证经验

闽山昙石中医皮肤科流派认为中医对白癜风的诊治，应掌握如下四个要点：

1. 辨病位

白癜风的病机特点是肝肾亏虚，气滞血瘀，气血不能濡养肌肤，病位在肝、脾、肾。病程短，发病和精神情绪有关，时有瘙痒者为肝郁气滞证；病程长，白斑色白如瓷，泛发全身或发于肝肾经络循行部位者为肝肾不足证；病程长，白斑少而局限，舌暗有瘀斑者为气血瘀滞证。

2. 抓主症

在辨证过程中要抓住"气滞"和"风邪"这两个主症，在用药上以柴胡、枳壳、白芍疏肝柔肝，理气解郁；以白术、茯苓健脾益气；合用白附子、防风扶正祛邪；加用当归、香附、郁金、川芎、丹参、红花、坤草等活血散瘀。

3. 调和气血

乃本病的治疗大法，常用的法则有滋补肝肾，活血化瘀；疏肝理脾，活血祛风；益气活血，调和腠理；补益肺肾等。调和气血常用的药物有当归、川芎、香附、丹参、郁金、红花、黄芪等。滋补肝肾选何首乌、枸杞子、菟丝子、牛膝、生地黄、补骨脂等；疏肝理气选柴胡、枳实、白蒺藜、桔梗等；祛风药选秦艽、独活、紫背浮萍、苍耳子、白芷、防风等。本病的外用药以调和气血、滋血散瘀、祛风消白为原则。

4. 分期论治

在进行期，治疗以祛风除湿、活血解毒为法，方剂组成：生地黄、川芎、桃仁、黄芪、地榆、荆芥、防风、白鲜皮、地肤子、乌梢蛇、全蝎、生甘草等。缓解期，治疗以补益肝肾、活血通络为原则，方剂组成：生地黄、熟地黄、当归、赤芍、白芍、山茱萸、仙茅、枸杞子、淫羊藿、川芎、桂枝、白蒺藜、白鲜皮、防风、炙地龙、桃仁、生甘草等。皮损发于头面者，可加当归、赤芍、阿胶、女贞子、墨旱莲；男子遗精者，可加生龙牡、五味子；跌扑损伤后而发者，可加乳香、没药、当归；局部有刺痛者，可加山甲片、姜黄；病久者，可加苏木、全蝎。

（六）专病专方

1. 复方补骨脂酊

组成：补骨脂60g，肉桂15g，菟丝子30g，白芷30g。

功用：祛风利湿，补血温阳，活血消斑。

适应证：白癜风。

用法：每次先倒出 10~20ml 药液，装在小瓶里使用。使用 3~5 天后，就得把没有用完的药液倒掉，再装上放在密封口大瓶里的药液出来，装在小瓶里续用。每次取药液外搽皮损处，搽后照射日光 5~10 分钟，效果更佳。

（2）密陀僧散

组成：雄黄、硫黄、蛇床子各 6g，密陀僧 3g，蜘蛛 10 只，轻粉 1.5g。

功用：祛风杀虫。

适应证：狐臭、白癜风。

用法：药粉干扑患处，稍稍揉擦半分钟或用醋调涂搽患处。

（3）浮萍丸（《医宗金鉴》）

组成：紫浮萍洗净，晒干研末，制成蜜丸。

功用：散风祛湿，调和营卫。

适应证：白癜风。

用法：每日 2~3 次，每次 6g，饭后服。

（4）白驳片（经验方）

组成：紫草、降香、重楼、白药子、白薇、红花、桃仁、龙胆草、苍术、甘草、刺蒺藜、海螵蛸、何首乌，共研细末，炼成药片。

功用：活血，祛风，退斑。

适应证：白癜风等。

用法：每日 2~3 次，每次 9g，饭后服。

（5）白癜丸（经验方）

组成：白蒺藜、紫背浮萍、苍耳草、白蒺花，共研细末，炼蜜为丸。

功用：祛风化湿。

适应证：白癜风、皮肤瘙痒症。

用法：每日 2~3 次，每次 9g，温开水送服。

第十节　黄褐斑

（一）疾病认识

黄褐斑是一种面部获得性色素增加性皮肤病。其临床特征为面颊部出现大小不定、形状不规则、边界清楚的淡褐色或黄褐色斑片，皮疹常分布对称，无痒痛，多见于妊娠、产后或精血不调女子，亦可见于男性，发展缓慢，病程可持续多年。本病的病因及发病机制尚未研究清楚，西医学认为其一般与遗传易感性、紫外线照射、性激素水平变化三大因素密切相关，色斑处血管增生、皮肤炎症及屏障功能紊乱可能也参与了黄褐斑的发生。

中医认为本病为"黧黑斑""面尘""肝斑"范畴，因其多发生于颜面部，形似蝴蝶状，俗称"蝴蝶斑"，而中医学认为本病多因肝、脾、肾三脏失调而致气血不足或瘀滞，不能上荣于面而成。肝藏血，有贮藏寒热，调节血液的生理功能。肝之藏血功能失职，血虚或脉络空虚则无以上荣头面而生黄褐斑；肝主疏泄，功能失常，气逆血瘀，颜面肌肤失养则易生黄褐斑。肾阳亏虚，不能温养经脉，寒凝血滞，颜面失养而生黄褐斑。脾胃受损，受纳、腐熟不旺，化生、输布乏力，气血亏虚，不足以濡养颜面肌肤，则生黄褐斑。

正如《外科正宗·黧黑斑》所云："黧黑者，水亏不能制火，血弱不能华肉，以致火燥结成斑黑，色枯不泽。"闽山昙石中医皮肤科流派认为，肾阴不足，水衰火旺，肾水不能上承，颜面不得荣润而酿成褐斑。每一条经脉都分属于某一脏腑，而每一脏腑的病变，脏腑关系失调，经脉阻滞，气血不足等均可以"形之于面"，而黄褐斑仅是全身功能失调的外在表现之一。临床中多见情志佛郁，气机郁滞，气病及血，致气血不和者；或由于长期七情不调，尤其是性格内向、急躁、抑郁者，相火妄动，日久消灼肝肾精血，阴精不足，脉络空虚，肌肤失养；或因先天不足或久病失养，或多产房劳，肝脾肾气阴受损。因此辨证上主要从气滞血瘀与肝肾阴虚两方面审视，采用滋补肝肾、调和气血、活血化瘀的原则进行论治。

（二）辨证思路

黄褐斑大多属虚实夹杂之证，常责之肝、脾、肾不足，而血瘀是其贯穿始终的一个病理因素。本病或因情志不遂，肝郁气滞血瘀，或气郁化热，熏蒸于面，灼伤阴血而生；或因冲任失调，肝肾不足，水火不济，虚火上炎所致；或因慢性疾病，营卫失和，气血运行不畅，气滞血瘀，面失所养而成；或因饮食不节，忧思过度，损伤脾胃，脾失健运，湿停阻络，或湿热内生上熏而致。治疗方法根据不同病因病机，辅以疏肝理气，活血消斑；滋补肝肾，育阴化斑；健脾益气，祛湿消斑；理气活血，化瘀消斑。

（三）治疗方案

1.内治

（1）肝郁气滞型

症状：多见于女性，斑色深褐，弥漫分布；伴有烦躁不安，胸胁胀满，经前乳房胀痛，月经不调，口苦咽干；舌质红，苔薄，脉弦细。

辨证：肝郁气滞证。

治法：疏肝理气，活血消斑。

处方：逍遥散加减。

柴胡 6g　　　　白芍 9g　　　　当归 9g　　　　白术 12g
茯苓 12g　　　　丹参 9g　　　　川芎 9g　　　　甘草 3g

加减：伴口苦咽干、大便秘结者，加牡丹皮、栀子；月经不调者，加女贞子、香附；斑色深褐而面色晦暗者，加桃仁、红花、益母草。

分析：本方证多为患者平素情志不调，抑郁不舒，肝失条达，气机郁滞，气血瘀滞不能上荣于颜面而致。肝郁气滞，气机不畅，故见胸胁胀满，经前乳房胀痛；肝气郁结，郁久化热，故见烦躁不安、口苦咽干；肝失条达，机体气机不畅，故见月经不调。

方中柴胡疏肝解郁，使肝气得以条达而为君药。当归甘辛苦温，养血和血，且气香可理气，为血中之气药；白芍酸苦微寒，养血敛阴，柔肝缓急。归、芍与柴胡同用，补肝体而和肝用，使血和则肝和，血充则肝柔，共为臣药。白术、茯苓、甘草健脾益气，既能实土以御木侮，又使营血生化有源，共为佐药。薄荷少许，疏散郁遏之气，透达肝经郁热；生姜温运和中，且能辛散达郁，亦为佐药。柴胡为肝经引经药，又兼使药之用。诸药合用，既补肝体，又助肝用，体用并调，肝脾同治，气血津液兼顾，使肝郁得解，血虚得养，脾弱得补，诸症自愈。

（2）肝肾不足型

症状：斑色褐黑，面色晦暗；伴有头晕耳鸣，腰膝酸软，失眠健忘，五心烦热；舌质红，少苔，脉细。

辨证：肝肾不足证。

治法：滋补肝肾，育阴化斑。

处方：六味地黄丸加减。

熟地黄 9g　　　山茱萸 12g　　　怀山药 12g　　　牡丹皮 9g
白茯苓 9g　　　泽泻 9g　　　　女贞子 9g　　　墨旱莲 9g

加减：阴虚火旺明显者，加知母、黄柏；失眠多梦者，加龙骨、牡蛎、珍珠母；褐斑日久色深者，加丹参、僵蚕。

分析：肾藏精，为先天之本，肝为藏血之脏，精血互可转化，肝肾阴血不足又常可相互影响。腰为肾之府，膝为筋之府，肾主骨生髓，齿为骨之余，肾阴不足则骨髓不充，故腰膝酸软无力；脑为髓海，肾阴不足，不能生髓充脑，肝血不足，不能上荣头目，故头晕目眩；肾开窍于耳，肾阴不足，精不上承，或虚热上扰清窍，故耳鸣耳聋；肾藏精，为封藏之本，肾阴虚则生内热，甚者虚火上炎，故五心烦热、舌红少苔、脉沉细数。

方中重用熟地黄滋阴补肾，填精益髓，为君药。山茱萸补养肝肾，并能涩精，取"肝肾同源"之意；山药补益脾阴，亦能固肾，共为臣药。三药配合，肾肝脾三阴并补，是为"三补"，但熟地黄用量是山茱萸与山药之和，故仍以补肾为主。泽泻利湿而泄肾浊，并能减熟地黄之滋腻；茯苓淡渗脾湿，并助山药之健运，与泽泻共泻肾浊，助真阴得复其位；牡丹皮清泄虚热，并制山茱萸之温涩。三药称为"三泻"，均为佐药。六味合用，三补三泻，其中补药用量重于"泻药"，是以补为主；肝、脾、肾三阴并补，以补肾阴为主，达到补肾滋阴、益精消斑之功。

（3）脾虚湿蕴型

症状：斑色灰褐，状如尘土附着；伴有疲乏无力，纳呆困倦，月经色淡，白带量多；舌质淡胖边有齿痕，苔白腻，脉濡或细。

辨证：脾虚湿蕴证。

治法：健脾益气，祛湿消斑。

处方：参苓白术散加减。

党参 6g	黄芪 9g	白术 12g	茯苓 12g
炙甘草 3g	山药 9g	莲子 6g	白扁豆 12g
薏苡仁 12g	砂仁 3g	桔梗 6g	当归 3g
橘皮 9g	升麻 3g	柴胡 6g	

加减：伴月经量少而色淡者，加红花、益母草。

分析：本方证为患者素体脾气虚弱，运化无力，气血乏源，心失所养而致心，其华在面，气血不足则心失其华，颜面肌肤失去濡养而见斑。脾虚失运，气血不足，故见疲乏无力，纳呆困倦，月经色淡；脾失健运，湿邪内生，则见白带量多；舌质淡胖边有齿痕，苔白腻，脉濡细均为脾虚湿蕴之象。

本方在四君子汤基础上加山药、莲子、白扁豆、薏苡仁、砂仁、桔梗而成。四君子汤以补气为主，为治脾胃气虚的基础方。其前三味，人参、白术、茯苓，人参补五脏气，白术健脾燥湿，茯苓健脾利湿，脾气得充，脾湿得除。山药补脾养胃，生津益肺，补肾涩精；莲子肉养心，益肾，补脾。二药共助上三味健脾益气，兼能补肺益肾，还止泻。白扁豆健脾化湿，薏苡仁健脾渗湿兼能止泻、清热排脓，二药共助白术燥湿，茯苓利湿，让湿气从二便而去。砂仁不仅醒脾，还和胃化滞；桔梗利肠胃，补血气，宣肺祛痰。甘草，健脾和中，调和诸药。全方补中气，渗湿浊，行气滞，使脾气健运，湿邪得去。

（4）气滞血瘀型

症状：斑色灰褐或黑褐；伴有慢性肝病病史，或月经色暗有血块，或痛经；舌质暗红有瘀斑，苔薄，脉涩。

辨证：气滞血瘀证。

治法：理气活血，化瘀消斑。

处方：桃红四物汤加减。

当归 6g	生地黄 9g	桃仁 3g	红花 3g
枳壳 6g	赤芍 9g	甘草 3g	桔梗 6g
川芎 6g	牛膝 6g		

加减：胸胁胀痛者，加柴胡、郁金；痛经者，加香附、乌药、益母草；病程长者，加僵蚕、白芷。

分析：本方证多因肝、脾、肾三脏失调，而致气机郁滞或气血不足，气血瘀滞，瘀血内生，不能上荣于颜面而成。临床常见月经色暗有血块，或痛经；舌质暗红有瘀斑，苔薄，脉涩等血瘀之象。

本方以强劲的破血之品桃仁、红花活血化瘀；以熟地黄、当归滋阴补肝，养血调经；芍药养血和营；川芎活血行气，调畅气血。全方配伍使瘀血祛、新血生、气机畅，斑自去。

2. 外治

（1）面部刮痧

刮痧美容是对古法刮痧的传承和创新。全息经络刮痧美容是在中医基础理论指导下发展起来的中医美容新技法。通过全息经络面部刮痧和内服中药双管齐下，改善微循环和面部气血供应，激活和恢复面部肌肤的生理功能，达到皮肤美白祛斑、延缓衰老的目的。

步骤如下：①清洁面部，全脸外敷蜂蜜调制的中药面膜。（美白经验方）②遵循面部经络走向，分六区刮痧，总耗时大约 30 分钟。面颊区分上、下两区，分别从鼻旁上、下向外上方刮拭。用平面按揉法按揉上迎香穴、经承泣穴、四白穴，向外上方刮至太阳穴，按揉太阳穴。再刮拭下面颊区，用平面按揉法按揉迎香穴，从迎香穴沿颧骨向下方经颧髎穴向上刮拭。按揉听宫穴。③全面刮痧完毕清洁后外敷海藻面膜。

技法要点：①刮拭速度必须均匀，缓慢，按压力要保持平稳，既要通经络又不能出痧。②刮痧前清洁面部皮肤时，严禁使用含有去角质层或软化角质层的洗面奶。一定要先涂美容刮痧乳，严禁在没涂润滑剂时直接刮拭皮肤。③做完去角质层治疗者应在 28 天后做面部刮痧。④按照肌肉纹理走向进行刮痧，注意保持向上提升的方向和力度。⑤有红血丝处酌情轻刮或禁刮。⑥刮痧治疗后饮热水1杯，补充水分，以促进代谢产物的排出。

禁忌证：①有严重心脑血管疾病，肝肾功能不良或其他严重疾病者。②有出血倾向的疾病，如血小板减少症、白血病、过敏性紫癜等。③妇女月经期，妊娠期最好不刮。④贫血者不宜进行美容刮痧。

（2）耳穴疗法

经络学说认为，"耳者宗脉所聚"，耳部分布着密集的穴位，通过刺激耳部穴位可以达到调节脏腑、气血、阴阳等目的。中医讲究辨证论治，综合调治。气血阴阳平和，脉络疏通，则黄褐斑易消除。主穴选取肾、肝、脾、胃、内分泌、肺、肾上腺等。月经不调加内生殖器、卵巢；失眠者加心、脾、神门；便秘者加肺、大肠。主穴和配穴各选2~3个，常规消毒后以王不留行籽贴压，每次贴一耳，每日自行按压3~4次，两耳轮换，3天1次，10次为1个疗程。一般需要2~3个疗程。

（3）中药熏蒸

中医认为黄褐斑多与气血瘀滞不通、脉络瘀阻相关，中药熏蒸通过局部温热刺激，打开皮肤毛窍腠理，使药力可以随热气直达病变部位，从而改善局部和全身血液循环，促进组织的新陈代谢。翁老采用自制中药美白面膜颗粒外敷，每周熏蒸1次，每天自行外敷1次，尤其在外源性色素沉着治疗上疗效显著。

（四）典型案例

病案1

薛某，女，26，2015年5月21日初诊。

现病史：患者1年多前面颊部见淡褐色斑片，色泽渐加重，面积扩大，经前尤甚，未治疗。大便溏稀，1天2次，月经后期2~3天，量少，痛经，挟有血块，纳差，寐欠佳，失眠多梦。诊查见面色无华，鼻部及两颊部均见对称性黄褐色斑片，呈蝶状，边界较清，舌淡，苔薄白，边齿痕，脉滑缓。

中医诊断：鼾黑斑。

西医诊断：黄褐斑。

辨证：脾虚不运，气血两虚。

治法：健脾益气，活血养血。

处方：
党参10g	茯苓10g	白术10g	甘草3g
白蒺藜10g	白鲜皮10g	柴胡10g	白芍10g
何首乌10g	枸杞15g	黄精10g	甘草3g

14 剂，水煎服。

二诊：2 周后复诊，面部斑片色泽较前淡化，面部散在个别丘疹。大便日1 次，成形，纳可，寐安。舌淡，苔薄白，脉沉细。上方加蒲公英 15g，黄芩10g。28 剂，水煎服。

三诊：1 个月后复诊，面部斑片较前明显淡化，丘疹消退。大便通畅，时溏，纳可，寐安。舌淡，苔薄白，脉沉细。前方加薏苡仁 30g，14 剂，水煎服。

四诊：药后平顺，面部斑片继续淡化，二便正常，纳可，寐安。舌淡，苔薄白，前方加丹参 10g，僵蚕 10g。14 剂，水煎服。

案例点评：本例患者 26 岁，大便溏为脾气虚，脾不健运的典型证候。脾虚失运，血失推动，故月经量少而有血块。舌淡，苔白，边齿痕，脉滑缓为脾阳不振、脾虚失运之象。党参、白术、茯苓健脾益气，生化气血；柴胡、白芍疏肝养血，丹参活血化瘀，一味丹参功同四物。茯苓实脾，僵蚕本为祛风通络药，《神农本草经》说本药有灭黑䵟作用，翁老常将二药成对使用，具有美白祛斑功效。

翁老治疗黄褐斑在辨证基础上，一贯强调"有斑必有瘀，无瘀不成斑""治斑不离血"，重视活血化瘀消斑。脾为后天之本，气血生化之源，脾主中气而统血。脾气健运，气血充盛，则血循常道；脾气虚弱、失去统摄之权，则运化不利，水湿内停，血不循常道而下溢。《诸病源候论》中谓："面黑䵟者，或脏腑有痰饮，或皮肤受风邪，皆令血气不调，致生黑䵟。"

在本证型的具体运用上，根据肝为将军之官，以柔和为顺的特点，以养血活血为法，养血以柔肝，配合行气解郁，可使肝疏泄调畅而有利于调经活血。

病案 2

陈某，女 33 岁，已婚，1998 年 12 月 17 日初诊。

现病史：患者诉面双颊部蝴蝶斑已 2 年。患者分娩第 2 胎后于面颊部逐渐变成鲞黑，近年来在前额、双面颊、上唇等处分布黄褐色斑点，前额、双额部邻近的斑点又融合成片，形成蝴蝶状，境界清楚，唇部形状不规则；伴神疲乏力，腰酸腿软，五心烦热；月事前后无定期，量少，色黑，口干咽燥。检查见额部及双颊部黄褐色斑片，呈蝴蝶状，上唇处分布黄褐色斑点，舌红少苔，脉细弱。

中医诊断：鲞黑斑。

西医诊断：黄褐斑。

辨证：肾阴不足。

治法：补肾养血，活血祛斑。

处方：山茱萸 12g　　　熟地黄 15g　　　山药 12g　　　阿胶（烊化）12g
　　　荆芥 9g　　　　川芎 15g　　　　丹参 15g　　　红花 9g

連翹 9g　　　　白附子 9g　　　　枸杞 15g　　　　女貞子 12g

水煎服，2 天 1 劑，早晚分服。令第三遍煎洗患者面部使之微熱感，外用祛斑散 1 天 2 次，擦藥後 3 小時忌接觸水。

二診：經半個月調治，黑斑變淡已去十之六七。

三診：治療 1 個月，顏面膚色如常。囑其平素多食蔬菜水果，少食海產貝殼類及動物內臟，少曬太陽。隨訪兩年未見復發。

案例點評：西醫學認為黃褐斑與內分泌失調、雌激素水平偏高有關。懷孕，服避孕藥，肝腎疾病，紫外線輻射，皮膚炎症或過敏，用不良化妝品等均為色斑的成因。中醫書籍論述頗多，《外科正宗·黧黑斑》云："黧黑者，水虧不能制火，血弱不能華肉，以致火燥結成斑黑，色枯不澤。"腎陰不足，水衰火旺，腎水不能上承，顏面不得榮潤而釀成褐斑。每一條經脈都分屬於某一臟腑，而每一臟腑的病變，臟腑關系失調，經脈阻滯，氣血不足等均可以"形之於面"，而黃褐斑僅是全身功能失調的外在表現之一。臨床中多由於情志怫鬱，氣機鬱滯，氣病及血，致氣血不和；或由於長期七情不調，尤其是性格內向、急躁、抑鬱者，極易相火妄動，日久消灼肝腎精血，陰精不足，脈絡空虛，肌膚失養；或因先天不足或久病失養，或多產房勞，肝腎氣陰受損。因此採用滋補肝腎，調和氣血，活血化瘀為治則。方中山茱萸、熟地黃、山藥即為六味地黃丸主藥，滋補肝腎，壯水之主；阿膠甘平補血，滋陰潤燥；川芎可活血行氣祛瘀，為血中氣藥，辛溫香竄，可上行頭目，下調經水，中開鬱結，溫通血脈，通達氣血；丹參祛瘀生新，行而不破，功同"四物"；紅花善於通利血脈，能瀉又能補，可活血通經，祛瘀止痛；荊芥可入血分，行氣而不破血，為血中之風藥；連翹，《藥品化義》云："對一切血結氣聚無不調達而通暢，治血分功能。"白附子乃陽明經藥，可引藥上行面部。諸藥合用，滋陰補腎，調和氣血，活血化瘀，為治黃褐斑有效之方。中醫的精髓是整體觀念，有諸內必形諸外，治病必求其本。黃褐斑的病變在表，但與臟腑功能失調，經絡受阻有關，所以在內服藥物的同時可配合外用藥，使藥性直達病所，內外合用，內治其本，外療其標，可取卓效。

另外，在治療上宜多食蔬菜水果，以利於色素吸收；少食海產貝殼類及動物內臟，以免加重色素形成；避免長時間看電視，避免久曝陽光之下。

（五）臨證經驗

閩山崑石中醫皮膚科流派在治療黃褐斑方面主要抓住以下幾個要點：

1. 注重審證求因，對證用藥

黃褐斑的病因病機比較複雜，但歸納起來與肝、脾、腎三臟關系密切。氣血不能上荣于面为主要病机。早在隋代巢元方的《诸病源候论》中就有相关的论述："面黑皯者，或脏腑有痰饮，或皮肤受风邪，皆令血气不调，致生黑皯。五脏六腑，十二经血，皆上于面。夫血之行，俱荣表里。人或痰饮渍脏，或腠理受风，致血气不和，或涩或浊，不能荣于皮肤，故变生黑皯。若皮肤受风，外治则瘥，腑脏有饮，内疗方愈也。"目前较为统一的认识是：多种原因造成肝脾肾三脏的功能失调，气血不足，或气滞血瘀，导致面部肌肤失养，皮肤失其润泽而发生黄褐斑。故临证时应注意辨明不同病因，给予对证治疗，才能取得良好的疗效。

2. 重视对外因的治疗

目前多认为黄褐斑病因与肝脾肾三脏的功能失调、肌肤失养有关。翁老在长期的临床实践中发现，黄褐斑的发病除了与上述因素有关以外，还与外邪中的火邪与毒邪密切相关。日光中的紫外线，化妆品中所含的香料、色素、重金属以及有机化学产物等都可归于中医学的火邪和毒邪范畴。绝大部分黄褐斑患者都有夏季色斑加重、冬季减轻的变化特征，说明日光照射是诱发黄褐斑的重要原因之一。而近年来，使用劣质化妆品正逐渐成为诱发黄褐斑的另一个重要原因。因此类化妆品中的重金属如铜、汞、铅等含量超标，对皮肤反复刺激，可导致皮肤腠理疏松，气血失调，颜面失养而生褐斑。此类患者多表现为面部斑片色泽鲜明，位置较表浅，或伴有皮肤发红、瘙痒、脱屑等，另可见口苦、便秘、尿赤、舌红、脉数等热象，一般病程较短，夏季症状较明显。治疗以清热疏风、活血解毒为法，翁老常以自拟解毒化斑汤治疗此类患者，药用菊花、黄芩、夏枯草、天葵子、白芷、防风、僵蚕、白蒺藜、白鲜皮等，但需注意与临床辨证相结合，如兼有肝郁、脾虚、肾虚、气滞血瘀者，须视其轻重缓急处方用药，标本兼顾，方能收到良效。

3. 注重内外并治

黄褐斑的病位在皮肤，且病情常受到许多外界理化因素的影响，因此，翁老认为，对黄褐斑的治疗除了内服中药辨证论治以外，可以配合使用外治法，可使药物直接作用于病变局部，治疗更有针对性。翁老临床常用中药面膜外敷，选取中药白芷、白及、白茯苓、白附子、白僵蚕、益母草、防风、藁本等研细末，调蜜外敷于面部。其中，白芷外用为美容要药，《本草纲目》谓其"长肌肤，润泽颜色，可作面脂"；白及具有美白祛斑、收敛止血、消肿生肌的功效，自古以来就是美容良药，被誉为"美白仙子"，《药性论》谓其："治面上疮，令人肌滑。"《本草纲目》谓其"洗面黑，祛斑"；白茯苓能祛斑增白，润泽皮肤，《本草品汇精要》记载"白茯苓为末，和蜜，敷面上疗面疮及产妇黑疱如雀卵"；白附子具有消除面部黑色素的作用，《本草经疏》载白附子"性燥而升，风药中阳草也，风性升腾，辛性善散，故能主面上百病而行药势也"；白僵蚕含有氨基酸和活性丝光素，有营养皮肤和美容作用，《神农本草经》记载其"灭黑斑，令人面色好"，皆为中医美白消斑的常用外用药，配合益母草活血养颜，防风、藁本祛风解表止痒，诸药合用，可调和气血、祛风活血消斑。在外敷面膜的同时，还可配合点、揉、按印堂、攒竹、四白、颊车、迎香等面部穴位以活血通络，促进药物吸收。一般每周 1 次，12 周为一疗程。

4. 注重日常护理调摄

黄褐斑的发病常为内外因共同作用的结果。因此，临床治疗黄褐斑除了审证求因、辨证施治以外，日常的护理调摄、消除致病因素也至关重要。不少黄褐斑患者都存在着不同程度的不良情绪如焦虑、抑郁、烦躁易怒等，需嘱其注意调畅情志，保持心情愉快；饮食方面宜清淡而有营养，忌肥甘厚腻、生冷、辛辣煎炸食品及饮酒等；注意休息，尽量保持充足的睡眠，忌房劳过度。另外要注意避免黄褐斑的诱发因素，如夏季外出或受到日光照射时应使用遮光剂或撑伞，尽量避免口服避孕药物，避免使用重金属含量较高的劣质化妆品等。

（六）零金碎玉

1. 化瘀药的使用

名老中医大部分认为血瘀是黄褐斑的重要原因，所以化瘀药是治疗蝴蝶斑的关键一环，如当归、鸡血藤、益母草、丹参、苏木、泽兰、泽漆、制乳香、制没药、牛膝、桃仁、莪术、红花等均具有活血化瘀的功效。需要注意的是，在使用活血化瘀药时要配合行气药、益气药以及风药。血为气之母，气为血之帅，气行则血行，气虚则血滞，行气才能活血，益气才能推动血液畅通，如黄芪益气，川芎、枳壳行气活血。风药多辛香走窜，主要有三方面作用，其一行气解郁，其二行血散邪，其三风药作用多向上、向外，可引诸药直达病所，如荆芥穗、羌活、白芷、藁本、蝉蜕等药。

2. 分部位用药

额部独见黄褐斑，属瘀结心经者，加丹参、肉桂、黄连，养心交泰；左颊独见者，加柴胡、白蒺藜，疏肝祛风；右颊独见者，加桑白皮、杏仁，清金肃肺；凡鼻鞍部独见者，加苍白术、枳壳，运脾畅中；凡下颌独见者，加补骨脂补肾搜邪；凡上唇褐斑类须者，加紫石英、土鳖虫，温宫化瘀。

3. 白色药物的应用

以白色药物来治疗黄褐斑始于孙思邈的《备急千金要方》，后世有很多方剂仍采用其法，常用药物如白扁豆、白僵蚕、白附子、白芷、白菊花、白茯苓等。

白色药物治疗黄褐斑，虽无特殊的理论依据，但考察这些药物，多为疏风散邪通络、健脾化湿散结之品，符合黄褐斑的治疗原则。

（七）专病专方

（1）补肾化斑汤

处方：牡丹皮 9g 泽泻 9g 熟地黄 9g 山茱萸 9g

   丹参 9g   何首乌 9g 杜仲 9g   菟丝子 9g

功效：补肾益精，化瘀消斑。

主治：肝肾阴虚型黄褐斑。

用法：清水煎服，每日 1 剂，早晚饭后温服。

方解：本方为翁氏自拟经验方，用于治疗肝肾阴虚型黄褐斑。翁氏认为妇人经、孕、产、乳均伤于肾，肾元亏乏，肾精亏虚，肾阴不足，相火偏旺致阴虚生热，日久郁蒸血液，煎灼而成面部生斑片。因肾属水，藏精；肝属木，藏血。水木相生，精血同源，故肝肾两脏密切相关。水生木，肾精充盈，肝体得养则疏泄正常，肝木赖肾水涵养才得生发条达，若肾水不足，水不涵木，可直接导致肝阴虚损，肝失所养，又因肝体阴而用阳，肝阴血不足则气机疏泄不利，是以郁而化热，热邪灼伤肾阴，肾阴更亏，日久则气血亏虚不能上华于面而变生褐斑，或气滞血瘀于面而成斑，据此病机，故从补肾入手治疗该病，从肾调制以协调肝肾，在补肾益精的基础上协调阴阳。本方中牡丹皮、泽泻、熟地黄、山茱萸、何首乌补益肝肾；杜仲、菟丝子温补肾阳；丹参活血化瘀。肾精充足，肝阴得养，故本方治疗黄褐斑抓住肝肾阴虚为本。诸药合用，通过"滋水涵木"共达补益元阳，滋养精血，化瘀消斑之效。

（2）黄褐汤

处方：荆芥 10g 浮萍 15g 丹参 20g 鸡血藤 20g

   红花 10g   川芎 10g 生地黄 20g 连翘 10~20g

   甘草 10g。

功效：活血祛瘀，清热解毒，疏风利湿。

适应证：黄褐斑。

用法：上药加水适量（水过药面）煎煮 30 分钟，服药液，日 2 次，每日 1 剂。内服黄褐汤同时外敷黄褐散，内外同治，效果更佳。

（3）养血祛斑汤

处方：制首乌 9g 墨旱莲 12g 桑椹 9g 灵芝 3g

   淫羊藿 6g 菟丝子 9g 补骨脂 9g 白芷 6g

白及 6g	白蒺藜 6g	山楂 9g	木贼 6g
薏苡仁 12g	蒲公英 9g	赤芍 9g	丹参 6g
紫草 12g			

功效：养血滋肾祛斑。

主治：肝肾阴虚，气滞血瘀型黄褐斑、雀斑等。

用法：清水煎服，每日 1 剂，早晚饭后温服。

方解：本方为闽山昙石萧氏自拟经验方，方中制首乌善益精血，补益肝肾，又可乌须发，强筋骨；墨旱莲能滋补肝肾，凉血止血；桑椹具有补肝、滋肾、息风、滋液之功效；灵芝为滋补强壮要药，能补肾、健脑、消炎；何首乌、墨旱莲、桑椹、灵芝四药合用，补血滋阴，补肝益肾。淫羊藿善补肾阳，强筋骨，祛风湿；菟丝子具有滋补肝肾、固精缩尿之功效；补骨脂则温肾助阳，纳气，止泻；淫羊藿、菟丝子、补骨脂三药合用，补益肾阳，强筋健体，以上诸药主要从肾入手，既能补益肝肾，滋阴养血，又可温肾助阳，强筋健体，达到阴阳双补，固先天之本，益后天之虚。白芷能散风除湿，通窍止痛，消肿排脓，《神农本草经》中说能"长肌肤、润泽颜色"。白及入肺经，能补肺，止血，消肿，生肌，敛疮，润泽肌肤；白蒺藜入肝经，具有平肝解郁，活血祛风等作用；白芷、白及、白蒺藜三药能入肺肝两经，为美容要药，可散风通络，润泽肌肤，而取之"白"。山楂能入肝经，行气散瘀，消食健胃；木贼入肺肝二经，主散风热，退目翳；薏苡仁能走肺经，渗湿除痹，健脾止泻，清热排脓；蒲公英清热解毒消肿止痛；赤芍、丹参、紫草凉血活血，散瘀祛斑。合方有补益肝肾、养血活血、散瘀祛斑之功效。方中"白"与"黑"相伍为用，内可达先天之本，外可走肌腠之表，补泻兼并，合用则固本治标，而具有祛"斑"之功；养血、凉血和活血并用，使血中之热得去，而不留瘀；瘀"斑"去，而不动血、伤血和耗血。

第十一节　寻常痤疮

（一）疾病认识

寻常痤疮是一种与性腺内分泌功能失调有关的毛囊、皮脂腺慢性炎症性皮肤病。好发于青少年颜面部，临床上以面部的粉刺、丘疹、脓疱或结节、囊肿为特征，易反复发作。中医文献中又称"肺风粉刺""面疮""酒刺"，俗称"青春疙瘩""青春痘"。多见于青春期男女。《医宗金鉴·外科心法要诀》对肺风粉刺记载曰："此证由肺经血热而成。每发于面鼻，起碎疙瘩，形如黍屑，色赤肿痛，破出白粉汁。"

西医认为痤疮是一种多因素的皮肤附属器官疾病，其详细发病机制目前尚未完全清楚。目前主要认为内分泌失调、血清或皮肤组织中雄性激素水平过高、皮脂分泌过多、毛囊导管角化过度，以及毛囊内微生物感染是痤疮发病的主要因素。除此之外免疫、遗传、血液流变学的改变等也被认为与痤疮的发病有关。在临床上，西医治疗主要采用抗生素、抗雄性激素类药物、维 A 酸类药物。但是抗雄性激素药物的长期内服，可造成不可避免的系统性不良反应；异维 A 酸虽能有效抑制皮脂腺分泌，在临床上取得较好疗效，但其具有的干燥和致畸等不良反应，限制了临床应用范围；由于抗生素的广泛应用，耐药短棒菌苗不断出现，抗生素治疗痤疮的效果受到严重的影响，因此治痤疮仍是临床上较为棘手的问题。

闽山邑石福州陈氏认为从痤疮的临床特点来看，与热邪关系密切，病位多在肺胃，主要发于面部，肺胃积热，上蒸于面，方见面部红色丘疹；久蕴难解，蒸湿生痰，痰与血相互搏结，结聚于局部，故见结节、囊肿，色暗红。《外科正宗·肺风粉刺酒渣鼻》即言："肺风、粉刺、酒渣鼻三名同种，粉刺属肺，酒渣属脾，总皆血热郁滞不散所致。"总的来说，痤疮的发病其本在热，应以清热为主，常用的治疗方法有清肺胃之热兼顾化痰理气、消痰软坚等方法。台江陈氏认为痤疮发病原因多为肺、脾、胃三经积热，复受风邪而致病。萧氏、翁氏认为本病多因肾阴不足、相火过旺，加之饮食不节，过食肥甘厚味和冲任不调，肺胃火热上蒸头面，血热郁滞而成。素体血热偏盛是发病的根本。饮食不节，外邪侵袭是致病的条件，血郁痰结致使病情复杂而加重。

（二）辨证思路

本病因饮食不节，过食肥甘厚腻，致胃与大肠热盛，热邪上攻于肺，肺胃蕴热上蒸于面，外感毒邪，而为本病；或因肝气郁结，肝胆湿热，反侮于肺，肺热上攻于面，复感毒邪而发本病。素体血热偏盛是发病的根本。饮食不节，外邪侵袭是致病的条件，血郁痰结致使病情复杂而加重。

（三）治疗方案

（1）肺经风热型

症状：丘疹色红，或有痒痛，或有脓疱，伴口渴喜饮，大便秘结，小便短赤，舌质红，苔薄黄，脉弦滑。

辨证：肺经热盛，热蕴肌肤。

治法：疏风清肺。

处方：五味消毒饮加减。

金银花 15g　　　紫花地丁 10g　　紫背天葵 10g　　野菊花 9g

蒲公英 10g　　　黄芩 10g　　　　马齿苋 10g

加减：伴口渴喜饮者，加生石膏、天花粉；大便秘结者，加生大黄；脓疱多者加紫花地丁、白花蛇舌草；经前加重者，加益母草、当归。

分析：本证多见于痤疮初起。因素体阳热偏盛，肺经蕴热，复感风邪，熏蒸面部肌肤而发。

方中金银花、野菊花，清热解毒散结，金银花入肺胃，可解中上焦之热毒，野菊花入肝经，专清肝胆之火，二药相配，善清气分热结；蒲公英、紫花地丁均具清热解毒之功，为痈疮疔毒之要药；蒲公英兼能利水通淋，泻下焦之湿热，与紫花地丁相配，善清血分之热结；紫背天葵能入三焦，善除三焦之火。诸药合用，共奏清热解毒，消散疔疮之效。

（2）湿热内蕴型

症状：颜面、胸背部皮肤油腻，皮疹红肿疼痛，或有脓疱；伴口臭、便秘、溲黄，舌红，苔黄腻，脉滑数。

辨证：胃肠湿热，内蕴结毒。

治法：清热除湿解毒。

处方：茵陈蒿汤合五味消毒饮加减。

茵陈 18g　　　　栀子 9g　　　　大黄 6g　　　　黄芩 10g

黄连 6g

加减：舌苔厚腻者，加生山楂、鸡内金、枳实、黄连；脓疱较多者，加白花蛇舌草、连翘、野菊花、金银花。

分析：本证在东南沿海地域最为常见，多因患者素体湿热内盛，过食辛辣肥甘厚味之品，胃肠湿热互结，上蒸颜面而成。湿阻中焦，气机不畅，故口臭呕恶，腹满便秘；湿热内郁，决渎失职，则小便黄赤；舌苔黄腻，脉沉数，均为湿热之征。

方中重用茵陈为君药，清热利湿；臣以栀子清利三焦；黄芩、黄连、大黄泻热通腑，使湿热之邪随大便而下，三药合用，以利湿与泄热相伍，使二便通利，前后分消，湿热得行，郁热得下。

（3）痰湿瘀滞型

症状：皮疹颜色暗红，以结节、脓肿、囊肿、瘢痕为主，或见窦道，经久难愈，伴纳呆腹胀，舌质暗红，苔黄腻，脉弦滑。

辨证：痰湿内壅，瘀滞肌肤。

治法：除湿化痰，活血散结。

处方：海藻玉壶汤加减。

半夏 15g　　　陈皮 6g　　　　青皮 6g　　　　海藻 12g

昆布 12g　　　浙贝母 13g　　　射干 10g　　　黄芩 10g

加减：结节囊肿多者，加夏枯草、浙贝母；病程长者，加丹参、三棱、莪术。

分析：本证多见于痤疮后期，因脾失运化，湿浊内停，郁久化热，热灼津液，炼液成痰，加之病久经络阻滞，瘀血结滞，痰瘀互结而成。

方中海藻、海带、昆布化痰软坚，消瘰消结，为君药；配以半夏、贝母化痰散结；陈皮、青皮疏肝理气；川芎、当归辛散活血；独活通经活络；连翘清热解毒，消肿散结；甘草调和诸药。诸药配伍，共奏行气化痰，活血散结之功。

（4）肝经湿热型

症状：皮疹颜色暗红，以丘疹、脓疱、囊肿为主，伴口干口苦，目赤肿痛，两胁作胀疼痛，舌质红，苔黄腻，脉弦滑。

辨证：肝经湿热内盛，郁而成疮。

治法：清热除湿，泻肝胆实火。

处方：龙胆泻肝汤加减。

龙胆草 10g　　栀子 15g　　　黄芩 9g　　　　柴胡 10g

生地黄 9g　　　车前子 10g　　泽泻 12g　　　当归 9g

木通 9g　　　　甘草 3g

加减：伴口渴喜饮者，加生石膏、天花粉；大便秘结者，加生大黄；脓疱多者加紫花地丁、白花蛇舌草。

分析：本方证是由肝胆湿热，上蒸颜面所致。肝胆实火，循经上炎则口干口苦，目赤肿痛，两胁胀痛；舌红苔黄腻，脉弦数有力皆为火盛及湿热之象。

方中龙胆草大苦大寒，既泻肝胆实火，又利下焦湿热，泻火除湿，两擅其功，为君药。黄芩、栀子苦寒泻火，清热燥湿，助君药清泻实火，共为臣药；泽泻、木通、车前子清利湿热，使湿热之邪从小便排出；肝经有热，本易耗伤阴血，且方中苦燥渗利之品居多，恐再耗其阴，故用当归、生地黄养血益阴以顾肝体，使苦燥清利不伤阴，上五味为佐药。柴胡疏达肝气以顾肝用，并引诸药入肝经；柴胡与归、芍相伍，以补肝体调肝用；甘草益气和中，调和诸药，共兼佐使之用。综观全方，清利并行，泻中有补，降中寓升，祛邪而不伤正，泻火而不伐胃，诚为清肝火、利湿热之良方。

（5）肝郁血热型

症状：皮疹颜色红，以丘疹、脓疱为主，皮肤油腻，伴两胁作胀疼痛，月经前皮疹加重，周期不定，有血块，经前乳房胀痛，心烦易怒，性情急躁，舌质红，苔薄白，脉弦数。

辨证：肝火蕴结，热入营血。

治法：清热凉血，疏肝解郁。

处方：丹栀逍遥散加减。

牡丹皮 10g	栀子 15g	当归 9g	柴胡 10g
马齿苋 15g	薄荷 10g	白芍 12g	黄芩 10g
益母草 15g	甘草 3g	茯苓 9g	丹参 10g

加减：伴妇女痛经者，加益母草、泽兰；伴囊肿成脓者，加贝母、皂角刺、夏枯草；伴结节、囊肿难消者，加三棱、莪术、海藻、昆布。

分析：本证多见于女性患者，患者多因素体情志抑郁，肝郁化火，久郁热盛，热入营血而成。

方中牡丹皮甘凉，清热凉血而不滋腻，栀子苦寒质轻，屈曲下行，通达三焦，白术、茯苓助土培本，白芍、当归补血以滋木，薄荷均能透达木郁，尤以柴胡善能调达肝胆，升发火郁。相合成剂，共奏清热凉血，疏肝解郁之功。

（四）典型案例

病案 1

黄某，女，27 岁，2009 年 5 月 12 日初诊。

现病史：患者面部散在红色丘疹，多个结节脓疱伴疼痛 3 个月。面部皮脂溢出，烦躁、口苦，夜寐不安，大便干结，于当地医院经治未见效，舌质红，苔黄腻，脉弦偏数。

中医诊断：粉刺。

西医诊断：痤疮。

辨证：肝胆湿热，郁结肌肤。

治法：清热除湿，泻肝胆实火。

处方：龙胆泻肝汤加减。

龙胆草 10g	栀子 10g	黄芩 10g	柴胡 10g
白芍 10g	车前子 10g	泽泻 15g	穿山甲（先煎）10g
当归 6g	首乌藤 15g	合欢皮 10g	大黄（后下）6g

水煎服。每日 1 剂，早晚分服。外用马齿苋洗剂湿敷，每日 2 次，每次 15 分钟。

二诊：服药 2 周后结节、脓疱消退，后续以清热祛湿法，予甘露消毒丹加减治疗痊愈。

案例点评：辛辣之品属阳、属热，因患者偏嗜日久，助阳化热，湿热内蕴，循经上熏，血随热行，上壅于面部故面生丘疹、脓疱、结节；热扰神明故心烦、不寐；舌质红，苔黄腻，脉弦偏数皆为肝经湿热之象。故拟用龙胆泻肝汤加减，清利肝经湿热，服药2周后脓疱结节消退而后续以清热利湿之品治疗痊愈。临床应用时，翁老喜用生大黄，用釜底抽薪之法以达到祛除病邪的目的，常用量为6~9g，根据患者的体质而定。大黄不仅能够通下而且有清热解毒之功效。

病案2

陈某，男，20岁，2008年5月5日初诊。

现病史：患者面部密集红色丘疹脓疱5年。患者双侧面颊、下颌部开始出现颜面、胸背部皮肤油腻，皮疹红肿疼痛，或有脓疱；于外院就诊，予阿奇霉素口服，并自行涂抹祛痘产品，未见明显改善，伴口干口苦，目赤肿痛，两胁作胀疼痛，舌质红，苔黄腻，脉弦滑。

中医诊断：粉刺病。

西医诊断：痤疮。

辨证：肝胆湿热，郁结肌肤。

治法：清热除湿，泻肝胆实火。

处方：龙胆泻肝汤加减。

龙胆草 10g	栀子 10g	黄芩 9g	柴胡 10g
生地黄 9g	车前子 10g	泽泻 12g	当归 9g
木通 9g	甘草 3g		

水煎服。每日1剂，早晚分服。外用马齿苋洗剂湿敷，每日2次，每次15分钟。

二诊：服药15剂后，患者面部皮疹消退，无口干口苦，无目赤肿痛，舌质淡红，苔薄白。续以养阴活血方治疗。

案例点评：辛辣之品属阳属热，偏嗜日久，更易助阳化热；鱼腥油腻肥甘之品，过食则中焦运化不周，积久亦可化生火热。积热循足厥阴肝经上熏，血随热行，上壅于胸面，故胸、面生粟疹且色红。口干口苦、目赤肿痛、两胁作胀疼痛、舌质红、苔黄腻、脉弦滑皆为肝经湿热之象。故用龙胆泻肝汤加减以清泻肝胆实火，服药15剂后，患者面部皮疹消退，症状消除，热毒已去，中病则止，故停止使用龙胆泻肝汤，以免耗伤胃气，续以养阴活血方修复皮肤。

该病在临床上要首辨病因，次辨病位，后辨湿热轻重，应审查病邪再进行临床施治。治疗上宜权衡轻重缓急予以治疗，例如肝经湿热证属实热证，宜清除病邪，以攻法治之；而湿重于热患者兼有脾虚，宜攻补兼施，既能除病邪而又不伤正；湿热并重者用清利法治之。与此同时，中医外治法在痤疮的治疗中有非常重要的地位。痤疮患者根据辨证论治采用内服药物之外，必须要配合外治法，可以提高疗效，缩短病程，同时禁忌使用化妆品，若有创面，患者要采用无菌操作，避免继发性皮肤损害。

痤疮病程较长，易反复发作，对于痤疮患者若采用食疗的方法将能取得事半功倍的成效，不仅可以减轻病情，而且可以防止本病的复发。临床上由于饮食不节导致疾病发生或加重是主要发病原因之一，通过对患者进行食疗指导，如不宜进食辛辣发物之品（虾、蟹、煎炸、咖啡、浓茶、甜食）等，多食薏苡仁粥、怀山药粥、黄花菜、黑木耳等，可以降低本病的复发率，减轻症状。

病案3

王某，女，25岁，2009年3月7日初诊。

现病史：面部密集红色丘疹1年。患者平素喜食辛辣肥甘之品，2009年3月患者双侧面颊、口周、额头开始出现红色丘疹，伴脓疱，时有痒痛，胸背亦发，多方就诊，多予异维A酸外涂、口服维生素B6、维胺酯等，所苦不减，就诊本科，刻下见口渴喜冷饮，纳可，多梦，大便秘结，小便短赤，舌质红，苔薄黄，脉弦滑。

中医诊断：粉刺病。

西医诊断：痤疮。

辨证：肺胃热盛，热极成毒。

治法：清热解毒，佐以通下。

处方：五味消毒饮合黄连解毒汤加减。

金银花15g	紫花地丁10g	紫背天葵10g	野菊花9g
蒲公英10g	黄芩10g	马齿苋10g	大黄6g
黄连6g	枇杷叶10g		

水煎服。每日1剂，早晚分服。外用马齿苋洗剂湿敷，每日2次，每次15分钟。

二诊：服药30剂后，患者面部皮疹消退。

案例点评：本例喜食辛辣煎炸之品，久之胃中积热，上传于肺，热毒壅盛而发病。辨证属肺胃热盛，热极成毒，故注重清热解毒，佐以通下。

病案4

谭某，男，32岁，2002年6月17日初诊。

现病史：面部暗红色囊肿结节8年。患者双侧面颊开始出现红色丘疹，后逐渐加重，皮疹颜色暗红，以结节、脓肿、囊肿、瘢痕为主，或见窦道，经久难愈，皮肤油腻，于外院就诊，予米诺环素口服，并自行涂抹氯霉素搽剂，稍缓解，但停药后复发，平素喜热饮，寐可，纳呆腹胀，舌质暗红，苔黄腻，脉弦滑。

中医诊断：粉刺病。

西医诊断：痤疮。

辨证：痰瘀互结。

治法：除湿化痰，活血散结。

处方：海藻玉壶汤加减。

半夏 15g	陈皮 6g	青皮 6g	海藻 12g
昆布 12g	浙贝母 13g	射干 10g	黄芩 10g

水煎服。每日 1 剂，早晚分服。外用马齿苋洗剂湿敷，每日 2 次，每次 15 分钟。服药 1 个月后，患者面部皮疹消退。

案例点评：本例患者湿邪日久凝而化痰，阻滞气血运行不畅，瘀血内停，再与痰邪相结，阻于局部，形成结节、瘢痕。故用海藻玉壶汤加减以消为用，除湿化痰，活血散结。服药 1 个月后，患者面部皮疹消退，症状改善。虽有热象在外，本却为脾虚，属虚实夹杂。故权衡虚实寒热轻重。

病案 5

陈某，女，30 岁，2001 年 6 月 11 日初诊。

现病史：面部密集红色丘疹脓疱 10 年。患者面颊、鼻部开始出现红色丘疹，颜面、胸背部皮肤油腻，皮疹红肿疼痛，或有脓疱；于外院就诊，予"痤疮王"口服，并自行涂抹"茶树精油"，未见明显改善，平素喜热饮，食生冷寒凉易腹泻，纳差，寐一般，口臭，大便稀溏，溲黄，慢性胃炎病史，舌红，苔黄腻，脉滑数。

中医诊断：粉刺病。

西医诊断：痤疮。

辨证：脾虚湿热，湿重于热。

治法：利湿清热解毒。

处方：二陈汤加减。

茵陈 18g	薏苡仁 9g	黄芩 10g	陈皮 6g
半夏 6g	茯苓 12g	甘草 3g	炒白术 10g
皂角刺 12g			

水煎服。每日 1 剂，早晚分服。外用马齿苋洗剂湿敷，每日 2 次，每次 15

分钟。服药 30 剂后，患者面部皮疹消退。

案例点评：本例患者素体胃肠有热，或饮食不节，过食辛辣肥甘厚味，使胃肠积热或湿热内蕴，邪元循经上攻于颜面，郁聚于毛孔则发本病。但患者平素有慢性胃炎病史，喜热饮，故清热利湿佐以健脾，二法并用，用二陈汤加减，一则湿去则热无以附，二则健脾有助运化水湿。症状改善，湿热已去，此时续以健脾利湿清除余邪。

（五）临证经验

1. 辨证论治，药中病所

辨证论治是中医的特点和精髓，中医学认为"有诸内必形之外"，颜面、皮肤、五官、爪甲、头发、黏膜等是整体中的一部分，这些部位的变化直接反映着身体的健康状况。中医学运用辨证论治的思想，对损美性疾病进行审证求因，审因论治。临症时唯有遵循中医辨证论治的原则，针对不同的证型，采用相应的治法，进行遣方用药，才能取得良好的效果。

《诸病源候论》指出"面疱者，谓面上有风热气生疱，头如米大，亦如谷大""嗣面者，云面皮上有滓如米粒者也。此由肌腠受于风邪，搏于津液，津液之气因虚作之也"。痤疮的病因病机包括以下几个方面：①血热偏盛；②肺胃积热；③外感风热；④气血凝塞；⑤血郁痰结。翁氏分析痤疮的发病原因，同时结合闽南地区痤疮人群的体质特点，在临床辨证中将痤疮分为肺热血热证、湿热内蕴证、痰瘀凝结证、肝经湿热证等几种临床分型。值得一提的是，其通过长期的临床实践，总结出痤疮多与内分泌紊乱有关，临床多伴有月经不调的症状，故又提出了肝郁血热证，值得临床借鉴。

2. 清热解毒，中病则止

痤疮之毒多为内生之毒。《金匮要略心典》云"毒，邪气蕴结不解之谓也"。青年过食肥甘厚味，遇事不遂，恼怒气结，致使机体阴阳失调，脏腑功能失和，气血运行紊乱，使机体内生理和病理产物不能及时排出而蕴结于体内，久则化生内毒，是痤疮发生之果，又是病情加重、突变之因。肺主气属卫，肺为娇脏，易受毒侵，肺受毒害，宣肃之能失职，毒滞于卫表，皮肤出现丘疹、粉刺、脓疱等。青年为阳盛之体，正邪之争多为阳热之象，毒易聚三阳经脉，足阳明胃经为多气多血之腑，其经脉运行于头面、胸腹，若饮食所伤，情志不遂，胃肠积热，气血壅滞，毒热互结，阻滞经脉，证候加重或突变，炎性丘疹突起，或出现囊肿、结节，脓疱突增，局部疼痛明显，并伴有口干渴，口臭，大便干结，小便黄浊，舌红，苔黄燥，脉滑等一派阳明腑实之证。

清热解毒药物大多为苦寒之品，苦寒伤胃，苦寒药亦伤阳气，古人云："保护一分胃气，便有一分生机。"说明顾护胃气在治疗用药上是非常重要的。如果用药不当损伤胃气，将会耗伤正气，不利于疾病的转归，甚至变生他病，故清热解毒药的使用要掌握适度，动态观察病情的热毒消退情况，脓疱、红肿热痛缓解，就应停用或少用苦寒药，也就是说中病则止，以免耗伤胃气，从而获得良好的效果。

3. 虚实夹杂，权衡主次

虚实是辨别邪正盛衰的纲领，即虚与实主要是反映病变过程中人体正气的强弱和致病邪气的盛衰。由于邪正斗争是疾病过程中的根本矛盾，阴阳盛衰及其所形成的寒热证候，亦存在着虚实之分，所以分清疾病中邪正的虚实关系，是辨证的基本要求，因而《素问·调经论》有"百病之生，皆有虚实"之说。通过虚实辨证，可以了解病体的邪正盛衰，为治疗提供依据。"虚者补之，实者泻之"是中医临床最为常用的治疗法则，但临床上单纯性的虚证、实证、寒证、热证并不多见，更多见的是虚实寒热夹杂证。《素问·至真要大论》曰："必伏其所主，而先其所因。"《素问·阴阳应象大论》亦云："治病必求于本。"对于虚实寒热共存的夹杂证，治疗时也应审因论治，寒热同调，虚实兼顾。

临床上痤疮患者的体质和证型并非单一类型，临床上可见虚实夹杂，因此翁氏认为痤疮的治疗应分清虚实，权衡主次。对于痤疮初期，体质壮实，临床表现为一派实热之象的患者，治疗上应以攻为主，补为辅，祛邪为主，扶正为辅；而对于痤疮皮疹消退，进入皮肤修复期，体质以虚为主，临床表现寒热错杂的患者，则以补为主，攻为辅，扶正为主，祛邪为辅；临证时，应根据临床症状和体征，结合患者体质，分清虚实，权衡主次，抓住主要矛盾，兼顾次要矛盾，方能治愈痤疮又不伤害患者的正气。

临床上应从以下几方面加以辨析：①症状辨析：虚实夹杂证的临床表现常常似是而非，难以辨认，真假之辨尤为紧要。如痤疮患者面部皮疹鲜红，伴丘疹、脓疱，小便黄，舌红，苔黄，一派热象，但服用生冷寒凉之品又常常腹泻，胃脘痛，常令医者难以掌握清热解毒的尺度。②脉舌辨析：《景岳全书·脉神章》云："凡治病之法有当舍证从脉者，有当舍脉从证者，何也？盖证有真假，脉亦有真假，凡见有不相合者，则必有一真一假隐于其中矣。"痤疮临床上的寒热虚实夹杂是十分常见的，故当根据临床情况舍脉从症或舍症从脉。③以药测证：《素问·至真要大论》记载："诸寒之而热者取之阴，热之而寒者取之阳"。即治热用寒药而热不减者是阴不足，应滋其阴而兼顾其虚热，当治寒用热药而寒不减者是阳不足，当补其阳而兼顾其阴。张景岳最早提出探病一法，其在《景岳全书·传忠录》中指出："如当局临证，或虚实有难明，寒热有难辨，病在疑似之间，补泻之意未定者，即当先用此法。若疑其为虚，意欲用补而未决，则以轻浅消导之剂，纯用数味，先以探之，消而不投，即知为真虚矣；疑其为实，意欲用攻而未决，则以甘温纯补之剂，轻用数味，先以探之，补而觉滞，即知有实邪也。"因此，我们在辨治虚实寒热夹杂证时，应避免用单纯的、单一的、教条的思维方式认识复杂的病情，如何准确地判断、把握虚实寒热夹杂证的辨治规律，尚需医者在临证中长期摸索与省悟。

（六）零金碎玉

1.海藻、昆布

（1）单味功用：海藻味苦、咸，性寒，泻肝胆之火，散结气痰郁。昆布味咸，性寒，咸寒质滑，清热化痰，软坚散结，攻破积聚。

（2）伍用经验：海藻与昆布同为咸寒之品，咸能软坚，寒能清热，有软坚散结、清热消痰之功。历代均视二药为治疗瘿瘤瘰疬之要药，二药相须配对同用，在增强消痰软坚药力中起协同作用，可提高临床疗效。现代药理研究表明昆布及海藻中均含有丰富的碘质，服后能促进病理产物和炎性渗出物吸收，并能使病态组织崩溃和溶解。常用治疗瘰疬痰核、囊肿、丹毒、硬红斑、结节性红斑等。

2.三棱、莪术

（1）单味功用：三棱味苦、性平，归肝、脾经，主要的功效有破血祛瘀、行气止痛，临床常用于气滞血瘀导致的闭经、肝郁气滞出现的月经量少、痛经以及癥瘕积聚等。莪术味辛、苦，性温，归肝、脾经，具有行气破血、抑菌消炎、促进消化等功效。

（2）伍用经验：三棱、莪术两个药物经常一起使用，是活血化瘀药当中的一种对药，临床上用药习惯采用对药的形式来使用，联合应用可能会增强彼此作用使得活血化瘀兼有气滞的循环治疗效果，或两个药物联合使用的时候会产生新的作用。

3.陈皮、半夏

（1）单味功用：半夏味辛性温而沉降，入脾胃兼入肺经。辛者散也，散结气，开痞气；温燥者，祛寒湿；沉降者，下逆气。入脾则使湿去脾健痰无生源，入肺则肺得宣化而痰无留所，入胃则使气降而呕逆自止，故有燥湿化痰，降逆止呕，散结消痞之功，为治湿痰寒痰要药。凡痰湿咳喘、呕逆、结胸、胸痹、痞满、瘿瘤瘰疬、阴疽痰核等，皆为常用之品。

陈皮味辛、苦，温，气芳香入脾、肺。辛以行气，苦以降气、燥湿，芳香以化湿，温化寒湿，湿去则脾健，脾健则水湿得运，水湿得运则无以为痰。且痰去气自顺，气顺痰自消，气顺痰消则咳呕自止，故为行气健脾、燥湿化痰、降逆止呕要药。凡脾肺气滞，痰湿内阻诸证皆可用。

（2）伍用经验：半夏得陈皮之助，则气顺而痰自消；陈皮得半夏之助，痰除则气自下，理气和胃之功更著。二药配伍，相互促进，散降有序，使脾气运而痰自化，气机畅则痞自除，胃和降则呕自止，共奏燥湿化痰、健脾和胃、理气止呕之功。

第十二节　银屑病

（一）疾病认识

银屑病是一种皮肤红斑且反复出现多层银白色干燥鳞屑的慢性复发性皮肤病，又称为牛皮癣。属中医"白疕"范畴。"白疕"作为病名始载于清代《外科大成》，"白疕，肤如疹疥，色白而痒、搔起白屑，俗呼蛇虱，由风邪客于皮肤，血燥不能容养所致"。至清代《外科证治全书》中描述："白疕（一名疕风）皮肤燥痒，起如疹疥而色白，搔之屑起，渐至肢体枯燥坼裂，血出痛楚，十指间皮厚而莫能搔痒。因岁金大过，至秋深燥金用事，易得此证，多患于血虚体瘦之人。"其临床特点为大小不等，红斑界限清楚，覆盖银白色鳞屑，抓后层层白屑，如云母片状脱落见发亮薄膜，剥去薄膜可见基底部筛状出血点。本病男女老幼皆可罹患，多见于青年男女，男性略多于女性，我国北方发病率高于南方。有明显的季节性，多在冬季发病或加剧，夏季自行痊愈或减轻，部分患者可相反，数年之后则季节性不明显。少数患者有家族遗传病史。

西医学认为该病基本皮损特征为初起表面附有白色鳞屑，基底呈红色的丘疹或斑丘疹，以后逐渐扩大融合成片、成块，边缘明显，红斑上覆以多层干燥银白鳞屑，将鳞屑刮去后有发亮薄膜，即"薄膜现象"，再刮去薄膜则有筛状出血现象，临床称作"露滴现象"。皮损形态有点滴状、钱币状、盘状和地图状。目前西医发病机制尚不明确，多数学者认为与感染、遗传、机体代谢、免疫异常等因素有关，根据患者临床表现可分为寻常型、脓疱型、关节病型和红皮病型。其中以寻常型最常见，占全部患者的97%以上，寻常型银屑病又分为进行期、静止期和退行期三期。

闽山县石萧氏认为本病多因情志内伤，气机阻滞，郁久化火，心火亢盛，毒热伏于营血；或因饮食失节，过食腥发之品，脾胃失和，气机不畅，郁久化热，复感风热毒邪而发病。若病久或反复发作，阴血被耗，气血失和，化燥生风或经脉阻滞，亦可气血凝结，肌肤失养。

闽山昙石翁氏认为本病的发生多与营血亏虚，生风生燥，肌肤失养以及血分热盛有关，初起多为内有蕴热，复感风寒或风热之邪，阻于肌肤；或机体蕴热偏盛；或性情急躁；或外邪入里化热；或恣食辛辣肥甘及荤腥发物，伤及脾胃，郁而化热，内外之邪相合，蕴于血分，血热生风而发。病久耗伤营血，阴血亏虚，生风化燥，肌肤失养；或素体虚弱，病程日久，气血运行不畅，以致经脉阻塞，气血瘀结，肌肤失养，反复不愈。

（二）辨证思路

闽山昙石中医皮肤科流派大多认为本病外因风寒湿热燥毒之邪，侵袭肌腠，内因禀素血热，饮食不节，情志内伤所引起。风寒湿热燥毒之邪、饮食不节、情志内伤是本病的诱发因素。血热风燥、血虚风燥为本病特点。经络阻隔、气血凝滞是发病转归中的一个重要环节。其重视从血分论治，针对发病的不同时期，从血的不同方面辨证论治，采用清热凉血、活血化瘀、养血润燥等方法。银屑病的成因多为血分热毒炽盛，生风生燥，肌肤失养，《素问·调经论》言："血气不和，百病乃变化而生。"《素问·五脏生成》有"血凝于肤者为痹"之论，而气血运行失常则主要表现为血热、血虚、血瘀等，银屑病的病机核心为血热，病理过程是血热到血燥再到血瘀，以及这三种证型的相互转换。同时，对一些病程较长，且皮损散在、肥厚的皮肤病，还应重视祛湿。

（三）治疗方案

1.内治

（1）血热型

症状：皮疹潮红，新生皮疹不断出现，鳞屑不能掩盖红斑，自觉瘙痒，并有心烦易怒、口干舌燥、咽喉肿痛、大便秘结、小便短赤、舌红苔黄、脉弦滑或数等症。

辨证：毒热蕴结，郁于血分。

治法：清热解毒，凉血活血。

处方：犀角地黄汤加减或者银花虎杖汤加减。

水牛角 20g	生地黄 10g	牡丹皮 10g	赤芍 10g
黄芩 10g	白茅根 10g	土茯苓 15g	槐花 10g
甘草 3g			

加减：咽喉肿痛者，加板蓝根、射干、玄参；因感冒诱发者，加金银花、连翘；大便秘结者，加生大黄。

分析：此型多见于进行期，皮疹发生及发展迅速，多由于外感风寒或风热之邪，致使营卫不和，兼因心火旺盛，热伏营血，外邪与内火相搏结，郁于肌肤而发红斑鳞屑。方中犀角用水牛角替代，可凉血清心解毒，为君药。生地黄甘苦寒，凉血滋阴生津，一助犀角清热凉血止血，一恢复已失之阴血。赤芍、牡丹皮清热凉血、活血散瘀，故为佐药。本方的配伍体现了凉血与活血散瘀并用，热清血宁而无耗血动血，凉血止血而不留瘀。同时配伍黄芩、白茅根、土茯苓、槐花加强清热解毒凉血之功，甘草调和诸药。

（2）血瘀型

症状：鳞屑斑基底暗红，鳞屑较厚，甚者为蛎壳状，自觉瘙痒，舌暗红或有瘀斑，苔薄白，脉沉涩。

辨证：湿毒内蕴，血瘀络脉。

治法：祛湿解毒，活血化瘀。

处方：桃红四物汤加减或黄芪丹参汤加减。

桃仁 10g	红花 6g	当归 10g	赤芍 10g
生地黄 15g	川芎 10g	莪术 10g	丹参 10g
鸡血藤 10g	甘草 6g		

加减：病程日久，反复不愈者，加土茯苓、白花蛇舌草、蜈蚣；皮损肥厚色暗者，加三棱、莪术；月经色暗，经前加重者，加益母草、泽兰。兼血虚者，加当归、丹参、鸡血藤、川芎等。

分析：此型患者病情稳定，多是由于情志不畅，肝失疏泄，气机壅滞，气血运行不畅，瘀阻肌表而致，可见皮损肥厚，色暗红。方中以强劲的破血之品桃仁、红花为主，力主活血化瘀；当归滋阴补肝、养血调经；生地黄、赤芍清热凉血；川芎、莪术、丹参、鸡血藤活血行气、调畅气血，使瘀血祛、新血生、气机畅，化瘀生新。

（3）血燥型

症状：疹色淡红，呈钱币状或融合成片，浸润、脱屑，舌红少苔，脉沉细。

辨证：血燥血亏，肌肤失养。

治法：养血润燥。

处方：当归饮子加减或者养血润肤饮加减。

| 当归 10g | 生地黄 10g | 白芍 10g | 川芎 10g |
| 黄芪 15g | 防风 10g | 荆芥 10g | 白蒺藜 10g |

丹参 10g　　　　土茯苓 15g　　　　甘草 6g

加减：脾虚者，加炒白术、山药、茯苓；风盛瘙痒明显者，加白鲜皮、地肤子、威灵仙。

分析：该型处于该病消退期，病程较长，无新疹出现，病久营血暗耗，生风化燥，不能荣养肌肤，而见皮肤色暗红、干燥、脱屑。方中四物汤滋阴养血，同时取其"治风先治血，血行风自灭"之义；防风、荆芥穗疏风止痒；白蒺藜平肝疏风止痒；黄芪益气实卫固表；丹参活血化瘀止痛；土茯苓解毒利湿，通利关节；甘草益气和中，调和诸药。诸药合用，共奏养血润燥，祛风止痒之功。

（4）风湿阻络型

症状：皮疹红斑不鲜，鳞屑色白而厚，抓之易脱，关节肿痛，活动受限，甚至僵硬畸形。伴形寒肢冷。舌质淡，苔白腻，脉濡滑。兼阳虚者面色萎黄或淡白，畏寒肢冷，喜热饮，唇色淡，小便清长，脉沉或弱。

辨证：风湿阻滞关节，脉络受阻。

治法：祛风除湿，通络止痛。

处方：独活寄生汤加减。

独活 10g	桑寄生 10g	杜仲 10g	牛膝 15g
秦艽 10g	防风 10g	威灵仙 15g	鸡血藤 10g
川芎 6g	桂枝 10g	白芍 10g	当归 10g
茯苓 15g	甘草 6g		

加减：关节肿痛，活动不利，加土茯苓、桑枝、姜黄；皮损肥厚，加鸡血藤、当归、赤芍；皮损瘙痒，加白鲜皮、地肤子、威灵仙。

分析：多见于关节型银屑病，病久或年老体弱，肝肾不足，外为风湿所困，内有热伏营血，风湿热邪阻滞筋骨关节，而见关节肿痛。方中用独活、桑寄生祛风除湿，养血和营，活络通痹为主药；牛膝、杜仲补益肝肾，强壮筋骨为辅药；川芎、当归、芍药补血活血；茯苓、甘草益气扶脾，使气血旺盛，有助于祛除风湿；又佐以桂枝温阳祛寒止痛，使以秦艽、防风祛周身风寒湿邪。

（5）脓毒型

症状：全身皮肤潮红、肿胀、灼热痒痛，大量脱皮，或有密集小脓疱。伴壮热，口渴，头痛，畏寒，大便干燥，小便黄赤。舌红绛，苔少，脉弦滑数。

辨证：毒热内蕴，郁于血分。

治法：清热泻火，凉血解毒。

处方：五味消毒饮合黄连解毒汤加减。

金银花 10g	连翘 10g	蒲公英 15g	紫花地丁 10g

野菊花 10g　　　生地黄 10g　　　黄芩 10g　　　黄连 10g

牡丹皮 10g　　　黄柏 6g　　　　栀子 10g　　　玄参 10g

加减：寒战高热者，加生玳瑁；热盛伤阴，大量脱皮，口干唇燥者，加玄参、天花粉、麦冬、玉竹、石斛；大便秘结者，加生大黄。

分析：多见于脓疱型银屑病，心肝火旺，毒邪内侵，热毒炽盛，燔灼营血，而见弥漫性红斑、脓疱、灼热痛痒。方中金银花清热解毒，消散痈肿；紫花地丁、连翘、野菊花、蒲公英清热解毒，排脓定痛，凉血消肿散结；黄芩、黄连、黄柏、栀子清热解毒，通泻三焦之火，牡丹皮、玄参清热凉血化瘀。

2. 外治

（1）中药药浴疗法：常用药浴处方为侧柏叶、玄参、当归、白芍、熟地黄、麦冬、蛇床子、白鲜皮、丹参等。每日药浴 1 次。

（2）针刺疗法：主要为皮疹局部围刺。

（3）火针疗法：将针具烧红后立即刺入穴位并即刻出针的一种疗法，可以补火助阳，祛邪外出。

（4）走罐疗法：先于拔罐部位或罐口涂润滑剂，再将火罐吸附于皮肤，然后稍用力将火罐沿一定方向反复移动，以局部皮肤潮红为度，具有开通玄府、活血化瘀等作用。

（5）刺络放血法：患者皮疹处常规消毒后，用皮肤针轻扣患处，以局部稍有出血为度。使用闪火法将带有药液的玻璃罐吸附于患处，使药液浸润于皮疹表面，留罐 10 分钟，隔日 1 次，疗效良好。

（四）典型案例

病案 1

患者，男，95 岁，2021 年 2 月 22 日初诊。

主诉：周身皮肤红斑、瘙痒 1 年余。

现病史：近 1 年来无明显诱因出现周身皮肤红斑、瘙痒，伴有干燥、脱屑、皲裂，抓挠后有局部皮肤破损，就诊外院皮肤科，诊断为"皮肤瘙痒症"，予以口服依巴斯汀片，外用激素软膏等治疗，患者皮肤红斑、干燥瘙痒、脱屑症状无明显减轻，纳可，寐差，须借助安眠药物入睡，每日大便 2~3 次，量少时溏，小便可。

既往史：直肠肿瘤切除手术后 20 余年，小肠坏死切除手术后 8 年余。

查体：神清，面色黧黑，躯干及四肢皮肤暗红色斑，上覆少量银白色鳞屑，局部有抓痕。皮损处可见蜡滴现象、薄膜现象和点状出血现象。

舌脉：舌红少苔，中间有裂纹，脉滑缓。

中医诊断：白疕病。

西医诊断：银屑病。

中医辨证：阴虚血热证。

治则：养阴清热，凉血解毒。

处方：方以自拟方加减。

生地黄 15g	玄参 10g	麦冬 10g	蒲公英 15g
黄芩 10g	土茯苓 15g	槐花 10g	白蒺藜 10g
白鲜皮 10g	茯苓 15g	白术 10g	甘草 3g

外用自制药：消炎止痒膏和精华油涂患处，交替使用，每日早晚各 1 次。

患者经上法治疗 1 个月后复诊。经前期治疗后患者皮肤红斑明显减轻，皮肤干燥症状有缓解，因饮食未注意食用牛羊肉后出现病情反复，红斑加重，呈紫红色，皮肤干燥瘙痒症状明显，伴有手足皮肤皲裂，翁丽丽老师结合患者个体情况在上述中药方中加入水牛角 15g、牡丹皮 10g，同时给予口服泼尼松 30mg，每日 3 次（随病情改善逐渐减量）治疗，患者皮肤红斑范围缩小，颜色变浅，瘙痒症状基本缓解，患者对治疗效果满意，继续守方巩固治疗。嘱患者平素坚持清淡饮食，适当锻炼增强体质。

案例点评： 本例患者老年男性，素体久病，此证系病久耗伤营血，化燥生风，肤失濡养而致。故方中以生地黄、玄参、麦冬滋阴养血，蒲公英、黄芩清热解毒除湿，白蒺藜、白鲜皮润燥祛风以止痒，使粗糙肥厚之皮损，得以润薄软柔，并共奏"治风先治血，血行风自灭"之效，土茯苓泻血中之热，燥湿止痒；白鲜皮苦寒燥湿，清热止痒。合方共奏养血润燥，祛风止痒之功。

病案 2

阮某，男，31 岁。2008 年 4 月 11 日初诊。

主诉：全身皮肤红斑，上附银白色鳞屑已达 14 年。

现病史：患者于 14 年前，先在两肘外侧出现少数斑块，上盖银白色鳞屑，嗣后皮疹逐步增多，融合成片，覆盖两肘及散发手臂，频频作痒。曾到当地某医院就诊，诊断为"牛皮癣"，使用多种药物治疗后症状有好转，但均未治愈，仍时轻时重，反复不断。今年春节过后调到我市文教单位工作。因工作紧张，精神疲劳，皮疹骤然发展至全身，瘙痒甚为明显，表面脱屑。饮食二便如常，遂来我院门诊治疗。

查体：前胸、腹、背、四肢遍布大小不等，形态不一的红斑，小者如蚕豆，大者如地图，上覆银白色鳞屑，皮损以双肘、双手伸侧，臀部、腰背双下肢伸侧为甚，其中部分融合成片，剥去鳞屑如云母，层层脱落，可见到光滑薄膜，刮去薄膜，则见细小筛状出血。舌红，苔薄黄，脉弦数。

中医诊断：白疕病。

西医诊断：寻常型银屑病。

中医辨证：风热血燥型。

治则：祛风清热，凉血解毒。

处方：自拟凉血消银汤加减。

金银花 15g	连翘 12g	紫草 15g	生地黄 15g
赤芍 15g	牡丹皮 12g	丹参 12g	槐花 15g
防风 9g	蒺藜 12g	蝉蜕 6g	地肤子（布包）15g
白鲜皮 12g	知母 9g	生石膏 15g	黄芩 12g
淡竹叶 15g	甘草 3g		

7剂，清水煎服，每日1剂，每剂分2次，早晚饭后半小时至1小时各送服1次。

外用紫云膏（具有润肤消肿，解毒止痒作用）外搽，每日2次，早晚各1次。首次外搽前先以急性炎症洗方煎水熏洗患处，使皮肤干净，然后再外搽药膏，其后隔2~3日洗1次，晚上睡觉前洗为宜。

二诊：2008年4月18日。患者在服完上方7剂，配合外洗3次，外搽膏药后，双下肢伸侧和臀部皮损逐渐消退，痒感有缓解，其他处鳞屑亦见减少。效不更方，宜守前法追之。照前方继服7剂，外用照旧，涂药膏改每日1次，外洗改每周2次。

三诊：2008年4月25日。未见新发皮疹，原有皮疹转淡红，进一步消退，腰背皮肤皮损消失大半，双肘臀部皮损变薄，鳞屑更少，痒感大为好转，舌脉同前。治疗仍守前法化裁追之。照上方去知母、生石膏、槐花、黄芩、淡竹叶，加熟地黄12g、白芍12g、北沙参18g、珍珠母（先煎）30g，牡蛎（先煎）30g，续服7剂，服法同上，外用药仅紫云膏外搽未消退之皮损处，每日1次。

四诊：2008年5月2日。经内服28剂，配合外搽药，并熏洗14天后，腰背上肢皮损均趋消退，双下肢臀部皮疹已平复。

再续服西黄丸（中成药），每日2次，每次1小瓶（即3g），共服15天以善后。

案例点评：本案例系外感风热，入里化热，蕴结血热，肤失濡养所致。方中金银花、连翘、紫草辛散表邪，抗炎清热，凉血解毒而不伤阴；生地黄、赤芍、牡丹皮、丹参、槐花清热凉血，和血养血，活血散瘀、解毒化斑；知母、生石膏清肺胃与肌肤之热，泻火除烦而不伤胃气；防风、蒺藜、蝉蜕清热祛风胜湿止痒；地肤子、白鲜皮加强消疹止痒之力；黄芩、淡竹叶清热透散，燥湿解毒，除烦热利尿；甘草泻火解毒，调和诸药。本方合用起到祛风清热、凉血解毒之功效。此外在诊治过程中也应随临床症状变化辨证用药，才能获捷效。如本型病例风热血燥，在治疗到后期大都将原方中苦参之品删除，加用养血润肤息风止痒之品熟地黄、白芍、北沙参、珍珠母、牡蛎等来荣肌肤，潜虚风则痒自止，从而达到固本祛邪的目的，仅用1个多月，使病情得到及时控制，逐渐痊愈。

（五）临证经验

闽山昙石中医皮肤科流派认为本病的发生多由于先天禀赋不足、七情内伤、劳累过度、房事失节，以致阴阳气血失于平衡，气血运行不畅，气滞血瘀，经络阻隔所致。另外还有多数患者与暴晒强烈日光有关，病后若日光照射则症状加重，所以外受热毒是本病的条件；热毒入里燔灼阴血，瘀阻经脉，伤于脏腑，蚀于筋骨则可以发病。总之阴阳失衡，气血失和，经络受阻，再加上毒热为患，症情交错，所以有时可出现上实下虚，上热下寒，水火不济，阴阳失调的复杂病象。总起来说，机体功能失调的基本状态主要是阴阳、气血失和，气滞血瘀、经络阻隔是为本。银屑病的治疗需要辨证施治，银屑病的基本皮损为红斑，中医学认为"斑出于血分，疹出于气分"。故对于本病的治疗应该抓住血热这个病机要点。但因疾病发展、失治误治等原因，本病转归不同，根据不同证型进行辨证论治。同时要把握银屑病分型、分期，随症加减。外用药物护理方面也要根据情况加以区别：斑块型银屑病鳞屑较厚，外用药物宜按揉10~15分钟，再用保鲜膜等包裹皮损表面，即封包30分钟，促进药物吸收。静止期银屑病注意多用凡士林、橄榄油等滋润皮肤。辅助药浴治疗，内外兼治，效果更佳。日常生活中，严格控制饮食，忌食辛辣刺激食物，保持良好的生活作息习惯和愉悦的心情，才能远离疾病的困扰。

（六）零金碎玉

闽山昙石中医皮肤科流派认为银屑病的治疗应该抓住血热、血燥病机要点，这里介绍一下流派治疗本病对药的临床经验及特点。

1.水牛角、生地黄

（1）单味功用：水牛角，气微腥，味淡。苦，寒。归心、肝经。清热凉血，解毒，定惊。生地黄，味微甜。甘，寒。归心、肝、肾经。清热凉血，养阴生津。

（2）伍用经验：水牛角有清热凉血之功，用治血热毒盛，发斑发疹，吐血衄血，常配伍生地黄、牡丹皮、赤芍等药。生地黄甘寒，入营血分，善于清热凉血，故常用治温热病热入营血，温毒发斑，又可滋阴生津，用于银屑病热盛期。二药伍用，相得益彰，清热凉血、泻火解毒之力益增。

2. 牡丹皮、赤芍

（1）单味功用：牡丹皮气芳香，味微苦而涩。药性苦、辛，微寒。归心、肝、肾经。清热凉血，活血化瘀。赤芍气微香，味微苦、微涩。苦、微寒。归肝经。清热凉血。

（2）伍用经验：牡丹皮热入营血，温毒发斑，血热吐衄，性味苦寒，入心肝血分，善于清解营血分实热，治温病热入营血，迫血妄行所致发斑。赤芍用于治疗热入营血，温毒发斑。两药常与水牛角、生地黄等同用，如犀角地黄汤（《备急千金要方》）。

3. 当归、制何首乌

（1）单味功用：当归有浓郁的香气，味甘、辛、微苦。归肝、心、脾经。补血活血，调经止痛，润肠通便。制何首乌气微，味微甘而苦涩。归肝、心、肾经。补肝肾，益精血，强筋骨，化浊降脂。

（2）伍用经验：当归味甘而辛，既善补血，又能活血，"诚为血中之气药，亦血中之圣药"，因长于活血行滞止痛，故为妇科补血活血、调经止痛之要药，又因其性温，故血虚、血瘀有寒者用之尤为适宜。制何首乌功善补肝肾、益精血、乌须发、强筋骨，兼能收敛，不寒，不燥，不腻，为滋补良药。银屑病病程较长，易反复发作，治疗时祛邪和补益交替进行，二药联用，使得补肝肾、益精血疗效更佳。

第十三节　过敏性紫癜

（一）疾病认识

过敏性紫癜为西医病名，紫癜是指由血管渗透性和脆性增高所致的皮肤及黏膜毛细血管出血，但患者血液系统凝血功能并无障碍，其特点是有瘀点、瘀斑、血肿等不同形态，临床中有许多疾病症状与紫癜相似。中医虽无"紫癜"病名，今人姜春华在考证历代的医术后，认为过敏性紫癜应属于紫斑病的范畴，现在许多医书中，则是将《外科启玄》所提的"葡萄疫"划属于过敏性紫癜，亦有名为"血瘙"（血风疮、血疳疮）者。本病是一种侵犯皮肤或者其他器官的过敏性血管炎。其特征是在皮肤上发现针尖至榆钱大小不等的瘀点、瘀斑和斑丘疹，数周后消失，时隔不久又复发。中医学很早便对本病有详细的认识。小儿以外感因素致病居多，成人往往与饮食、情志和劳伤等因素更密切，病因为外感和内伤两大类。发病无明显季节性，风、寒、暑、湿、燥、火均可致病，直接损伤络脉，有阳络伤和阴络伤以及伤经络和伤脏腑的不同。《灵枢·百病始生》："阳络伤则血外溢，阴络伤则血内溢。"血外溢则在上之孔窍以及皮肤出血，血内溢则尿血、便血。饮食致病，为食海鲜类较多，花粉亦是致病因素，情志因素多化火伤络，劳伤最易耗气伤阴。因此，除分析体质因素外，还应分析食物本身性质。海鲜类饮食部分属寒凉，多属性平、温热，过食多易中焦生热，动血生风，风火相煽病情易反复。因此，后世医家有"斑出阳明，疹出太阴"之说。

西医学认为，过敏性紫癜，是由于毛细血管对某些物质（如体内感染病灶的产物、体内寄生虫、药物、食物等）发生过敏反应，导致毛细血管渗透性和脆性增高而发生的皮肤紫癜和黏膜出血。临床分为单纯性紫癜、关节型紫癜、腹型紫癜、肾型紫癜四型。

闽山昙石中医皮肤科流派认为诱发紫癜的常见病因是血热与脾虚。风热伤营，热入营血，血热则妄行；湿热与气血相搏，致血热络损，故出现咽痛、红斑。阴虚火旺，血热伤络，亦发为紫癜。脾气亏虚，统血无权，外溢皮肤为紫斑。

（二）辨证思路

闽山昙石中医皮肤科流派认为本病总体可分为热与虚，虽有多种原因可致发为紫癜，但是临床常见病因是为血热与脾虚。拟定治法时应该遵循治血证的总纲，即"止血、消瘀、宁血、养血"。

（三）治疗方案

（1）风热伤营型

症状：斑色初起鲜明，后渐变紫，分布较密，发出与小腿均较快，常伴有瘙痒，或有关节肿痛，舌质红，苔薄黄，脉浮数。

辨证：风热伤营证。

治法：凉血活血祛风，兼以化斑解毒。

处方：消斑青黛散加减。

青黛 3g	玄参 10g	沙参 10g	知母 10g
黄连 6g	甘草 10g	莲子心 10g	生石膏 10g
生地黄 10g	荆芥 10g	炒牛蒡子 10g	

加减：关节痛者，加豨莶草、络石藤、汉防己；血尿者，加小蓟、蒲黄炭、藕节；高热者，加生石膏。

分析：外感风热之邪，外邪入里，炽与营血，血热则妄行，故红斑如锦纹；热壅关节，故致关节肿痛。

（2）湿热阻脾型

症状：紫斑多见于下肢，间见黑子血疱，时有糜烂，伴有腹痛较剧，其则便血或者黑便，脚踝肿胀，轻者腹胀微痛纳呆，恶心呕吐，舌质红或紫苔黄腻，脉濡数。

辨证：湿热与气血相搏，致血热络损。

治法：清热化湿，活血通络。

处方：三仁汤、芍药甘草汤、失笑散合方。

薏苡仁 30g	滑石 10g	赤芍 10g	杏仁 9g
蒲黄 10g	甘草 6g	白通草 10g	竹叶 10g
白茅根 10g	赤小豆 10g	牡丹皮 10g	紫草 10g

加减：关节疼痛，酌加木瓜、秦艽、桑枝、忍冬藤；血尿，酌加白茅根、生地炭；腹痛剧烈，加白芍、生甘草、五灵脂、木香。

分析：湿热蕴阻，湿热与气血相搏，而致血热络损，离经之血向外溢于肌肤，内则蕴阻肠胃，如《诸病源候论》所说"斑毒之病，是热气入胃，而胃主肌肉，其热夹毒蕴积于胃，毒气蒸发于肌肉，状如蚊蚤所啮，赤斑起，周匝遍体"。故予三仁汤宣畅气机，清热利湿；芍药甘草汤缓急止痛；失笑散活血祛瘀，散结止痛。

（3）阴虚火旺型

症状：斑紫红，色不鲜明，分布不密，反复发作，有虚热烦躁，面赤火升，腰膝酸软，血尿、蛋白尿，舌质红，苔少，脉细数。

辨证：阴虚火旺，血热伤络，发为紫癜。

治法：养阴清热，降火止血。

处方：六味地黄丸加减。

生地黄 10g	炒丹皮 10g	玄参 10g	大蓟 10g
小蓟 10g	白茅根 10g	山药 10g	茯苓 10g
紫草 10g	枸杞子 10g	泽泻 10g	

加减：血尿者，加大蓟、小蓟、白茅根；出血日久，瘀斑久不消退者，加丹参、三七粉；五心烦热、面色潮红者，加龟甲、鳖甲、知母。

分析：素体阴虚，则易血热，虚火内动，或伤血络，或入血动血，热迫血行，血不循经，血溢肌肤，发为紫癜。

（4）脾气亏虚型

症状：起病较缓，紫斑色淡，分布较稀疏，时愈时发，迁延日久，伴有腹胀便溏，恶心纳呆，面色萎黄或者虚浮，自汗，气短，精神萎靡，体倦无力，心悸，头晕目眩，唇淡，舌质淡，苔少，脉虚细。

辨证：脾气亏虚证。

治法：健脾益气，摄血止血。

处方：归脾汤加减。

炙黄芪 18g	党参 9g	茯神 18g	熟地黄 9g
炒白芍 10g	当归 6g	白术 18g	炙甘草 6g
桂圆肉 9g	阿胶 9g	广木香 9g	

加减：便血，加生地榆、生槐花、三七粉；血尿，加小蓟、白茅根、墨旱莲；倦怠懒言等见气虚甚者，可合补中益气汤。

分析：脾胃为气血生化之源头，有统领一身之血之功，脾气素虚，或思虑过重，或饮食伤脾，导致脾虚不能统血；或禀赋不耐，劳倦伤气，使气虚不能摄血，血不归经，外溢皮肤而成为紫癜。

（5）脾肾阳虚型

症状：紫癜慢性反复发作，病程日久，斑色淡紫，触之欠温，遇寒加重，伴有面色苍白或紫暗，头晕耳鸣，身寒肢冷，腰膝酸软，纳少便溏，腹痛喜按，舌淡或偏紫，脉细弱。

辨证：脾肾阳虚证。

治法：补肾健脾，温阳摄血。

处方：黄土汤加减。

灶心黄土 30g	仙鹤草 10g	白术 9g	阿胶 9g
制附子 9g	菟丝子 10g	黄芩 9g	甘草 9g

加减：腹痛加延胡索、川楝子、广木香、乳香、没药、厚朴等

分析：脾肾阳虚，火不生土，运化无能，血亦不能摄，故发为紫斑成片。肾阳不足，阳气不达四末，肢体失于温煦，则头晕耳鸣，身寒肢冷，腰膝酸软，纳少便溏。

（四）典型案例

病案 1

饶某，男，50岁。2013年2月17日初诊。

现病史：紫癜疹（轻度），四肢有少量紫癜疹，恶寒，腰膝酸软，舌质红，少苔，脉细数。

中医诊断：葡萄疫。

西医诊断：紫癜。

辨证：阴虚火旺证。

治法：凉血祛斑，滋阴。

处方：丹参 10g　　　当归 12g　　　赤芍 10g　　　白芍 10g
　　　茜草 12g　　　牡丹皮 15g　　五味子 16g　　首乌藤 20g
　　　合欢皮 30g　　紫草 12g　　　板蓝根 15g　　水牛角 15g
　　　生龙骨 30g　　牡蛎 30g

二诊：服上方 7 剂，斑疹有所减轻，觉口干，予凉血化瘀，益气生津。紫背天葵 10g，紫草 12g，川牛膝 10g，豨莶草 15g，生黄芪 30g，当归 10g，赤芍10g，白芍 10g，牡丹皮 15g，京丹参 15g，五味子 9g，独活 6g，天花粉 18g。

三诊：服上方 7 剂，紫癜减轻，口燥而干，苔净。予生津安神，凉血化斑。首乌藤 20g，合欢皮 20g，紫珠草 18g，紫背天葵 10g，金石斛 15g，天花粉 18g，天冬 20g，麦冬 20g，牡丹皮 10g，白芍 12g，水牛角 15g，生地黄 15g，生龙骨 60g，牡蛎 60g。

四诊：服上方 7 剂，紫癜明显改善，苔薄黄。予凉血润燥，化瘀消斑。紫背天葵 10g，紫花地丁 15g，何首乌 30g，紫草 15g，生地黄 20g，白芍 15g，黑玄参 30g，牡丹皮 15g，当归 9g，水牛角 15g。

五诊：服上方 10 剂，紫癜好转，作肿无痛，有外感咳嗽伴有尿血。予清热止血，凉血生津。水牛角 15g，生地黄 30g，赤芍 10g，白芍 10g，紫珠草 18g，藕片 15g，牡丹皮 10g，白茅根 10g，滑石 15g，侧柏叶 10g，栀子 9g，鸡内金 10g，延胡索 10g。

六诊：服上方 7 剂，紫癜大都消退，伴干咳无痰，苔净，仍从前法巩固疗效。紫背天葵 10g，紫花地丁 15g，紫草 15g，冬桑叶 9g，生枇杷叶 10g，杏仁 6g，川黄柏 6g，川牛膝 10g，绵茵陈 15g，马齿苋 30g，板蓝根 15g。7 剂，水煎服。

案例点评：本例患者紫癜疹较轻，自诉有恶寒、腰膝酸软症状，加之患者舌脉，不难辨出本病为阴虚火旺证。在初诊时，重用生龙骨、生牡蛎各 30g，为看重生龙骨之收涩和生牡蛎之消肿散结作用。后投之凉血、滋阴之药物，巩固疗效，从而治愈患者。

病案 2

叶某，女，64 岁。2011 年 3 月 12 日初诊。

现病史：过敏性紫癜，出血，遍身紫癜发斑，瘙痒，泄泻，苔厚浊，耳鸣。

检查：苔厚浊。

中医诊断：葡萄疫。

西医诊断：紫癜。

辨证：脾虚证。

治法：健脾止血，清热止痒。

处方：紫草 15g　　牡丹皮 10g　　白芍 15g　　怀山药 30g
　　　苍术 9g　　　石菖蒲 6g　　蝉蜕 6g　　茜草 10g
　　　茯苓 15g　　芋环干 15g　　何首乌 30g　　天冬 15g
　　　麦冬 15g

二诊：服上方 7 剂，药后泻止，血停，汗出耳鸣。予益气敛汗。党参 30g，白术 30g，石菖蒲 6g，紫草 15g，茜草 15g，生龙骨 30g，生牡蛎 30g，白薇 10g，白芍 15g，五味子 10g，芋环干 15g。

三诊：服上方 14 剂，紫癜症状大减，胃弱作呕，干咳，痰少，诉有鼻炎。予通窍止呕，滋阴敛气。天冬 15g，麦冬 15g，天花粉 30g，石菖蒲 10g，半夏 10g，竹茹 9g，百合 15g，元参 30g，生地黄 15g，紫草 10g，五味子 9g，甘草 6g。14 剂，水煎服。

案例点评：患者遍身紫癜发斑，瘙痒，伴有泄泻，治疗不仅以脾虚为重点，更看出患者有虚火，初诊药物以健脾和滋阴药物为主，一则顾护脾胃，二则养阴清热。后投益气健脾药物之时伴有一收一散之龙骨牡蛎，既可使补益之气收涩入脾，又可控制紫癜，从而仅三诊便收奇效。

病案 3

刘某，女，12 岁。2011 年 2 月 27 日初诊。

现病史：过敏性紫癜，多发于下肢。舌红少苔，脉细数。

中医诊断：葡萄疫。

西医诊断：紫癜。

辨证：阴虚血热。

治法：滋阴清热，化瘀杀虫。

处方：紫草 12g　　茜草 10g　　紫背天葵 10g　　桑白皮 12g
　　　地骨皮 12g　　槟榔 10g　　杏仁 9g　　牡丹皮 12g
　　　白芍 15g　　水牛角 15g　　乌梅 10g　　豨莶草 15g
　　　草决明 10g

二诊：服上方 10 剂，过敏性紫癜下肢散发。继续予前法。水牛角 15g，牡丹皮 12g，白芍 12g，豨莶草 15g，生地黄 30g，牛膝 10g，紫背天葵 10g，紫草 10g，金银花 15g，蚕沙 15g，甘草 5g。

三诊：服上方 14 剂，下肢过敏性紫癜经治渐退。予凉血清热化瘀巩固疗效。水牛角 15g，牡丹皮 12g，白芍 12g，紫草 10g，茜草 10g，生地黄 15g，蚕沙 15g，紫花地丁 15g，牛膝 10g，乌药 10g，板蓝根 15g。14 剂，水煎服。

案例点评：患者紫癜多发于下肢，治疗不拘于湿热阻脾多见于下肢的观点，准确辨病，确定其为阴虚火旺证，故滋阴清热之中佐以凉血之品，并以之为本患者治疗之大法，三诊之药方，皆尽其用，初诊后则紫癜发出，二诊后则紫癜减退，后巩固疗效，患者未再来，可见效果之显著。

（五）临证经验

紫癜亦称紫斑，以血液溢于皮肤、黏膜之下，出现瘀点瘀斑，压之不褪色为其临床特征，是常见的出血性疾病之一。可诱发紫癜的常见病因是血热与脾虚。风热伤营，热入营血，血热则妄行成斑。湿热与气血相搏，致血热络损，故出现咽痛、红斑。阴虚火旺，血热伤络，亦发为紫癜。脾气亏虚，统血无权，外溢皮肤为紫斑。紫癜的病因以血热和脾虚为主，临床上大致分为风热伤营证、湿热阻脾证、阴虚火旺证、脾气亏虚证和脾肾阳虚证这五种证型。对于风热伤营证，治宜凉血活血祛风，兼以化斑解毒；湿热阻脾证，治宜清热化湿，活血通络；阴虚火旺证，治宜养阴清热、降火止血；脾气亏虚证，治宜健脾益气，摄血止血；脾肾阳虚证，治宜补肾健脾，温阳摄血。

（六）零金碎玉

中医治疗紫癜有着丰富经验。闽山县石中医皮肤科流派治疗该病主张明辨阴、阳，整体把握，分型论治，有的放矢，也总结了治疗本病时使用对药的临床经验及特点。

1. 赤芍、牡丹皮

（1）单味功用：赤芍，性微寒，味苦，入肝经，能清热凉血。散瘀止痛。牡丹皮，性微寒，味辛苦，入心、肝、肾经，能清热凉血，活血化瘀。

（2）伍用经验：赤芍与牡丹皮均味苦性寒，皆主入肝经，均具有清热凉血止血、活血散瘀止痛之功效。二者相合，相辅相成，清热凉血、活血散瘀之功效倍增。适合运用于血热导致的血液渗出形成的紫癜。

2. 丹参、红花

（1）单味功用：丹参，味微苦涩，微寒。归心、肝经。活血祛瘀，通经止痛，清心除烦，凉血消痈。红花，味微苦涩，微寒。归心、肝经。活血祛瘀，通经止痛，清心除烦，凉血消痈。

（2）伍用经验：丹参活血化瘀，红花行血散瘀，两者合用，能有效改善血液循环，消散瘀血，用于血热或血瘀所致的皮肤紫斑。

3. 益母草、荔枝核

（1）单味功用：益母草，味苦、辛，微寒。归肝、心包、膀胱经。活血调经，利尿消肿，清热解毒。荔枝核，味甘、微苦，温。归肝、肾经。行气散结，祛寒止痛。

（2）伍用经验：益母草具有活血调经、利水消肿的功效。益母草还可以帮助改善血液循环，减少血瘀。荔枝核能固摄止血，对于脾虚血溢有较好的效果。益母草和荔枝核组合可以同时活血化瘀和固摄止血。益母草改善血液循环，荔枝核则强化固摄作用，共同减少因脾虚导致的血液溢出。

4. 羌活、独活

（1）单味功用：羌活，味辛、苦，温。归膀胱、肾经。解表散寒，祛风除湿，止痛。独活，味辛、苦，微温。归肾、膀胱经。祛风除湿，通痹止痛，解表。

（2）伍用经验：羌活、独活均为祛风湿药，主治风湿痹痛。对于过敏性紫癜伴有关节疼痛的症状，这两药配伍使用，可以有效缓解疼痛，消除风湿。

5. 秦艽、川芎

（1）单味功用：秦艽，味辛、苦，平。归胃、肝、胆经。祛风湿，清湿热，舒筋络，止痹痛，退虚热。川芎，味辛，温。归肝、胆、心包经。活血行气，祛风止痛。

（2）伍用经验：秦艽祛风散寒，川芎活血行气，两者合用对风寒湿痹引起的紫癜伴关节痛具有很好的治疗效果。

第十四节　丹毒

（一）疾病认识

丹毒是皮肤突然发红、色如涂丹的一种急性感染性疾病。又名"丹疹""丹膘""天火"。其特点是病起突然，恶寒壮热，局部皮肤忽然变赤，色如丹涂脂染，焮热肿胀，迅速扩大，边界清楚，发无定处，数日内可逐渐痊愈，每多复发。本病发无定处，好发于颜面、腿足。根据其发病部位的不同又有不同的名称，如生于胸腹腰胯部者，称内发丹毒；发于头面部者，称抱头火丹；发于小腿足部者，名流火、腿游风；新生儿多生于臀部，称赤游丹毒。西医也称丹毒，又称急性网状淋巴管炎。丹毒之名，出自《备急千金要方》："丹毒一名天火，肉中忽有赤，如丹涂之色。"中医认为本病总由血热火毒为患，毒邪多经皮肤黏膜破损乘隙侵入而成。

西医认为本病是由 A 型乙族溶血性链球菌感染引起。细菌多由皮肤或黏膜细微损伤处侵入，亦可血行感染，也可经污染的敷料、器械和用具等间接接触感染。足癣、鼻炎常是小腿及颜面丹毒复发的诱因，糖尿病、营养不良及全身抗病能力低下也是促发丹毒的因素，必须引起重视。

闽山昙石中医皮肤科流派认为患丹毒者多为素体血分有热，卫外不固，火热毒邪侵袭，相互搏结于肌肤则致全身不同部位发斑，其斑色红如涂丹、红肿热痛、发展迅速，多以热证、阳证为主。治疗多以清热解毒之法。但也有少数患者一开始就表现为阴证，如过服苦寒之品或久热耗气伤阴，临证还须细细辨别。

（二）辨证思路

闽山昙石中医皮肤科流派认为丹毒乃素体血分有热，外感天行邪热疫毒之气或风热湿邪，邪气搏结于血分，风火相结，化为火毒，侵袭肌肤而成。火毒及湿热是丹毒为患的关键病机。发于头面部者，多挟风热；发于胸腹腰胯部者，多挟有肝脾湿火；发于下肢者，多挟湿热。因此，治疗上以凉血清热，解毒化斑为原则。善用散风清火，清肝泻脾，利湿清热等法。

（三）治疗方案

（1）风热炽盛型

症状：发于头面部，皮肤焮红灼热，肿胀疼痛，眼胞肿胀难睁；伴恶寒，发热，头痛；舌质红，苔薄黄，脉浮数。

辨证：风热外受，化为火毒。

治法：疏风清热解毒。

处方：普济消毒饮加减。

黄芩 15g	黄连 15g	陈皮 6g	甘草 3g
玄参 6g	连翘 6g	板蓝根 6g	马勃 6g
薄荷 3g	僵蚕 6g	升麻 6g	柴胡 6g
桔梗 6g			

加减：大便干结者，加生大黄、芒硝；咽痛者，加生地黄、玄参。

分析：本型乃感受风热疫毒之邪，壅于上焦，发于头面所致。风热疫毒上攻头面，气血壅滞，乃致头面红肿热痛，甚则目不能开；初起风热时毒侵袭肌表，卫阳被郁，正邪相争，故恶寒发热；舌苔黄燥，脉数有力均为里热炽盛之象。

方中重用黄连、黄芩清泄上焦热毒为君药。连翘、薄荷、僵蚕疏散上焦风热为臣药。玄参、马勃、板蓝根、桔梗、甘草清利咽喉，并增强清热解毒作用；陈皮理气而疏通壅滞，使气血流通而有利于肿毒消散，共为佐药。升麻、柴胡升阳散火，疏散风热，使郁热疫毒之邪宣散透发，并协助诸药上达头面，共为使药。诸药合用，使疫毒得以清解，风热得以疏散。

（2）肝脾郁火型

症状：发于胸腹腰胯部，皮肤红肿蔓延，摸之灼手，肿胀疼痛；伴口干口苦，胸胁胀痛，急躁易怒；舌红，苔黄，脉弦滑数。

辨证：肝脾郁热化火，里热炽盛。

治法：清热泻火解毒。

处方：龙胆泻肝汤加减。

龙胆草 6g	黄芩 9g	栀子 9g	柴胡 9g
泽泻 12g	通草 9g	车前子 9g	当归 9g
生地黄 15g	甘草 3g		

加减：若肝胆实火较盛，可去木通、车前子，加黄连以助泻火之力；若湿盛热轻者，可去黄芩、生地黄，加滑石、薏苡仁以增强利湿之功；若玉茎生疮，或便毒悬痈，以及阴囊肿痛，红热甚者，可去柴胡，加连翘、黄连、大黄以泻火解毒。

分析：本方治证，是由肝胆实火，里热炽盛所致。肝脾郁热，故见循经之处皮肤红肿蔓延，摸之灼手，胸胁肿胀疼痛；肝郁化火，肝火上亢，则见口干口苦，急躁易怒；舌红苔黄，脉弦滑数皆为里热炽盛见症。

方中龙胆草善泻肝胆之实火，并能清下焦之湿热为君。黄芩、栀子、柴胡苦寒泻火，车前子、通草、泽泻清利湿热，使湿热从小便而解，均为臣药。肝为藏血之脏，肝经有热则易伤阴血，故佐以生地黄、当归养血益阴；甘草调和诸药为使。配合成方，共奏泻肝胆实火，清肝经湿热之功。

（3）湿热毒蕴型

症状：发于下肢，局部红赤肿胀，灼热疼痛，或见水疱，紫斑，甚至结毒化脓或皮肤坏死，可反复发作，可形成大脚风；伴脘腹胀满，胃纳不香；舌红，苔黄腻，脉滑数。

辨证：湿热内蕴，化毒下注。

治法：利湿清热解毒。

处方：五神汤合萆薢渗湿汤加减。

萆薢 30g	黄柏 10g	赤芍 10g	薏苡仁 30g
牡丹皮 10g	泽泻 10g	滑石 10g	通草 6g
金银花 15g	茯苓 10g	车前子 6g	紫花地丁 10g
川牛膝 6g			

加减：肿胀甚者，或形成大脚风者，加防己、赤小豆、丝瓜络、鸡血藤等。

分析：湿热下注，复感外邪，湿热毒邪瘀结于下肢，郁阻肌肤，经络阻塞，故局部红赤肿胀、灼热疼痛，或见水疱、紫斑；热毒炽盛，腐化肌肉，故甚者可致结毒化脓、肌肤坏死；湿邪中阻，故见胃纳不香；舌红、苔黄腻、脉滑数为湿热蕴结之象。湿性黏滞，与热胶结，故易反复发作。方中萆薢利水祛湿，分清化浊；黄柏清热利湿，解毒疗疮；泽泻渗湿泄热；薏苡仁利水渗湿；赤茯苓分利湿热；滑石利水通泄；牡丹皮清热凉血，活血化瘀，清膀胱湿热，泻肾经相火，共同辅助萆薢，使下焦湿热从小便排出；通草清热滑窍，通利小便，使湿热随小便而出；金银花、紫花地丁清热解毒，凉血消痈；茯苓健脾益气，利水渗湿；车前子利水渗湿，清利下焦湿热；川牛膝活血祛瘀，利尿通淋，又能导热下泄，引血下行。诸药合用，共奏导湿下行，利水清热之功。热邪得散，湿热得清，经络通畅，肿毒自消。

（4）血分热毒型

症状：发于新生儿或发斑初期气分热盛未解，传入血分者，局部红肿灼热；伴壮热烦躁，甚则神昏谵语；舌质绛红少津，脉细数。

辨证：血分热毒，气血两燔。

治法：凉血清热解毒。

处方：犀角地黄汤合黄连解毒汤加减。

水牛角 30g	生地黄 12g	牡丹皮 12g	赤芍 15g
黄连 9g	黄芩 6g	黄柏 6g	栀子 9g

加减：壮热烦躁，甚则神昏谵语者，加服安宫牛黄丸或紫雪丹；舌绛少津者，加玄参、麦冬、石斛等。

分析：本证型为温热病的极盛阶段，为温热毒邪，充斥内外，壅盛气分、血分之气血两燔证。其热毒较重，重在阳明，且有内陷心包和引动肝风之势，病情较为复杂。胎火蕴毒，与气血搏结，故见局部皮肤红肿灼热；火毒入于心包，心神受扰，故可伴壮热烦躁，甚则神昏谵语。

方中黄连、黄芩、黄柏、山栀苦寒清泄三焦火热毒邪，旨在清热泻火解毒；

犀角、生地黄、牡丹皮、赤芍清热解毒、凉血救阴。两方相合，共奏清热凉血解毒之功。

（四）典型案例

陈某，女，43 岁，2010 年 8 月 29 日初诊。

现病史：患者左下肢红肿疼痛反复发作 1 年余，加剧 5 天。患者缘于 1 年前无明显诱因足部真菌感染后，每当感冒、劳累或步行多时，继而左下肢即红赤肿胀，灼热疼痛，反复发作，常伴全身低热。曾就诊多家医院，每予抗生素治疗后，症状消失，但时而复发。5 天前外出爬山后上述症状复发，遂来我院就诊。辰下症见低热，乏力重着，口渴喜冷饮，胃纳不香，夜寐欠安，小便黄，大便干，舌红，苔黄腻，脉滑数。诊查左下肢见一片状红斑，略高出皮肤，边界清楚，压之皮肤红色消退，去除压力后重复出现红斑，患部皮肤肿胀，触之灼手，触痛明显。双足趾间见浸渍及脱屑。舌红，苔黄腻，脉滑数。

中医诊断：丹毒。

西医诊断：丹毒。

辨证：湿热内蕴，化毒下注。

治法：利湿清热，化瘀解毒。

处方：五神汤合萆薢渗湿汤加减。

萆薢 30g	黄柏 10g	赤芍 10g	薏苡仁 30g
牡丹皮 10g	泽泻 10g	滑石 10g	通草 6g
金银花 15g	紫花地丁 10g	茯苓 10g	车前子 6g
牛膝 6g			

水煎服，每日 1 剂，连服 7 剂。

外用予三黄洗剂加减方（大黄 10g，黄芩 10g，黄柏 10g，苦参 10g，蛇床子 30g，金银花 30g，地肤子 30g）泡洗。

二诊：治疗 1 周后，局部疼痛明显减轻，皮色转暗，不红不热，但仍肿胀；全身低热症消，但仍感乏力重着，胃纳不香，舌红，苔黄腻，脉滑数。故仍宗上法而略变其制，在原方基础上去金银花、紫花地丁等疏解清热之品，加秦艽 9g，乳香 3g，没药 3g，鸡血藤 30g，以加强清热利湿、活血消肿之效。继服 7 剂。外用药同上。

三诊：服药 14 剂后，左下肢红赤肿胀已消退，触之不热不痛。嘱其积极治疗足部真菌感染，忌食辛辣厚腻之味，避免远足，平素可充分饮水，适时抬高患肢。随访半年未见复发。

案例点评：一诊后局部红赤消退，皮色转暗，但仍肿胀，说明热毒已清，湿毒仍在，湿毒内蕴，气滞血瘀，故去金银花、紫花地丁等疏解清热之品，加秦艽、乳香、没药、鸡血藤等清热利湿、活血消肿之品。配合三黄洗剂外洗，内外同治，共奏清热利湿、凉血解毒、化瘀通络、消肿散结之功，故取得良好临床疗效。

（五）临证经验

丹毒乃素体血分有热，外感天行邪热疫毒之气或风热湿邪，邪气搏结于血分，风火相结，化为火毒，侵袭肌肤而成。总的来说，丹毒多以热证、阳证为主。治疗多以清热解毒之法。发于头面部的丹毒，常以风热毒邪为主，表现为头面部突然发起红斑，起病急骤，发展迅速，常伴见恶寒、发热、头痛等症状，故治宜散风清火，常用荆芥、防风、升麻、桔梗、金银花、连翘等药；发于胸腹腰胯部的丹毒，常以肝胆湿火为主导，肝脾郁结，内蕴化火，因而红斑多见于胸腹腰胯部，皮肤红肿蔓延，触之灼手，伴胸胁胀痛、口干口苦、急躁易怒等症，治宜清肝泻脾，常用柴胡、郁金、香附、木香、川楝子等药；发于下肢的丹毒在临床上最为常见，常因足部真菌感染或足部有破溃伤口引发，病多夹湿热，湿气黏滞，故病情常反复迁延，绵绵不愈。湿热下注者，治宜利湿清热，同时注重益气健脾，常用牛膝、土茯苓、黄柏、萆薢、车前子、泽泻、丹参等药。

（六）零金碎玉

闽山昙石中医皮肤科流派认为，火毒及湿热是丹毒为患的关键病机。治疗上多以凉血清热、解毒化斑为原则。善用散风清火、清肝泻脾、利湿清热等法。以下是治疗本病时常用对药的临床经验及特点。

1. 水牛角、生地黄

（1）单味功用：水牛角，性寒，味苦咸，归心、肝、胃经，具有清热凉血解毒之功。生地黄，性寒，味甘苦，入心、肝、肾经，具有滋阴清热、养血润燥、凉血止血、生津止渴之功。

（2）伍用经验：水牛角清热凉血解毒；鲜地黄滋阴凉血泻火。二药伍用，相得益彰，清热凉血、泻火解毒之力倍增。

2. 赤芍、牡丹皮

（1）单用功用：赤芍，性微寒，味苦，入肝经，能清热凉血，散瘀止痛。牡丹皮，性微寒，味辛苦，入心、肝、肾经，能清热凉血、活血化瘀。

（2）伍用经验：赤芍与牡丹皮均味苦性寒，皆主入肝经，均具有清热凉血止血、活血散瘀止痛之功效。二者相比，赤芍清热凉血作用较弱，但活血祛瘀之力较强，善于散瘀止痛，长于治疗血瘀经闭以及其他瘀血疼痛诸证。牡丹皮清热凉血作用较强，既能清血分实热，又善除阴分虚热，而治温病后期，邪伏阴分，夜热早凉，骨蒸无汗者，实为治疗无汗骨蒸之佳品。二者相合，相辅相成，清热凉血、活血散瘀之功效倍增。

3. 蜈蚣、全蝎

（1）单味功用：全蝎，性平，味辛，有毒，归肝经，具有息风止痉、攻毒散结、通络止痛之功效。蜈蚣，性温，味辛，有毒，归肝经，具有息风止痉、攻毒散结、通络止痛之功效。

（2）伍用经验：全蝎与蜈蚣均有毒，入肝经。味辛能行，虫类走窜，有毒力猛，专入肝经，长于平肝息风止痉挛，通利经络止疼痛，兼可以毒攻毒，辛散消肿以散结消痈。二者配伍，搜风攻毒散结，行气活血化瘀，通利经络止痛，适用于丹毒日久不愈，血脉不通，气滞血瘀者。

第十五节　臁疮

（一）疾病认识

臁疮是发生于下三分之一胫骨嵴两旁、踝部皮肤和肌肉之间的慢性溃疡。中医对臁疮也早有记载，病名首见于《疮疡经验全书》。《外科启玄》称之为跨口疮、裤口毒、裙边疮，系指裤口、裙边处长疮，常年不敛，即敛又易碰伤复发，俗称"老烂脚"。早在明代赵宜真所著的《先传外科秘方》曰："外臁疮，此症久年不愈者，多是肾水虚败下流。"《疮疡经验全书》也说："里外臁疮，三里之旁，阴交之侧生之者，因肾经寒气攻于下焦，内因风邪之所攻，外有冷气之所搏，或因撞伤所致，生此渐然溃烂，脓水不干……盖因湿热风毒相搏而致然也。"清代王维德《外科证治全生集》中记载："生于小腿，男人谓之烂腿，女人谓之裙风。气滞血瘀，经年累月，臭烂人憎。"认为臁疮的发病与血瘀密切相关。《中医外科秘传》曰："臁疮为患……经络受阻，局部气血运行不畅，气滞血凝而成。"经络瘀滞不通、局部气血不足，导致组织缺乏濡润和温煦而发本病。

西医学称之为下肢静脉性溃疡，具有愈合缓慢、反复发作等特点。大部分观点认为本病致病菌为溶血性链球菌。目前，臁疮的发病机制尚不完全明确，大多人认为其与血流动力学、细胞因子、生物分子等宏微观改变有关。有学者认为，静脉高压可导致血管内皮功能障碍并释放异常信号，促使大量白细胞聚集于病变部位血管壁及静脉瓣，向局部组织间质内迁移，引发一系列炎症反应，诱发臁疮的发生。

闽山昙石萧氏认为臁疮之生，归纳起来，不外下列四因：①湿热痹阻于三足阴经，以致气滞血凝，肌肉不利，久之化腐溃烂。②下腿部不洁，偶生小疮，湿痒难忍，经热汤烫洗而擦伤。③因疮节膏贴，久不揭开，致此处肌肉不通空气，而溃烂成孔，浸淫蔓延不已。④常食腐积不洁之物，其毒素流注下焦。总的来说，病因虽多，但湿热为其基础，亦是主要原因。此病初起时，下腿部先失其常度，如倏尔厥冷如冰，倏尔燔热如炭。久之皮肤渐生小颗粒，琐碎不齐，色紫黑，或红肿成片，先痒后疼，或痛痒交作。若以手搔之，可被衣衾擦破，致脂水破流而出，前者未干，后者又起，蔓延浸淫不已，日久溃疡底部和筋膜或骨固定，呈灰黄或紫黑色，流出浆液，臭气逼人；疮根四围皮色暗黑，时或引起湿疹。其恶性者，边缘一匝多高（俗称"缸口"），肉芽过度增长，或呈菜花样。偶然触及，或药物刺激，很易流血，极难愈合，即愈后亦多复发之可能。所以古人一再强调，认为其为难治之症，诚是经验之谈。闽山昙石许氏认为，瘀阻络闭、气血不畅是臁疮之特点，治疗全过程应着眼于消、通、和三法。消者，消除瘀滞湿热；通者，疏通经络之阻塞；和者，调和气血运行之常度。

（二）辨证思路

闽山昙石中医皮肤科流派多数认为本病是湿热交蒸，流溢肌腠，或气血不足，外感热毒，热盛肉腐，肉腐为脓而致。臁疮初起以实为主，多为湿热下注证；后期多以虚为主，可表现为脾虚湿盛和气虚血瘀两种情况，故临证时应注意辨证而治。

（三）治疗方案

（1）湿热下注型

症状：多为臁疮初起，疮面色红，或上附脓苔，脓水浸淫，秽臭难闻，四周漫肿灼热，常伴湿疹、痛痒。大便黏腻，舌红，苔黄厚腻，脉滑数。

辨证：湿热下注证。

治法：清热利湿、排脓消肿。

处方：三妙散合萆薢渗湿汤。

苍术 10g	黄柏 10g	薏苡仁 30g	川牛膝 6g
萆薢 15g	忍冬藤 10g	木瓜 10g	防己 10g
海桐皮 10g	甘草 6g		

外用三黄地榆洗剂清洗以清热解毒、燥湿敛疮，亦可用八二丹敷贴疮口以

祛腐排脓。

加减：肿胀甚者，或形成大脚风者，加赤小豆、丝瓜络、鸡血藤等。

分析：方中苍术祛风散寒、燥湿健脾；黄柏托毒消痈、泻火除蒸、清热燥湿；薏苡仁利水渗湿、健脾除痹、排脓解毒；川牛膝祛风利湿、逐瘀通经、引火下行；草薢利湿去浊、祛风除湿、通痹止痛；忍冬藤通络止痛、清热解毒、疏散风热、宽中下气；木瓜健脾和胃、祛湿舒筋；防己利水消肿、祛湿止痛；海桐皮祛风除湿、通络止痛；甘草健脾益气、止痛、敛疮生肌、调和药性。诸药合用，具有祛湿逐瘀、排脓消肿之效。

（2）脾虚湿盛型

症状：病程日久，疮面色暗，黄水浸淫，下肢浮肿，或面色萎黄，便溏。舌质淡，苔薄微腻，脉濡细。

辨证：脾虚湿盛证。

治法：健脾利湿，活血化瘀。

处方：三妙散合参苓白术散。

苍术 10g	黄柏 10g	薏苡仁 30g	川牛膝 6g
莲子肉 9g	砂仁 6g	桔梗 6g	白扁豆 10g
茯苓 15g	党参 10g	白术 15g	丹参 10g
红花 6g	山药 10g	炙甘草 10g	

外用生肌玉红膏以活血祛腐，润肤生肌。

加减：食滞不化者，加槟榔、焦三仙。

分析：方中苍术祛风散寒、燥湿健脾；黄柏托毒消痈、泻火除蒸、清热燥湿；薏苡仁利水渗湿、健脾除痹、排脓解毒；川牛膝祛风利湿、逐瘀通经、引火下行；党参补脾胃之气；白术、茯苓健脾渗湿；山药、莲子肉能健脾；白扁豆健脾化湿；砂仁芳香醒脾，行气和胃，既助除湿之力，又畅达气机；桔梗宣开肺气，通利水道，并能载药上行，以益肺气而成培土生金之功；丹参活血祛瘀，通经止痛；红花活血通经，化瘀止痛；炙甘草健脾和中，调和药性。

（3）气虚血瘀型

症状：溃烂经年，腐肉已脱，起白色厚边，四周肤色暗黑。舌暗，苔薄，脉涩。

辨证：气虚血瘀证。

治法：益气活血祛瘀。

处方：内服八珍汤、补阳还五汤、桃红四物汤等；外用许氏芪黄紫草膏以清热利湿、活血行气。

加减：食滞不化者，加槟榔、焦三仙。

分析：臁骨皮肤薄，气血运行差，疮口难以收口。《素问·调经论》曰："血气者，喜温而恶寒，寒则泣而不流，温则消而去之。"宜行气以消瘀，调气以和血，促进收口早愈。

（四）典型案例

病案 1

庄某，男，54 岁。1993 年 5 月 4 日初诊。

现病史：诉左下肢下段溃疡已两年，中西药外敷不愈。症见疮面 3.5cm×4cm，色暗晦，脓水淋漓，痒痛交作，苍蝇追逐，不胜烦恼。下肢肿胀，朝轻暮重。脉濡滑，舌质淡，苔薄白。

中医诊断：臁疮。

西医诊断：下肢溃疡。

辨证：脾虚湿盛证。

治法：健脾利湿、调和气血、行气化瘀。

处方：补中益气汤合萆薢渗湿汤化裁。

生黄芪 15g	当归 10g	丹参 15g	黄柏 10g
金银花 10g	薏苡仁 15g	乌药 6g	川芎 8g
生白术 10g	萆薢 10g	白鲜皮 10g	牛膝 10g

7 剂，水煎服。外用三黄地榆洗剂，日 1 次。

二诊：上方服后，疮面滋水减少，疮口如旧，照上方减萆薢、黄柏、白鲜皮，加桃仁 9g，鸡内金 9g，水蛭 6g，陈皮 6g。服用 6 剂。外用芪黄紫草膏，日 1 换。

三诊：疮面红活干净，微痒，下肢肿消，给予生肌玉红膏外敷，配合八珍丸和补中益气丸交替服用，疮口于一个半月痊愈。

案例点评：臁疮为下肢慢性溃疡，其病机特点为湿瘀阻络，气血不畅。其标是溃疡，其本是瘀阻。医家认为治疗臁疮之初起，以消除瘀滞湿浊，通达经脉阻塞为先，常用三妙汤合萆薢渗湿汤化裁，以清热利湿、和营通络化瘀，或以四物汤加消瘀行滞的大黄、桃仁、生鸡内金、水蛭等。中期脾虚湿盛，疮面色暗，黄水浸淫，下肢浮肿，常用补中益气汤合三妙汤。若年久不愈而溃疡，多属肝肾阴亏，选用八珍汤或十全大补丸或虎潜丸长服。臁骨皮肤薄，气血运行差，疮口难以收口，除了有阳热证候外，应慎用寒凉剂，正如《素问·调经论》曰："血气者，喜温而恶寒，寒则泣而不流，温则消而去之。"宜行气以消瘀，调气以和血，促进收口早愈。治臁疮重用行瘀药，如丹参、川芎、牛膝、鸡内金、水蛭，意在祛瘀生新，调气和血。

（五）临证经验

闽山昙石中医皮肤科流派在治疗臁疮方面主要抓住以下几个要点：①臁疮不论新久，都不宜用刺激性的药物，对皮肤过敏性的绝对禁用；更忌用碱、矾、盐及肥皂水洗，以免引起刺激而发炎作痛，导致疮面的范围蔓延扩大。②顽性臁疮，久不愈合，多数为老年人或身体虚弱者。盖因本身的机体抵抗力薄弱，新陈代谢作用减退，血液循环受阻，局部形成坏死，中医主张内托滋补，主要是从整体着眼，而不是仅在局部上看问题。内服方剂，须以恢复整体协调为目的，才能获得痊愈。③患者宜绝对休息，更宜忌口，凡椒、姜、海味、辛热发物，皆在禁例；并戒恼怒、房劳等。④臁疮病由湿热瘀毒所致者，不宜妄用寒凉之剂，"血气者，喜温而恶寒，寒则泣而不能流，温则消而去之"，应以消和通之剂调理，不主张"生于内臁，由于三阴经虚热"，而径用补益剂，这样容易导致瘀浊不消，疮面难以愈合。用药既慎用寒凉，也当回避燥热，且外用生肌药不宜过早，以免有反复结痂、溃疡之虞。

（六）零金碎玉

闽山昙石萧氏已历三世，对臁疮新起掺上杏花散，年久顽臁敷用妙应丹，盖贴苦参膏，累用累效。臁疮外治秘方（三则）如下。

1. 杏花散

处方：荸济粉 30g　　　太乙丹 3g　　　轻粉 1.5g　　　大梅冰片 0.9g

制法：上药各取净粉，混合，磨极细末，以无声为度，后下大梅冰片。瓷瓶收拧，勿泄气。

适应证：腑疮新起，湿烂流水，痒疼交作，浸淫成糜烂面。

用法：患处用温开水洗净，待水气干后，以此药掺之，外用苦参膏敷贴。1日 2 次，至愈为止。

2. 妙应丹

处方：琥珀 9g　　　白术 9g　　　　密陀僧 9g　　　铅粉 9g

　　　血竭 9g　　　煅枯矾 9g　　　百草霜 9g　　　煅西月石 9g

　　　海螵蛸 9g　　　老紫草 9g　　　煅龙骨 15g　　　煅石膏 15g

　　　赤石脂 15g　　　轻粉（炒去油）15g　　乳香 15g　　　没药 15g

　　　炉甘石（用黄连 6g 煎汁，煅红时加入，水飞研极细）90g

　　　大梅冰片 3g

制法：上药各取净粉，除琥珀、冰片外，先行混合，研极细末，后下琥珀、冰片，再研至无声为度。瓷瓶收拧，量干燥处，勿泄气。

适应证：年久顽臁，溃烂臭秽，血水淋漓，疼痒交作，久不收敛。

用法：掺患处，上盖苦参膏；外用白布或绷带扎得平伏，勿太宽，亦勿太紧。1日1换，治愈为止。

3. 苦参膏

处方：苦参30g　　黄柏15g　　当归15g　　蛇床子15g

　　　地肤子15g　　川花椒9g　　黄蜡90g　　白蜡90g

　　　松香90g　　太乙丹30g　　樟脑9g　　麻油500g

制法：①先将苦参、黄柏、当归、蛇床子、地肤子、川花椒浸麻油中3日3夜，入铜锅内，慢火熬至药枯，去渣滓；将锅洗拭洁净，再用细绢滤入锅内再熬。②次下二蜡、松香烊化，以手持杨木棍搅之，老嫩须要得中（夏宜稍老，冬宜稍嫩），起锅置冷水内，拔去火毒。③待温度下降，油汁半凝，再下太乙丹、樟脑（研细末）缓缓搅入和透，以十分匀和为准。置瓷器中，即可备用。如无麻油，用陈菜油亦可。

适应证：此膏善治湿热，拔毒灭菌，有镇痛止瘘、消炎生肌之效。专贴新久臁疮，不论或痒或痛、溃烂臭秽者，均效。